和田淳一郎／若林則幸 著

# 咬合挙上
### その意思決定と臨床手技

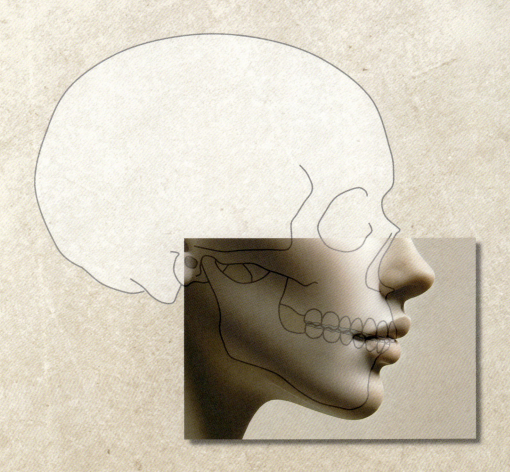

Wada／Wakabayashi
Decision-making and Clinical Techniques for
## Vertical Dimension Increase

クインテッセンス出版株式会社　2025

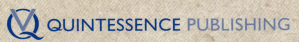

Berlin | Chicago | Tokyo
Barcelona | London | Milan | Paris | Prague | Seoul | Warsaw
*Beijing | Istanbul | Sao Paulo | Sydney | Zagreb*

クインテッセンス出版の書籍・雑誌は，
弊社Webサイトにてご購入いただけます．

PC・スマートフォンからのアクセスは…

歯学書　検索

弊社Webサイトはこちら

# 刊行にあたって

　補綴分野，とくに咬合再構成の際に議論されることが多いトピックとして咬合高径が挙げられる．その挙上の是非にはじまり，咬合高径の評価や検査，診断法，実際の挙上法などを，多くの研究者・臨床家が過去に俎上に挙げてきた．

　しかしながら，咬合をとりまく諸々の事項がそうであるように，咬合高径の諸事項に関しても確固たるエビデンスは求めづらく，統一された意見も少ないことから，多くの臨床家にとっては画一的な臨床手技がないように思われる．

　また，努めて慎重に治療を進めようとした場合でも，数多ある研究報告や臨床事例を押し並べて，その都度，目の前の患者に適した個別対応を行うことになる．このような状況でありながら，これまでさまざまに語られてきた咬合高径の諸事項を公平に評価，整理されている論文や書籍は少ない．

　歴史的に見ると，咬合に関する学術的な発展には，地域や所属する臨床研究グループごとに独自性（いうなれば"治療哲学"）があり，おのおの参考にすべき点，注意すべき点が含まれている．そして，英語による情報発信が国際的な通念を形成する情報源のほとんどを占めているものの，英語以外の言語で執筆された研究論文，こと和文論文で発表された数々の研究成果のなかには，本来は国際的に脚光を浴びるべき内容を含んだものが少なくない．

　翻って日常臨床に目を向けると，特定の哲学に従って治療を行うことは効率が良く，（仮に経験に基づくものだとしても）予知性の高い治療を提供でき，その治療手技の精度を高めるうえで有効である反面，それではどうしても対応できない症例と対峙した際に"手詰まり"となりかねないことに気づく．

　筆者らは大学病院で，特定の哲学に基づき咬合治療を受けたにもかかわらず，咬合に関する問題が解消されない，あるいは不幸にも増悪してしまった患者にたびたび出会ってきた．そして残念ではあるが，これらのなかには，筆者らの治療によって治癒に至らなかった患者も多数おられることをここで告白しなくてはならない．一方で，これまでの治療とは異なるアプローチを行い，良好な結果を得られた患者も少なくない．これらの患者の治療を通じて感じることは，いくつかの哲学を並列で学び，引き出しの数を増やすことの重要性である．

　著者らも道半ばの立場であるものの，数年前，縁あって「ザ・クインテッセンス」誌に4回にわたる連載記事として，咬合挙上に関するエビデンスと臨床手技を総論的にまとめる機会をいただいた．記事を執筆するなかで新たに多くの学びを得ただけでなく，記事をお読みいただいた方々から，忌憚のないご意見を多数頂戴することができた．

　その後，クインテッセンス出版から同連載の書籍化のお話をいただいた．書籍化にあたり，国内外問わず，現在までの文献と臨床での咬合高径の評価ならびに挙上法をひも解くべく連載を読み直し，現時点での著者らのできるかぎりのブラッシュアップを行った．そうして完成した本書が，日常臨床で悩む臨床家読者へのヒントを提供できれるものとなれば幸甚である．

　書籍化にあたり，これまでご指導いただいた諸先輩方，日々の臨床と研究を支えてくれる同僚の先生方に心よりに感謝するとともに，クインテッセンス出版の皆様に厚く御礼を申し上げたい．

2025年1月
東京科学大学生体補綴歯科学分野
**和田淳一郎，若林則幸**

# 推薦の言葉

　本書の推薦依頼をいただいたとき，現役を引退して20数年が経ち，専門分野にも疎遠になっているものとして適任かどうか躊躇しました．著者からその概要の説明を受け，のちに仮のゲラ刷りを拝見すると，その内容にたいへん興味を惹かれ，お引き受けしてしまいました．

　本書を通読してまず感じたのは，テーマは咬合挙上という臨床的なものですが，関係する多数の論文を引用した咬合位に関する詳細な論述と，その臨床的観点からの評価が大部をなしていて，まさに一大総説だということでした．

　咬合挙上は現象としては咬合高径の拡大ですが，そこには顎関節と咬合接触関係が密接にかかわるので，実施に当たってそれらを含めた顎口腔系全体の知識が必要なのは言うまでもありません．著者らは，それを余すところなくここにまとめ上げています．

　咬合挙上の実施については，水平的な下顎位，つまり関節窩内の下顎頭のズレをキイポイントに据えて，近年発表された論文をもとに3つの方法を提示しています．それは，下顎を中心位に誘導してそれを基準とする，安定したタッピング運動により収束したポイントを基準とする，現在の咬頭嵌合位からの習慣性開閉口運動路を基準とするといった方法です．それらを詳細に説明したうえで，実際に臨床に適用してその結果を評価しています．この部分は本書の肝になるところで，大幅にページが割かれていて読み応えがあり，日常の臨床にとってはたいへん参考になると思われます．

　咬合の研究は1960年～80年にかけて非常に盛んに行われ，多くの論文が発表されました．そこには北欧を中心とした考え方，米国を中心とした考え方の2つの大きな流れがあり，それは今日まで続いているようです．両者の最大の違いは顎関節内の下顎頭の位置の問題です．その1つが中心位の概念で，前者では下顎頭が関節窩の中央からもっとも後退したときの位置であるのに対して，後者では現在は下顎窩内の前上方の位置としています．

　著者の和田先生は近年北欧に留学し，その咬合の考え方を熟知しています．しかし，本書ではそれに拘泥せず，客観的な目線で国内外の多くの文献を精査し，さまざまな考え方があるなかで，現在もっとも妥当と考えられるものを採用したということです．ここで使われている中心位も，最近の日米の歯科補綴学用語集に収載されている米国寄りの概念ということになります．著者らは新たな切り口で咬合の問題に挑戦して，その不備を示唆しています．それは，咬合の研究が行き詰った感がある現状に一石を投じたと見られます．

　臨床家はもとより，咬合の研究者や興味のある方には，ご一読をお薦めしたい好書です．

2024年10月

東京科学大学（旧・東京医科歯科大学）名誉教授

藍　稔

# 目次

刊行にあたって……3　　推薦の言葉……4

---
**凡例**

📕 **Term** 咬合や咬合挙上あるいはこれらに関連した専門用語の意味や背景を解説　　**Trivia** 本文内の内容を補足あるいはより理解が深まる事項を解説

---

## 🚩 プロローグ　咬合挙上，する？　しない？ ………11

- P-1．咬合挙上とは？………12
- P-2．"咬合高径"は「下顎の"垂直的な"位置」？………16
- P-3．下顎は剛体ではない………18

## 🚩 1章　重要な下顎位の定義を理解しよう！………21

- 1-1．咬頭嵌合位………22
- 1-2．中心位………23
- 1-3．中心咬合位………26
- 1-4．顆頭安定位………28
- 1-5．筋肉位………30

| | |
|---|---|
| 📕 **Term 1** 終末位………23 | 📕 **Term 3** JGPT-6における"中心位"の定義………25 |
| 📕 **Term 2** ナソロジー………24 | 📕 **Term 4** 偏心運動………26 |
| **Trivia 1** 保母の著書に石原が寄稿した「推薦のことば」………25 | **Trivia 2** ゴシックアーチ描記法における中心位………27 |

## 🚩 2章　咬合高径はどうやって評価する？………33

- 2-1．下顎安静位に基づく評価………34
- 2-2．発音時の下顎位に基づく評価………38
- 2-3．顔貌計測………40
- 2-4．エックス線写真による評価………40
- 2-5．補綴空隙確保の観点からの評価………44

### 2-6. 患者の感覚（快適性）に基づく評価………45

| Term 5 | 歯列接触癖（tooth contacting habit）………36 | Trivia 3 | Willis法………40 |

## 3章　咬合挙上を検討する患者への診察，検査と3つの臨床手技………47

### 3-1. 咬合挙上前のチェック項目………48
- 3-1-1）顎関節部や咀嚼筋の異常所見の有無………48
- 3-1-2）中心咬合位と咬頭嵌合位のズレの有無………50
  - a. 術者の手指で下顎を中心位に誘導する方法………52
  - b. デプログラマーで下顎を中心位に誘導する方法………56
- 3-1-3）早期接触の有無………60
- 3-1-4）術前の咬頭嵌合位に関するその他の問題の有無………62
- 3-1-5）是正すべき咬合高径の減少の有無………63

### 3-2. 咬合挙上を安全に行うためにはどうする？（Abduoのレビュー）………63
- 3-2-1）咬合挙上の安全性に関する4つのポイント………64
  - a. 許容される挙上量………64
  - b. 患者の適応………64
  - c. 適切な挙上方法………65
  - d. 咬合挙上にともなう咬合付与………66
- 3-2-2）本レビューの限界………66

### 3-3. 咬合挙上の概要………68
- 3-3-1）中心位を基準とする方法………68
- 3-3-2）収束したタッピングポイントを基準とする方法………70
- 3-3-3）咬頭嵌合位を基準とする方法………70

| Term 6 | 生物心理社会的モデル………48 | Trivia 6 | 早期接触で障害が生じる場所………62 |
| Trivia 4 | 「中心咬合位と咬頭嵌合位のズレ」という表現について………50 | Term 8 | Dahlのコンセプト………67 |
| Term 7 | ジグ………56 | Term 9 | ミューチュアリープロテクテッドオクルージョン………67 |
| Trivia 5 | リーフゲージによる下顎の誘導………58 | Term 10 | グループファンクション………67 |

## 4章　中心位を基準とした咬合挙上法………73

### 4-1．中心位を基準として咬合挙上する意味………74
### 4-2．本法における「下顎頭＝回転中心」の意味するところ………75
### 4-3．論文から考察する中心位を基準とした咬合挙上法のポイント………77
#### 4-3-1）Turnerらによる"重度に摩耗した歯列の修復法"………77
a．咬合高径の評価………78
b．選択可能な治療計画（3つのカテゴリー）………78
　カテゴリー1：咬合高径の減少をともなうもの………78
　カテゴリー2：咬合高径の減少をともなわないが補綴空隙が存在するもの………81
　カテゴリー3：咬合高径の減少をともなわず補綴空隙が存在しないもの………82

#### 4-3-2）Spearによる"咬合高径へのアプローチ"………83
a．咬合高径の変更に関して臨床家が心配する5つのトピック………84
　a-1）顎関節，筋肉への悪影響………84
　a-2）変更後の咬合高径の安定性………84
　a-3）筋活動量の増加………85
　a-4）発音への影響………86
b．新たな咬合高径を決定する方法………87
　b-1）安静空隙の利用………87
　b-2）試験的な装置………87
　b-3）経皮電気神経刺激法………88
　b-4）上下顎のCEJの測定………88
　b-5）顔貌計測………88
c．患者にとって正しい咬合高径の選択………88

### 4-4．中心位を基準とした咬合挙上の実際………89
中心位を基準とした咬合挙上の術式（Spearの推奨する咬合挙上法〔一部，改変〕）………90
Case 1　中心位を基準としてtooth wearを治療した症例………93
Case 2　中心位を基準として多数歯欠損を治療した症例………101

---

**Term 11** 理想咬合………75
**Trivia 7** 中心位を基準とした咬合挙上法はグローバルスタンダード？………75
**Term 12** tooth wear………78
**Term 13** ロングセントリック………83

## 5章　タッピングポイントを基準とした咬合挙上法………109

### 5-1．タッピングポイントを基準として咬合挙上する意味………110
### 5-2．収束したタッピングポイントと関連する下顎位………110
### 5-3．本法でオクルーザルスプリントを用いる目的………114
　5-3-1）咬合接触の影響を排除して水平的な下顎位を決定できる………114
　5-3-2）顎関節の異常に対するアプローチを兼ねることが可能………117
### 5-4．タッピングポイントを基準とした咬合挙上の術式………119
　Step 1：治療計画立案と可撤性暫間装置装着側（上顎／下顎）の決定………119
　Step 2：可撤性暫間装置製作用の印象採得および咬合採得………120
　Step 3：フラットテーブルを有する診断用の可撤性暫間装置の製作………120
　Step 4：診断用の可撤性暫間装置装着と使用法の指導………121
　Step 5：タッピングポイントが安定するまで咬合調整を行う………121
　Step 6：収束したタッピングポイントでの咬合再構成………122
　タッピングポイントを基準とした咬合挙上の術式………123
### 5-5．タッピングポイントを基準とした咬合挙上の実際………126
　Case　タッピングポイントを基準として咬合挙上を行った症例………127
### 5-6．"3つの水平的下顎位の設定基準"のいずれを採用するのか？………136

| Trivia 8　"タッピングポイント＝咬頭嵌合位"？………113 | Trivia 9　「いきなり固定性暫間装置」はNG？………115 |

## 6章　咬頭嵌合位を基準とした咬合挙上法………139

### 6-1．咬頭嵌合位を基準とした咬合挙上………140
### 6-2．咬頭嵌合位を基準とした咬合挙上の禁忌症………140
　6-2-1）タッピング運動の安定………141
　6-2-2）中心咬合位と早期接触………141
　　　a．中心咬合位と咬頭嵌合位のズレ………141
　　　b．早期接触………142
　6-2-3）著しい顎変形や運動障害………143
### 6-3．咬頭嵌合位を基準とした咬合挙上の概要………144
### 6-4．咬頭嵌合位を基準とした咬合挙上の実際………147
　Case　咬頭嵌合位を基準として咬合挙上を行った症例………148

| Trivia 10 | フェイスボウトランスファーについて………147 |

## 7章　咬合挙上にともない咬合平面を修正する際の判断基準………151

### 7-1．咬合平面の修正は必須か?………152
### 7-2．咬合平面の修正を検討する際のチェックポイント………152
  7-2-1）審美性の改善が求められているか?………153
  7-2-2）補綴空隙は十分か?………154
  7-2-3）剪断応力が問題となっているか?………155
  7-2-4）顎機能障害と咬合平面不正の関連が疑われるか?………156
  7-2-5）咀嚼サイクルによる対応の違い………158
### 7-3．咬合平面の修正を行う判断基準………160
### 7-4．咬合平面の設定方法………161
  7-4-1）カンペル平面を基準とする方法………162
  7-4-2）モンソン球面説に基づく方法（ブロードリックの咬合平面分析法）………163

| Term 14 | P.M.S.テクニック………164 |

## 8章　本書で紹介した咬合挙上法を臨床応用する際の注意点………167

### 8-1．咬合との関連が不明な"主観的"低位咬合や全身症状への対応………168
  8-1-1）"主観的"低位咬合の原因………168
  8-1-2）全身症状との関連………168
### 8-2．咬合挙上の臨床実感と限界………169
  8-2-1）理想的な治療計画が受け入れられるとは限らない………169
  8-2-2）可撤性暫間補綴装置の使用は多くの患者にとって難しい………169
  8-2-3）中心位への誘導と早期接触の信頼性………171
  8-2-4）"安定した咬合"とは何なのか?………172
  8-2-5）"咬合高径を挙げる"="咬合挙上"なのか?………175
  8-2-6）どの方法を選択するかで挙上後の咬合位が変化するのか?………176

**おわりに**……180　　**索引**……181　　**著者紹介**……192

# プロローグ

## 咬合挙上，する？ しない？

"To increase occlusal vertical dimension (OVD), or not to increase it, that is the question."

## 咬合高径の減少により生じる問題

### 問題①-1：補綴装置を配置するスペース（補綴空隙）が少なくなる（クラウン症例）

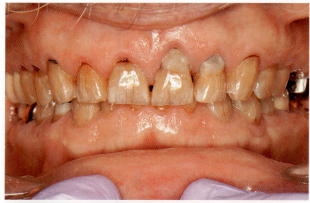
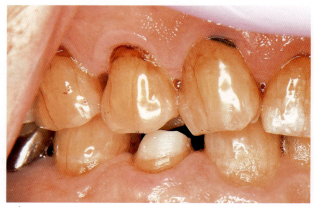
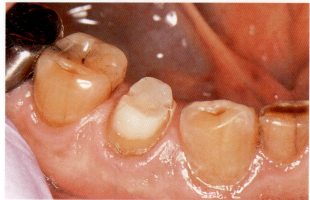

図P-1a〜c　クラウン症例．根管治療後の歯冠補綴を依頼された患者．歯冠高径は大臼歯で最低4mm，小臼歯で最低3mm必要とされる[P-1]．

## P-1．咬合挙上とは？

　咬合挙上とは，咬合高径を増大させる処置を指す．一般的には，咬合高径の減少により生じた問題を解決したいときに咬合挙上を検討する．具体的な問題としては，補綴装置を配置するスペース（補綴空隙）が少ない（図P-1，2），審美不良（図P-3，4），顎関節の機能異常（図P-5），などが挙げられる．

　補綴空隙が少ないと，良好な治療予後が得られないことがある．支台歯の歯冠高径が低くなることでクラウンが容易に脱離したり[P-1]，義歯が薄くなることで容易に破損してしまう．また，ブリッジではポンティック断面積が過小となることで"たわみ"が生じ，ブリッジと支台歯双方への悪影響が懸念される．さらに，前歯部においては補綴空隙の減少にともない審美不良が生じることもあり，対応に苦慮する（図P-3）．補綴空隙の不足を改善する場合，図P-6に示す対応を検討するが，ここで重要なのは"**咬合高径の変更をともなうか否か**"である．

補綴空隙の不足の改善を試みる際は，咬合高径の変更をともなうか否かが重要である！

### 問題①-2：補綴装置を配置するスペース（補綴空隙）が少なくなる（部分床義歯症例）

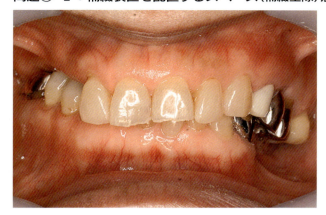
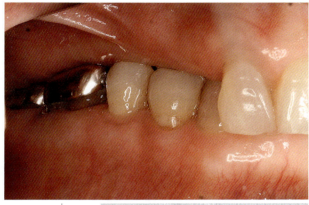
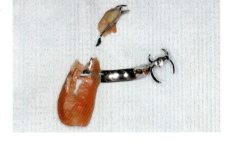

図P-2 a～c　部分床義歯症例．「上顎の入れ歯がすぐ壊れる」とのことで来院した患者．上顎右側臼歯部の補綴空隙（デンチャースペース）が皆無である．

### 問題②：審美不良

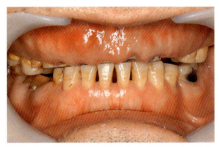
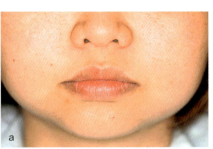

図P-3　審美不良を訴えた患者の口腔内写真．複数の問題を抱えていると考えられるが，補綴空隙の不足は明らか．顎関節症状と過小な下顔面高から咬合高径の減少が疑われた．

図P-4 a, b　審美不良を訴えた患者の顔貌(a)および口腔内(b)の写真．この患者は補綴空隙の不足を認めるものの，咬合高径の減少は認められない．過食症の既往があり，酸蝕による咬合面の摩耗にあわせて，歯が歯槽部ごと挺出したと考えられた．

### 問題③：顎関節の機能異常

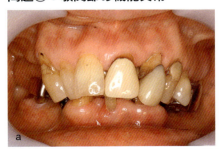
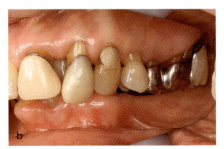
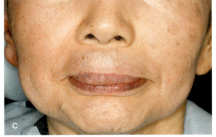

図P-5 a～c　顎関節の痛みおよび開口障害を訴えた部分欠損歯列患者．a, b：臼歯部は咬合支持を完全に喪失し，下顎は適切な咬合位を逸脱して深く噛みこんでいた．関節円板は両側とも非復位性の前方転位を呈しており，臼歯部咬合支持の喪失による咬合高径の低下と下顎頭の後上方への押し込みが強く疑われた．c：口腔周囲筋に過度な緊張が認められた．

## 補綴空隙の不足を改善するための対応

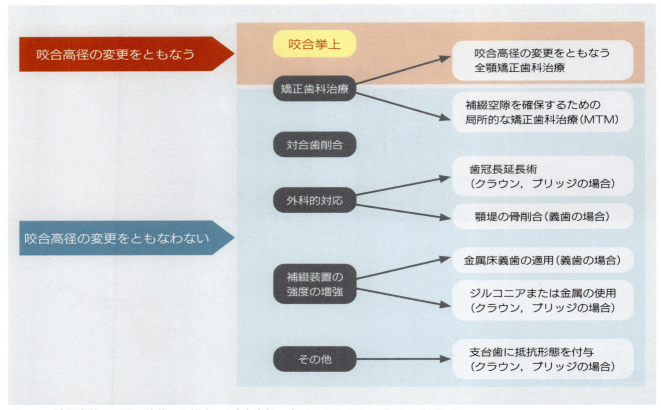

図P-6　補綴空隙の不足を改善する場合，"咬合高径の変更をともなうか否か"が重要となる．

　しかし，上記のような補綴空隙の不足や審美不良は，咬合高径の減少によって生じるとは限らない（図P-3）．咬合高径が減少していない患者に対して安易に咬合挙上を行えば，治療後の咬合高径は患者にとって過大となり，新たな問題を生じかねない．また，咬合高径が減少しているからといって「咬合挙上したほうがよい」とも言いきれない[P-2]．

　筆者が所属する医局では，定期的に症例検討会を実施しているが，咬合高径に関する質疑応答はとくに紛糾する（図P-7）．咬合高径に関する文献は多く，意見が対立するものも散見され，エビデンスに基づく議論だけでは限界がある．そもそも"咬合高径が本当に減少しているのか"ですら，適切に評価するのは難しい（図P-8）[P-3]．

　さらに表P-1に示すように，臨床の現場で，咬合高径の減少が疑われるかどうかと，咬合高径を変更するかどうかは，かならずしもリンクしない．咬合高径の低下が疑われる症例に対して，咬合高径を回復する目的で実施される咬合高径の変更は，"咬合高径の是正"と呼ぶべきであり，本来，"咬合挙上（咬合高径の減少を認めない状態から咬合高径を増

咬合高径が減少した症例に対して咬合高径を回復する処置は，"咬合高径の是正"であり，"咬合挙上"とは本来は区別されるべきである！

## 咬合高径に関しては意見が分かれる！

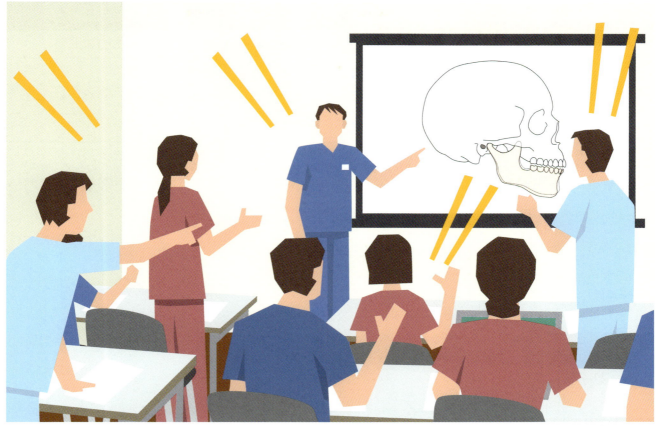

図P-7 咬合高径に関する文献は多く，それらの文献では意見の対立も散見される．また，症例検討の場でも，咬合高径に関する質疑応答は紛糾する．

## この症例の咬合高径は減少しているのか？

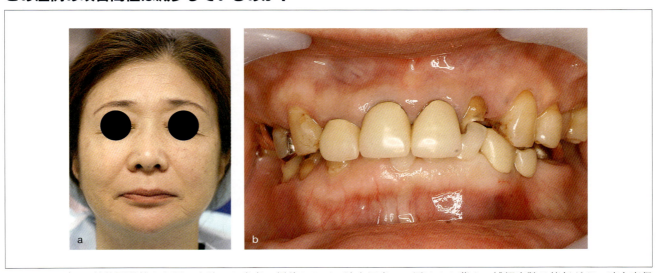

図P-8 a, b ２⏋の前装冠脱離を主訴に来院した患者の顔貌および口腔内写真．口唇はやや薄く，補綴空隙は皆無だが，咬合高径は減少しているのだろうか？

咬合挙上　その意思決定と臨床手技

表P-1　**狭義および広義の咬合挙上**

| 咬合高径の減少 | 咬合高径の変更 | 狭義 | 広義 |
|---|---|---|---|
| 認める | する | 咬合高径の是正 | 咬合挙上[※1] |
|  | しない | 咬合高径の維持 | |
| 認めない | する | 咬合挙上[※2] | |
|  | しない | 咬合高径の維持 | |

減少した咬合高径を回復するための咬合高径の変更（※1）は，本来は"咬合挙上"という表現は適切ではなく"咬合高径の是正"と表現すべきである．一方で，実際の咬合高径の変更の手技については，咬合高径の減少を認めないにもかかわらず，補綴的理由，審美的理由で咬合高径を挙上せざるを得ない状況（※2）と共通する部分も多く，本書ではこれらを包括して"（広義の）咬合挙上"と呼ぶこととする．

大する処置)"とは区別して捉える必要がある．

　しかし，咬合高径を是正するための臨床手技は，咬合挙上と共通する部分が多く，本書では，これら（"咬合高径の是正"と"〔狭義の〕咬合挙上"）を包括する表現として"（広義の）咬合挙上"という用語を使用することをお許しいただきたい．

## P-2．"咬合高径"は「下顎の"垂直的な"位置」？

　咬合挙上に関連して，"垂直的な下顎位"という表現を用いて解説が試みられることは少なくない．これに対応する表現として"水平的な下顎位"という表現も使用されることがある．

　本来，下顎運動は単純な上下的移動（垂直移動）と前後左右的移動（水平移動）の組み合わせではなく，三次元的に複雑な運動をする．しかし，下顎運動が複雑であるからこそ，下顎運動をわかりやすく解説する手段として"垂直的"，"水平的"という表現が利用されるのが実情であろう．

　下顎の三次元的な運動については，Posseltが発表した下顎切歯点の限界運動路を三次元的に示した"ポッセルトの図形"（図P-9a）を用いて説明されることが多い[P-4]．これは，何層もの異なる開口量におけるゴシックアーチ描記によって得られた菱形の図形を重ね合わせることで得られた立体図形である．なお，この図形はその後のさまざまな研究者や臨床家によって改変が加えられながら現在に至っているが，ここでは，あえて原案どおりの図形を示すことにする．

　この図形を説明する際，Posselt自身が，各層における菱形を「水平面

下顎の三次元的な運動域は，ポッセルトの図形を用いて説明されることが多い！

## ポッセルトの図形

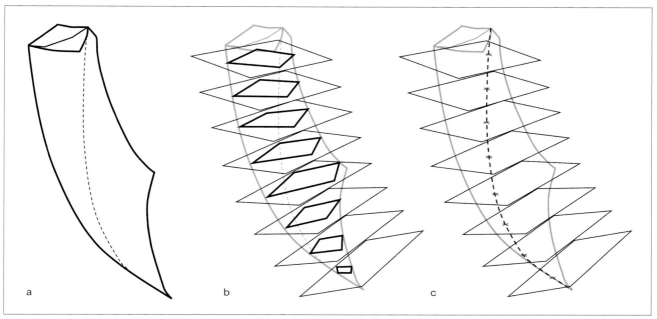

図P-9 a～c　a：Posseltによって提唱された"ポッセルトの図形"[P-4]．b：いくつもの開口量における"水平面"においてゴシックアーチ描記を行い，得られた菱形を積み上げて立体化したが，各層は決して平行ではなく，"水平面"という表現は，厳密には不適切である．c：また，各層は完全に垂直関係になく，前方に突出した曲線（習慣性開閉口路）を中心とした位置関係と捉えられ，"垂直的"という表現も，厳密には不適切といえる．しかし，各層における菱形を"水平的な運動域"，各層同士を"垂直的に異なる層"と表現したとしても，違和感を覚える者は少ないのではないだろうか．

における運動域」と表現している．ところが，当然のことながら各層における"水平面"は互いに平行関係にはなく，前方ほど相互の距離が広がる位置関係である（図P-9b）．また，各層における運動域同士は"垂直的に異なる運動域"と捉えられているが，運動域（菱形）を習慣性開閉口路に直交する平面の一部と捉えれば決して互いに垂直的にズレているわけでなく，前方に突出した曲線上に点在する互いに平行ではない平面ということになる（図P-9c）．

一方で，図P-9bに示されるような菱形が描記される平面を"水平面"と呼ぶことに違和感を覚える者は少なく，図P-9cに示されるような各平面のズレを"垂直的なズレ"と捉えることも同様である（もちろん，ひとたび違和感を覚えたなら，その違和感を拭い去ることは容易ではないことは想像に容易いが）．原案者であるPosseltに敬意を払う意味でも，本書では，"水平的な下顎位"を「ある決まった咬合高径におけるゴシックアーチ描記で描かれる菱形を含む平面上での下顎位」，"垂直的な下顎位"を「（可能であれば下顎頭の位置を変化させずに）開口量をさまざまに変えたときの下顎位」を表す用語として使用したい．

## 咬合時には下顎にダイナミックな歪みが生じる

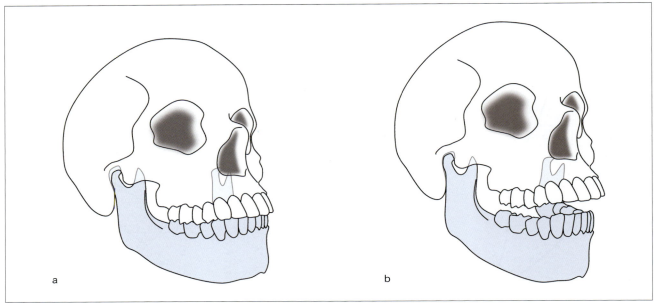

図P-10a, b　咬合時（a）と開口時（b）における下顎（青）．本書で取り上げるエビデンスのほとんどは，双方における下顎の形態が完全に同一であることを前提としている．しかし，実際には，咬合時（a）には下顎頭周辺を中心に，下顎のダイナミックな歪みが生じる[P-2, 3]ことが明らかとなっている．

### P-3. 下顎は剛体ではない

　"剛体"とは，"力が作用しても変形しない物体"のことを指す．われわれは"下顎位"について議論する際，意識せずに，下顎頭と歯列弓の位置関係がつねに一定である（すなわち，咬合時〔図P-10a〕と開口時〔図P-10b〕の下顎の形は完全に同じである）ことを前提としている．

　しかし，下顎は決して剛体ではなく，骨も歯も歯根膜も，程度の差こそあれ外力がかかれば歪みを生じる．たとえば，咬合時に下顎には閉口筋によって咬合力や顎関節部への加圧が生じ，これによって下顎のダイナミックな変形が生じることになる．とくに，咬合時に変形が著明なのは下顎頭周辺であり[P-5, 6]，下顎を剛体と仮定した下顎位（とくに下顎頭位）の議論には限界があることは明らかである．

　それでもわれわれは日常的に，下顎を剛体と見立てた咬合論に基づく治療によって良好な結果が得られることを経験している．1つには，筋肉，靱帯なども含めた"生体の柔軟性"に助けられているということがいえるであろう．また，全顎的な咬合治療（咬合再構成，オーラルリハビリテーション）に先立ち行われる検査，診断から導き出した"治療の目標

下顎位の議論は下顎が剛体であることが前提だが，咬合時，下顎頭周辺は大きく変形する！

とする咬合状態"を生体が許容できるかについて，暫間装置による確認を行うなかで自然と擦り合わせが行われているという側面もあるだろう．

下顎を剛体と見立てた議論は，筆者らも含めた多くの臨床家にとって"理解しやすい"という大きな強みがある．本書は，さまざまなエビデンスを基に"咬合挙上"についての理解を深めようという試みであるが，そのエビデンスのほとんどは"下顎が剛体である"という暗黙の前提に基づいたものである．したがって，本書の全般を通じて，基本的には下顎を剛体と見立てた議論を展開することになるが，重要なのは，"これらの議論では生体の歪みについて考慮しきれない"という限界を理解しておくことである．そして，経験則ではあるものの，この"限界によって生じうるわずかなエラー"は，"生体の柔軟性"や"暫間装置による経過観察"によって，そのほとんどが擦り合わせられ，最終的には良好な治療結果が得られるということもここで述べておきたい．

ここまで述べてきた内容を踏まえたうえで，本書では，咬合挙上を取り巻く情報を客観的に整理し，安全で実際的な3つの咬合挙上の方法について，実例を交えて解説していく．

下顎を剛体と見立てた議論で生じるエラーは，"生体の柔軟性"や"暫間装置による経過観察"などで補償されていると考えられる！

**プロローグ参考文献**

P-1．Goodacre CJ, Campagni WV, Aquilino SA. Tooth preparations for complete crowns: an art form based on scientific principles. J Prosthet Dent 2001;85(4):363-376.
P-2．Kahn AE. Unbalanced occlusion in occlusal rehabilitation. J Prosthet Dent 1964;14:725-738.
P-3．Fayz F, Eslami A. Determination of occlusal vertical dimension: a literature review. J Prosthet Dent 1988;59(3):321-323.
P-4．Posselt U. Range of movement of the mandible. J Am Dent Assoc. 1958 Jan;56(1):10-13.
P-5．Korioth TW, Romilly DP, Hannam AG. Three-dimensional finite element stress analysis of the dentate human mandible. Am J Phys Anthropol. 1992 May;88(1):69-96.
P-6．Choi AH, Ben-Nissan B, Conway RC. Three-dimensional modelling and finite element analysis of the human mandible during clenching. Aust Dent J. 2005 Mar;50(1):42-48.

# 1章

## 重要な下顎位の定義を理解しよう！

**Let's revisit the definitions of important mandibular positions!**

　本章では，咬合挙上に関連する下顎位（下顎頭位と咬合位）を表す用語の整理を行う（図1-1）．いくつかの用語は，いまだに定義が確定的ではないため，"本書を読み進めるうえでの定義"として理解いただければと思う．

　なお，以後解説していく順番は，用語を理解しやすくするため図1-1内とは異なることをお断りしたい．

## 下顎位を表現する各用語

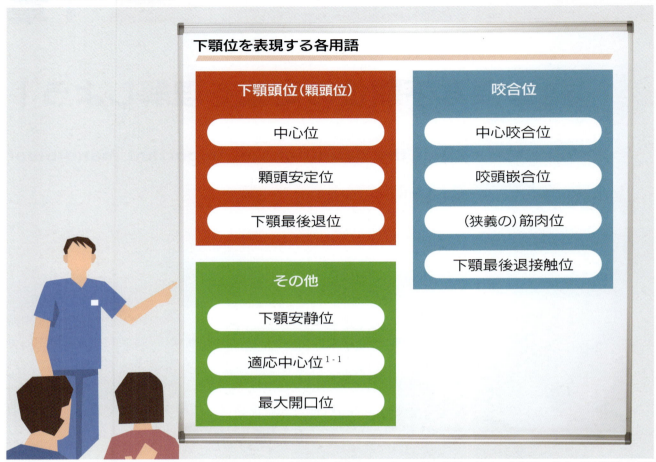

図 1-1　下顎の位置（下顎位）を表現する用語は，①咬合関係に依存しない（下顎頭の位置で決まる）位置，②上下顎歯列の接触状態で決まる位置，③その他，に分けられる．①を"下顎頭位（顆頭位）"，②を"咬合位"と呼ぶ．なお，"適応中心位"（Dawson[1-1]）は"下顎頭位"に分類すべきとも考えられるが，その定義（後述）は概念的で機能重視の下顎位であることから，本図内では"その他"に分類した．また，"筋肉位"は「筋肉で決定される下顎位」の全般を意味する広義の用語としてではなく，Brillが定義した咬合位としての用語として掲載している（30ページも参照）．

> **Important**
> 下顎位には，①下顎頭の位置で決まる位置（下顎頭位），②上下顎歯列の接触状態で決まる位置（咬合位），③その他（筋肉や機能などで定義される位置）がある！

## 1-1．咬頭嵌合位

　咬頭嵌合位（maximal intercuspal position；MIP, intercuspal position；IPまたはICP）は，「下顎頭の位置にかかわらず，上下顎の歯列がもっとも多くの部位で接触し，安定した状態にあるときの下顎の位置」と定義され，"咬合位"の1つである（図1-2）．
　咬頭嵌合位は，習慣性開閉口路の終末位であると捉えられており，正常な下顎運動が可能であれば，咬頭嵌合位はタッピング運動における接触位置（タッピングポイント）と一致するものと考えられる（図1-3）．

1章 重要な下顎位の定義を理解しよう！

## 咬頭嵌合位での咬合

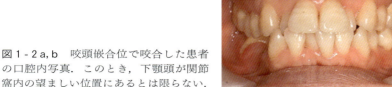

a | b

図1-2 a, b 咬頭嵌合位で咬合した患者の口腔内写真．このとき，下顎頭が関節窩内の望ましい位置にあるとは限らない．

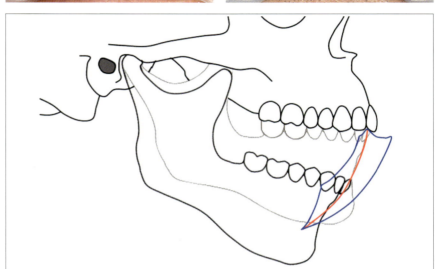

図1-3 正常咬合者では，タッピング運動の経路が習慣性開閉口路（赤線部）と一致し，その終末位が咬頭嵌合位と一致する．

### 1-2．中心位

『歯科補綴学専門用語集第6版』(JGPT-6)[1-2]における中心位(centric relation；CR)の定義は，2017年に発行された『米国歯科補綴学専門用語集(The Glossary of Prosthodontic Terms；GPT)第9版』(GPT-9)[1-3]の定義をそのまま引用しており，「歯の接触とは無関係で，下顎頭が関節結節の後方斜面と対向し，関節窩内の前上方の位置にあるときの上下顎の位置的関係．この位置では，下顎の運動は純粋な回転運動を営む．この生理的な上下顎の位置から，患者は垂直方向，側方または前方運動を自由に行うことができる．臨床的に有用で，再現性の高い基準的な位置である」と定義している（図1-4）．ちなみに，GPTは2023年に最新版となる第10版（版数ではなく発行年を用いてGPT-2023と表記される）が発行された[1-6]が，中心位の定義の変更はGPT-9からはない．

中心位の定義は時代とともに変化しており，世界的にみれば単一化には未だ至っていない．GPT-9の出版にともない発表された声明『The history of The Glossary of Prosthodontic Terms』[1-4]では，"中心位(centric

> **Term 1 終末位**
> 終末位とは，閉口運動において下顎の歯列（または，義歯の咬合面，ゴシックアーチ描記板などのセントラルベアリングポイント）が上顎の歯列（または下顎に対する"受け"を果たす構造物）に接触する際の下顎位であり，上下顎の顎間距離はそれ以上近づくことがない．通常は，習慣性開閉口路など，補綴学的に有用な開閉口運動路における上下顎歯列接触時の下顎位を指す．
> なお，補綴学の領域で"終末"という言葉が含まれる用語は他に，"終末蝶番運動（ターミナルヒンジムーブメント）"，"終末蝶番軸（ターミナルヒンジアキシス）"があるので，しっかり区別（整理）して覚えたい．

## 中心位の定義

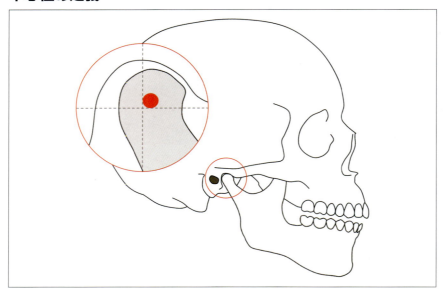

図1-4　現在の日本および米国の補綴学会での定義では，下顎頭が中心位にあるとき，その位置は関節窩内の前上方となる．

relation)"という単語を初めて確認できるのは1929年で，「Hanauが『(私は以前に)顎の開きに関係なく，顆頭が関節窩の関節円板の上に乗っている下顎の位置を"中心位"と定義した』と述べた論文[1-5]である」としている．

また，McCollum，Stallardらのグループ，California Gnathological Societyが提唱した"ナソロジー"(Gnathology) Term 2, Trivia 1 における，「下顎は最後方において，ターミナルヒンジアキシスと呼ばれる軸を中心とした純粋な回転運動(蝶番様運動)を呈する」ことを前提とした，"ターミナルヒンジアキシスが求まる際の下顎頭の位置"を"中心位"とするものも「"昔の"中心位の定義」としてよく知られている[1-3, 4]．なお，最後方に位置づけされた下顎頭には「異常な緊張がない(unstrained)」としているものの，その根拠は曖昧であった．

1956年に発行されたGPT-1[1-10]では，「下顎頭が関節窩内で緊張のない

### Term 2　ナソロジー

ナソロジー(Gnathology)は，1920年代の米国でMcCollum，Stallardらが設立したスタディグループ"California Gnathological Society"が提唱した全顎的な咬合治療(咬合再構成)における概念である．日本にナソロジーを紹介した保母須弥也(1936～2006年)は，その著書『オーラル・リハビリテイション』[1-7]のなかでナソロジーを「顎関節の運動を径測(原文ママ)し，それを咬合の診断と治療に用いることを主目的とする学問」と説明し，「咀嚼器官の生理と機能障害とその療法の科学とを，オーラル・リハビリテイションの学問的な裏づけとして提供する」ことが，ナソロジーの重要な役割であると述べている．ナソロジーによる咬合再構成では，
①ターミナルヒンジアキシスを求める(ヒンジアキシスを求める装置をhinge locatorと呼ぶ)，
②ターミナルヒンジアキシスが求まる際の下顎頭の位置(中心位)を求める，
③下顎頭が中心位からズレないように，咬頭嵌合位を再構築する，
という手順をとった．
この臨床術式を追究するため，より詳細な下顎運動が記録可能な専用の下顎運動描記装置(パントグラフ)や，Stuart咬合器に代表される全調節性咬合器が開発された．さらに，ナソロジー以前の無歯顎補綴(全部床義歯治療)を前提とした補綴学で推奨されていた咬合様式であるフルバランストオクルージョンが，有歯顎者にはかならずしも推奨されないという流れを主導する役割もナソロジーは果たしており，歯科補綴学の発展への歴史的貢献度は大きい．

1章 重要な下顎位の定義を理解しよう！

> **Trivia 1** 保母の著書に石原が寄稿した「推薦のことば」
>
> 日本にナソロジーを紹介したのは保母須弥也(1936～2006年)である．保母がその著書『オーラル・リハビリテイション』を上梓したのは1968年，32歳の時で，その充実した内容にただ感服するばかりである．同書冒頭にある「推薦のことば」は，当時の東京医科歯科大学第二補綴学教室の教授であった石原寿郎(1917～1969年)が寄稿しており，そこでは「(オーラル・リハビリテイションに関して)現段階では主として北欧で発達した口腔顎系の生理的な研究方向と，米国の太平洋岸で開発された補綴学的な行き方すなわちナソロジーとが2つの大きな流れを形づくっております」と記述されている．
>
> また，保母は同書序文において，「本書の基盤となっている咬合理論については，この分野におけるわが国の権威者である東京医科歯科大学の石原寿郎教授に目を通していただきました」と述べている．これらのことは，大石忠雄が顆頭安定位[1-8]，河野正司が全運動軸(kinematic axis)[1-9]の研究を行うなど，当時の石原教室がナソロジーと相対する立場であったことを考えると非常に興味深い．

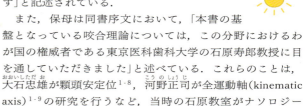

最後方位を取り，そこから無理なく下顎側方運動が可能な顎位」と定義された．この中心位は，その位置に関する考えがたびたび変更され，その度に定義も変わった．

後にCelenza[1-11]は，中心位で咬頭嵌合位を設定しても，治療後に咬合位が前方にズレることを確認した．その後も多くの健常者において咬頭嵌合位における下顎頭の位置がそれまでの中心位(後方，後上方，最後上方内側など)と一致しないことがわかり，現在は"前上方"という位置に落ち着いている．なお，前述の声明[1-4]においては，GPT-9におけるこの定義が"中心位"を示すものとして真に妥当か否かを明確に評価できる段階ではないという前提で，「この定義が妥当性の評価期間(つまり今日)を耐え抜くことを願っている」と述べている．

最新の中心位の定義では，「下顎は中心位から側方または前方運動を自由に行うことができる」とされ，裏を返すと「後方には(自由には)運動できない」と読み取れる．中心位の重要な側面として，"下顎頭を中心位に誘導したとき，下顎歯列は生理的な最後退位に誘導される"ということを理解しておく必要がある．Celenzaが指摘した，治療後の咬合位の前方へのズレは，"非生理的な最後退位"から"生理的な最後退位"にズレたものと考えるのが妥当であろう．

本書では，GPT-9（およびGPT-2023）に準じたJGPT-6における中心位の定義 **Term 3** を採用する．中心位に関する要点は次の4点である．

① 中心位は"下顎頭位"であり，上下顎歯列の接触とは関係のない位置である(図1-5)．

② 下顎頭が中心位にあるときは，関連筋に過緊張がなく，下顎の開閉口運動は純粋な回転運動をし，その範囲内で咬合高径を変更しても下顎頭の位置は変化しない[1-17,18](図1-6)．

③ 再現性が高い(同じ方法で誘導する限り，同じ位置が求められる)．

④ 中心位において，下顎頭は関節窩内の前上方に位置し，下顎歯列は生理的な最後退位にある．

用語集のなかで中心位の定義が一元化されてもなお，定義についての議論が終結したわけではない！

**Term 3** JGPT-6における"中心位"の定義

JGPT-6では，GPT-9に準じ，"中心位"を以下のように定義している．「歯の接触とは無関係で，下顎頭が関節結節の後方斜面と対向し，関節窩内の前上方の位置にあるときの上下顎の位置的関係．この位置では，下顎の運動は純粋な回転運動を営む．この生理的な上下顎の位置から，患者は垂直方向，側方または前方運動を自由に行うことができる．臨床的に有用で，再現性の高い基準的な位置である"

25

## すれ違い咬合や無歯顎でも中心位を求めることができる

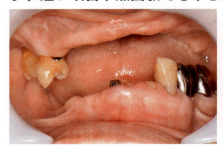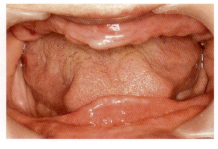

a|b

図1-5a,b　中心位は上下顎歯列の接触とは関係がないので，いわゆる"すれ違い咬合"や"無歯顎"のように，上下顎残存歯の接触がなくなった患者でも求めることができる．

## 下顎頭が中心位にあるときの下顎の開閉口運動

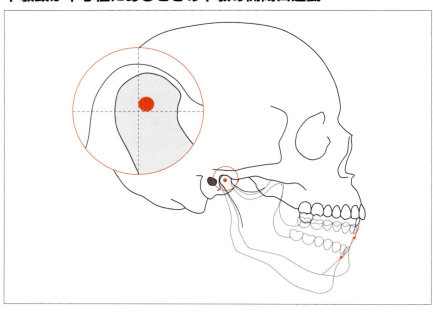

図1-6　下顎頭が中心位にあるときは，下顎の開閉口運動は純粋な回転運動（蝶番様運動）をする．この運動路上のいかなる位置で咬頭嵌合位を設定しても，下顎頭の位置は変わらない（中心位のまま）．

# 1-3．中心咬合位

『歯科補綴学専門用語集第5版』（JGPT-5）では，"中心咬合位（centric occlusion；CO）"には2つの異なる定義が存在していた．すなわち，①上下顎の咬合面が最大面積で接触，または咬頭嵌合したときの下顎位，②下顎頭が中心位にある状態で咬合したときの下顎位，の2つである（図1-7）．このうち①は"咬頭嵌合位"と同義であり，①を専門用語で表現しようとする場合には咬頭嵌合位を用いるべきである．一方，②を示す用語は中心咬合位以外に存在せず，JGPT-6およびGPT-2023では②のみが掲載されている．

中心咬合位も，時代ごとにその意味する下顎位が変化してきた．もともとは，Gysi[1-13]の紹介したゴシックアーチ Trivia 2 描記法におけるアペッ

> **Term 4　偏心運動**
> 
> （下顎の）偏心運動は，中心となる下顎位（咬頭嵌合位あるいは中心咬合位）から，離れる方向への移動運動全般を指す．
> 
> つまり，ポッセルトの図形における咬頭嵌合位（あるいは中心咬合位）を示す1点以外のすべての領域に向かう運動を示すことになる．
> 
> ただし，一般的には垂直移動（開閉口運動）は含まず，"前方および後方滑走運動"と"左右への側方滑走運動"のみを包含する用語として使用される．

1章 重要な下顎位の定義を理解しよう！

## Trivia 2 ゴシックアーチ描記法における中心位

本書は実臨床において，"いかに安全かつ予知性高く咬合高径の変更（挙上）を行うか"がテーマであり，"中心位"は議論を進めるうえで必須の下顎位である．そして，本書内では，米国における中心位の定義を採用している．本項では，欧州における中心位の定義について"ゴシックアーチ描記法における中心位"を例に，米国の定義と比較する形で解説を加えたいと思う．

マルメ大学（スウェーデン）のPosselt[1-12]は，自身がモデル化した下顎切歯点の限界運動路を表現したいわゆる"ポッセルトの図形"（図T 3，4）において，後方限界運動路の中腹にある変曲点（後方限界路変曲点）よりも上方領域は円弧状であり，この空間内においては，"ゴシックアーチの頂点（アペックス）が中心位と一致する"ことを示した．

一方，前述のとおり，もともとはGysiが紹介したゴシックアーチ描記法では，アペックスを"中心咬合位"と呼び，この位置を咬合採得の目標として，咬頭嵌合位を確立することを推奨した．つまりゴシックアーチの頂点は，Gysi曰く"中心咬合位"，Posselt曰く"中心位"ということになり，ここもまた，混乱を招くポイントといえる．

しかし，Gysiのゴシックアーチ描記法は，"自然頭位で比較的楽に閉口させ，前後左右に下顎を動かして描記する"というものであり，「生理的運動の範囲を超えて，アペックス（中心咬合位）よりさらにわずかに後方で咬合できる場合もある」と述べている[1-13]．これに対し，Posseltのいうゴシックアーチは限界運動を求めるものであって，動かしうる最後方まで下顎を強制的に移動させて描記している．したがって，GysiのアペックスはPosseltのアペックスよりも，やや前方にあるものと推定される．

Posseltを含め多くの研究者，臨床家が，"下顎最後退位である中心位と個性正常咬合を有する有歯顎者の咬頭嵌合位は一致しない"ことを示している．そのような有歯顎者において，咬頭嵌合位よりも後方で咬合した際の下顎位（とくに，それ以上後方に移動できない咬合位）を"retruded contact position（RCP）"と呼んだ（なお，日本では従来，RCPを"後方歯牙接触位"と呼んでいたが，現在は"最後方であること"を明確にした"下顎最後退接触位"という表記が推奨されている）．後述の"筋肉位"を提唱したBrillは，RCPに相当する下顎位が靱帯によって規制されていると考え「靱帯位（ligamentous position）」と呼んだ．この"靱帯位"はRCPに限らず，靱帯に規制されるすべての下顎位を包含する用語として使用される場合もある[1-14]．なお大石らの解剖学的研究[1-8]では，「RCPに対する靱帯の関与は認められなかった」と報告されている．当のBrillも，後年は靱帯位という用語を積極的に使用することはなくなったようである[1-15]．なお，ナソロジー学派のいう"中心位"は，矢状面での下顎の最後方開閉口運動の中心という概念であるのに対し，一連のゴシックアーチのアペックスを中心位と捉える考え方は"水平面での記録のみでの評価"であるため推奨されないという批判もある[1-16]．

一方で，ゴシックアーチ描記における"中心咬合位"と"中心位"のズレ（図1-1に示す分類と照合すると次元の異なる下顎位を比較していることになるが，本項のこれら下顎位の定義は，本書における定義とは異なることをご理解いただきたい）についての認識が当初から確認でき，「咬頭嵌合位を与えるべき下顎位は"中心位"ではなく"中心咬合位"である」という見解が一般的であったことを考えると，その後のGPTで展開されるたび重なる中心位の定義の改定も，今となっては予見されていたようにも思える．

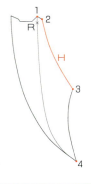
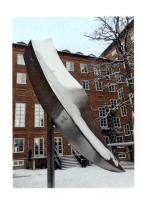

図T 3　Posseltによって提唱された"ポッセルトの図形"の矢状面観（図P-9〔17ページ〕も参照）．
1：咬頭嵌合位（IP）
2：下顎最後退接触位（RCP）
R：下顎安静位
3：後方限界路変曲点
4：最大開口位
H：ターミナルヒンジムーブメント

図T 4　マルメ大学の中庭に設置されているポッセルトの図形のモニュメント（写真提供：神野洋平先生〔九州大学大学院歯学研究院口腔機能修復学講座インプラント・義歯補綴学分野〕）．

クスを指す用語として"中心咬合位"が紹介された．すなわち，患者に強制的に最後方位を取らせるのではなく，自然に閉口してもらい，そこから偏心運動 Term 4 を行わせた際のゴシックアーチのアペックスであり，これを咬合採得の際に利用することを推奨していた．

## JGPT-5に掲載されていた中心咬合位の2つの定義

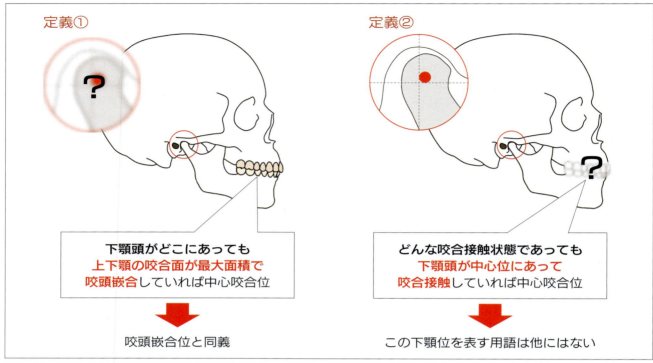

図1-7　JGPT-5における"中心咬合位"に対する2つの定義．GPT-2023およびJGPT-6では"定義②"のみが掲載されている．

　ちなみに，筆者らの教室の名誉教授の藍は，中心位ならびに中心咬合位の変遷について論文発表しており[1-19]，筆者らの医局ホームページ上のコラム[1-20]においてもこのことについて私見を交え詳述している．

　本書では"中心位"と同様に"中心咬合位"の定義もGPT-2023に準じた"②下顎頭が中心位にある状態で咬合したときの下顎位"とする．したがって，中心咬合位は"咬合位"の1つとなる．

## 1-4．顆頭安定位

　顆頭安定位(stabilized condylar position)とは，1967年に大石[1-8]が提唱した"下顎頭位"であり「下顎頭が関節窩内で緊張なく安定する位置」とされる(図1-8)．大石は，新鮮な屍体を資料とした研究において，きわめて軽い力で下顎枝を上方に加圧した時，「下顎頭が一定位に嵌入して0.2〜0.3mmの幅以上に外れることなく安定した」と述べている．当時の中心位が，外力または筋力によって求めた関節窩内における下顎頭の最後位であったことから，同論文内で当時の中心位は"顆頭最後位"と

顆頭安定位は「下顎頭が関節窩内で緊張なく安定する位置」であり，0.2〜0.3mm程度の幅の中に納まる下顎頭位である！

## 顆頭安定位

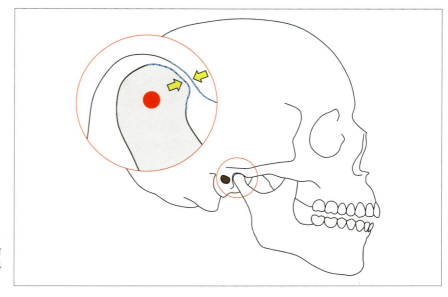

図1-8 顆頭安定位は，下顎頭がもっとも安定する位置であり，「関節窩の前方に位置し，顆頭全体が関節結節後壁斜面に近接している状態」とされる．

"顆頭安定位"は，GPT-9以降の"中心位"の定義に通ずる部分が多く，患者によっては双方が一致している場合もある！

表現され，「一般に正常咬合では顆頭最後位は咬頭嵌合位（における下顎頭位）よりわずかに後方にあり，顆頭安定位と顆頭最後位は別個のものと考えたい」と述べている．また，大石は「顆頭安定位は主として関節円板の形態と性状により，さらに，これを介して顆頭と関節窩の骨形態によって規定されている」と説明しており，その位置について「顆頭は関節窩の前方に位置し，従って，顆頭全体が関節窩前壁（＝関節結節の後壁）斜面に近接している状態である」と述べている．さらに，「顆頭の前面いわゆる滑走面と関節窩前壁との間隙は極めて狭く関節円板最薄部に相当」するとの記載も確認できる．

GPT-9以降およびJGPT-6における中心位の定義では，それまで（GPT-5～8）は記載のあった「（下顎頭が）関節円板の最も薄く血管のない部分に対向し」という表現が削除されているものの，大石の定義した"顆頭安定位"は，ほぼ現在の"中心位"の定義と一致しており，かつ，Hanauが当初定義した「顆頭が関節窩の関節円板の上に乗っている下顎の位置」という意味をも包含しているように見受けられる．さらに，大石の定義はすなわち"unstrained position"であり，この緊張なく安定するという状態について，新鮮屍体資料を用いて具体的に観察した点で極めて意義深いといえる．

一方で，資料は死後1～数時間以内の新鮮な屍体であったとはいえ，あくまで形態的評価に評価者の手指による運動学的考察を加えただけであり，関連筋の収縮と弛緩をもって実際の生理的運動を介して検討したものではないことが批判的に捉えられる節もある．この指摘に対しては，

その後の日本における研究[1-21,22]によって説明がなされ，顆頭安定位は生理学的にも，咬頭嵌合位を設定するうえで安定した下顎頭位であることが示唆されている．

なお，大石が言及した"正常咬合"は"歯や歯周組織，関連筋，顎関節のすべてが問題なく安定的に機能する咬合"と捉えるのが自然である．咬合挙上を行った後に目指すべき咬合もこの"正常咬合"となろう．本書では，顆頭安定位を「下顎運動が安定し，諸組織に問題なく機能するような咬頭嵌合位が確立された場合の下顎頭の位置」と定義したい．したがって，本書においては，顆頭安定位と中心位が一致する患者もいるものと考えられる．

## 1-5．筋肉位

筋肉位(muscular contact position)とは，Brill[1-23]によって1959年に提唱された下顎位で，「咀嚼筋群が協調活動した状態で，下顎安静位から閉口することによって得られる咬合位」と定義される(図1-9)．正常咬合者では，咬頭嵌合位において顆頭は緊張なく安定した位置に落ち着き，筋肉も正常に機能しているものと考えられ，筋肉位と咬頭嵌合位は一致するものと考えられる．大石は顆頭安定位を提唱した論文のなかでBrillの論文を引用し，正常咬合者の下顎が咬頭嵌合位にあるときの顆頭の安定性を確認しており，本書においては「筋肉位で咬合している際に，下顎頭は顆頭安定位に位置している」と考えたい．

なお，「筋肉位」という用語は，「筋肉によって決定される下顎位」の全般を指す広義の用語として使用される場合があり，この場合，習慣性下顎位(habitual position)と言い換えることができる[1-14]．したがって，Brillが提唱した筋肉位も習慣性下顎位の1つといえる．本書では，Brillにより提唱された狭義の用語として「筋肉位」を使用する．

Helkimoら[1-24]は「ゴシックアーチ上の後退位と比較して，筋肉位は患者の姿勢の影響を受け，再現性が低く基準位として推奨できない」としている．咬合採得を行う際の姿勢(頭位)については，フランクフルト平面を水平とすべき[1-25,26]とするものの他，カンペル平面を水平とすべきとするもの[1-22]がよく知られている．後者の根拠として，タッピング運動の頻度や開口量を一定とした場合に，フランクフルト平面が水平になる頭位と比較してカンペル平面を水平としたほうが下顎の回転量が大きく，下顎頭が顆頭安定位に整復されやすいという報告[1-22]がある．この報告ではまた，前者と比べて後者のほうがゴシックアーチ描記板上でのタッピングポイントが収束することも示されている．ただし，同報告で

正常咬合者では，筋肉位と咬頭嵌合位は一致するものと考えられる！

## 筋肉位

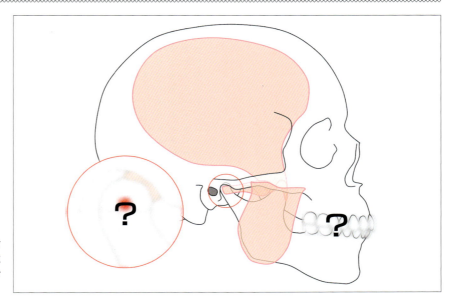

図1-9　筋肉位とは，咀嚼筋群に異常のない正常咬合者において，下顎安静位から自然に閉口した際の咬合位のことである．

## 姿勢による咬合圧の方向の変化

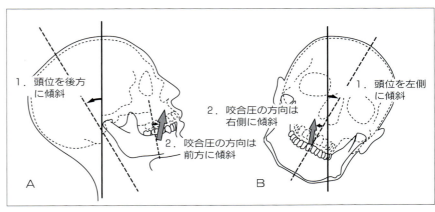

図1-10　咀嚼筋に異常のない被験者において，姿勢（頭位）を変化させると，タッピングポイントにおける咬合圧の方向が，頭蓋を傾けた方向と反対方向に偏位した（参考文献1-27より引用・改変）．

の頭位を再現した患者の写真を確認すると，患者はやや後方に傾斜した背もたれに背中を密着させているように見え，フランクフルト平面を水平とした頭位では胴体に対して頭部がやや前屈しているようにも見える[1-27]．Ohmureら[1-28]は，前屈した頭位では顆頭が正常な位置から偏位しやすいことを報告しており，筆者らは個人的な見解としてカンペル平面を基準とすることを推奨する前述の報告[1-22]の結果の解釈について，より慎重な考察が必要ではないかと考えている．

一方，咬合の安定した患者において，患者の頭位がタッピング時の咬合圧の方向に及ぼす影響について検討した筆者らの報告[1-29]では，カンペル平面が水平になるように頭位を後方に傾斜させると，咬合圧が垂直方向から逸脱した方向にかかるようになることを確認している（図1-10）．

筆者らは，われわれが行ったこの研究報告も踏まえたうえで，背中を地面に対して垂直とし膝を90°に曲げ，足底が地面に自然に設置した状態でフランクフルト平面がほぼ水平となる頭位（自然頭位）を，タッピング運動を行わせる際の姿勢として推奨したい．

タッピング運動を行わせる姿勢は，フランクフルト平面がほぼ水平となる"自然頭位"が望ましい！

### 参考文献

1-1．Dawson PE. New definition for relating occlusion to varying conditions of the temporomandibular joint. J Prosthet Dent 1995；74（6）：619-627.

1-2．公益社団法人日本補綴歯科学会（編）．歯科補綴学専門用語集．第6版．東京：医歯薬出版，2023；75．

1-3．The Glossary of Prosthodontic Terms：Ninth Edition. J Prosthet Dent 2017；117（5 S）：e1-e105.

1-4．Morgano SM, VanBlarcom CW, Ferro KJ, Bartlett DW. The history of The Glossary of Prosthodontic Terms. J Prosthet Dent 2018；119（3）：311-312.

1-5．Hanau RL. Occlusal changes in centric relation. J Am Dent Assoc 1929；16：1903-1915.

1-6．The Glossary of Prosthodontic Terms：Tenth Edition. J Prosthet Dent 2023；130（4 Suppl 1）：e24.

1-7．保母須弥也．オーラルリハビリテイション．東京：医歯薬出版，1968．

1-8．大石忠雄．下顎運動の立場からみた顎関節構造の研究．補綴誌 1967；11（2）：197-220．

1-9．河野正司．咬頭嵌合位から後方歯牙接触位への後方運動の解析．補綴誌 1974；18（2）：200-209．

1-10．Glossary of Prosthodontic Terms. J Prosthet Dent 1956；6：A5-34.

1-11．Celenza FV. The centric position：replacement and character. J Prosthet Dent 1973；30（4 Pt 2）：591-598.

1-12．Posselt U. Studies in the mobility of the human mandible. Acta Odontol Scand 1952；10（Suppl 10）：1-160.

1-13．Gysi A, Zahnersatzkunde. Handbuch der Zahnheilkunde von Scheff, IV. Berlin, Wien：Urban & Schwar-zenberg, 1929；1-171.

1-14．Basker RM, Davenport JC, Tomlin HR. Prosthetic treatment of the edentulous patient. London：Macmillan；1976.

1-15．藍　稔．続・歯と噛み合わせの物語．第17回 靭帯位とその周辺の話．東京科学大学（旧東京医科歯科大学）生体補綴歯科学分野HP．https://www.tmd.ac.jp/pro/ainew/list/article17/（2024年12月1日アクセス）

1-16．Granger, ER. Centric relation. J Prosthet Dent 1952；2：160-171.

1-17．Lucia VO. Modern gnathological concepts. St Louis：Mosby, 1961.

1-18．McHorris WH. Centric relation. Defined. J Gnathology 1986；5（1）：5-21.

1-19．藍　稔．真実を求めて．とくに咬頭嵌合位に関して．補綴誌 2018；10（3）：190-195．

1-20．藍　稔．続・歯と噛み合わせの物語．第12回 再度，中心位に関して．東京医科歯科大学部分床義歯補綴学分野HP．http://www.tmd.ac.jp/pro/70_55fbe8693efeb/70_5e37f08080150_5f7b15e50b357/index.html（2024年12月1日アクセス）

1-21．鈴木政弘，河野正司，野村修一，林豊彦．正常者の習慣的閉口運動末期における顆頭運動の解析．補綴誌 1996；40（3）：580-589．

1-22．池田圭介，河野正司，土田幸弘，松山圀士，大竹博之．顆頭安定位の立場からみたタッピング運動による水平的下顎位の検索．補綴誌 1996；40（5）：964-971．

1-23．Brill N, Lammie GA, Osborne J, Perry HT. Mandibular positions and mandibular movements. Brit Dent J 1959；106（26）：391-400.

1-24．Helkimo M, Ingervall B, Carlsson GE. Variation of retruded and muscular position of mandible under different recording conditions. Acta Odontol Scand 1971；29（4）：423-437.

1-25．林甫．下顎の小開閉運動時の各種姿勢と開閉条件とが前後的な歯牙接触位に及ぼす影響に関する研究．歯科学報 1980；80（1）：1-31, 1980.

1-26．佐藤克彦．咬合挙上および頭部の傾斜がタッピングポイントの分布状態に及ぼす影響について．補綴誌 1991；35（5）：983-996．

1-27．河野正司，大石忠雄．Cr-Br咬合のルーツ〜Gnathologyと対峙した石原咬合論・顆頭安定位と全運動軸〜．医歯薬出版．2013．

1-28．Ohmure H, Miyawaki S, Nagata J, Ikeda K, Yamasaki K, Al-Kalaly A. Influence of forward head posture on condylar position. J Oral Rehabil 2008；35（11）：795-800.

1-29．Nakamura K, Minami I, Wada J, Ikawa Y, Wakabayashi N. Head position affects the direction of occlusal force during tapping movement. J Oral Rehabil 2018；45（5）：363-370.

# 2章

# 咬合高径はどうやって評価する？

Assessments of OVD : morphological, physiological, and prosthetic approaches

咬合挙上を検討する場合，術前の咬合高径の評価は必須であり，初診時の問診から，大まかな予想を立てることができる（図2-1）．

Abduoら[2-1]はナラティブレビュー論文（定量的かつシステマティックな方法をとらず，質的なアプローチを重視したレビュー）において，咬合高径の減少の評価法についてまとめている（表2-1）が，どの方法も確定的に咬合高径の妥当性を評価できるものではない．したがって，図2-2に示すような複数の方法を用いて，咬合高径の妥当性を多角的に評価することが重要である．

本章では，一般的に咬合高径の評価に利用される頻度が比較的高いいくつかの方法（①下顎安静位に基づく評価，②発音時の下顎位に基づく評価，③顔貌計測による評価，④エックス線写真による評価，⑤補綴空隙確保の観点からの評価，⑥患者の感覚〔快適性〕に基づく評価）について，詳述してみたい．

## 咬合高径の大小によって生じるさまざまな症状

**咬合高径が過小の場合**
- 下顔面の高さが低い老人様顔貌
- 顎関節の痛みや不快症状
- 咬頬，咬舌を生じやすい
- 咬合力の低下
- 口角炎を生じやすい
- 口唇の菲薄化
- 耳鳴り，聴覚障害

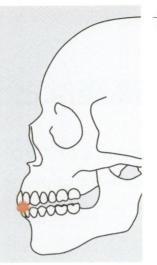

**咬合高径が過大の場合**
- 面長な顔貌
- 筋疲労を訴えやすい
- 会話時の歯の衝突音
- グラインディング，クレンチングの出現
- 鼻唇溝の消失
- 床下粘膜の痛み（義歯装着者）
- 嘔吐反射を生じやすい

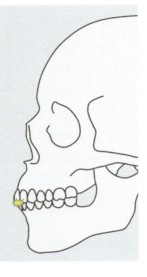

図2-1a,b　初診時の問診において，図内の症状は咬合高径の減少の有無をおおまかに予想するうえで参考となる．

## 2-1．下顎安静位に基づく評価

　JGPT-6 [2-2]では，下顎安静位は「上体を起こして安静にしているときの顎位で，通常，咬頭嵌合位の2～3mm下方の位置」と定義されている．また，GPT-9（およびGPT-2023）[2-3]では，「直立姿勢で安静にし，関連筋の筋活動量が最小であるときの下顎位」と定義されている．

　下顎安静位における上下顎歯列の間の距離を"安静空隙"と呼び，健常者では前歯部で2～3mmとされる．そのため，下顎安静位から2～3mmを減じた下顎位で咬合している時，適切な咬合高径であるとみなされる（図2-3a）．しかし，下顎安静位をチェアサイドで確認するのは

下顎安静位における上下顎歯列の間の距離（健常者で2～3mm）を"安静空隙"と呼ぶ！

## 表2-1 咬合高径の減少の評価法[2-1]

| 方法 | 説明 | 利点 | 欠点 |
|---|---|---|---|
| 術前の記録 | ・過去の診断用模型を視覚的に評価する<br>・過去の写真を用いる | ・臨床的歯冠長の損失を概算できる<br>・術前の記録は治療の基準として利用できる | ・過去の模型が治療前に入手できる可能性は低い |
| 前歯歯冠長の計測 | ・前歯が咬合している時の上下顎の歯肉縁の距離が18mm未満の場合，咬合高径の減少が疑われる | ・臨床的歯冠長の損失を概算できる<br>・臨床応用がしやすい<br>・審美治療に有効である<br>・Tooth wearの重症度の評価に有効である | ・実際の咬合高径の減少を適切に表していることは稀である<br>・患者の生来の前歯部の萌出位置に影響を受ける |
| 発音を用いた評価 | ・S音で最小発音空隙を評価する<br>・F音で上顎前歯切縁の位置（インサイザルエッジポジション）を決める<br>・M音で下顎安静位を評価する | ・再現性が高い<br>・臨床応用がしやすい<br>・歯質喪失に患者がどれだけ適応したかを評価できる<br>・前歯の位置関係を評価できる<br>・下唇を参考にしてインサイザルエッジポジションの決定が可能である | ・II級咬合およびIII級咬合の患者での利用は困難である<br>・実際の咬合高径の減少を適切に表していることは稀である<br>・有歯顎者の咬合再建より全部床義歯製作に際して有効である |
| 患者のリラクゼーション | ・下顎安静位を評価する | ・臨床応用がしやすい<br>・安静時の顔貌を視覚化できる<br>・上下口唇の接触が確認できる | ・筋肉のわずかな緊張が不正確な評価につながる |
| 顔貌の評価 | ・安静時の顔貌と筋肉を評価する | ・臨床応用がしやすい<br>・安静時の顔貌を視覚化できる<br>・上下口唇の接触が確認できる | ・顔貌の審美性の評価が恣意的に行われる可能性がある |
| エックス線評価 | ・上下顎の関係性をセファログラムで評価する | ・正確性，再現性が高い<br>・前歯の位置関係を評価できる | ・規格化された設定が必須である<br>・評価のためのエックス線撮影装置が必要である |
| 神経筋活動の評価 | ・筋電図を用いて，筋活動量が最小限となる下顎位を下顎安静位とする | ・臨床，研究両方において有効な咬合高径の評価である<br>・正確性，再現性がある | ・臨床の現場で筋電図を利用できることは稀である<br>・専門知識が必要となる<br>・厳密に規格化された記録条件が必要である |

## 咬合高径の評価法

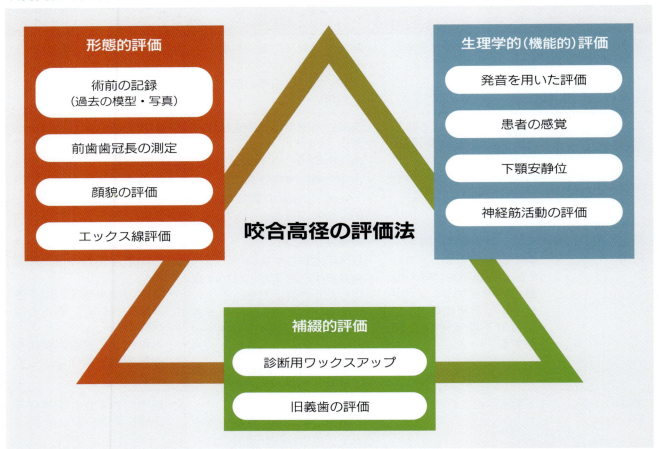

図2-2 咬合高径の評価法は"形態的評価""生理学的(機能的)評価""補綴的評価"に大別される．多角的に咬合高径を評価する際には，異なるカテゴリーの評価法を組み合わせるのが望ましい．

難しい．患者に「顎の力を抜いてリラックスしてください」と指示しても，下顎位が安定することはほとんどない．その代替法として，次項の2-2で解説するM音を用いた評価は間接的に下顎安静位を評価しており有効である．また，咬合挙上における挙上量が過大だと，安静空隙の減少あるいは消失にともなう筋痛[2-5]や歯列接触癖(以下，TCH；tooth contacting habit)[2-6, Term 5]が懸念される(図2-3b)．加えて，患者が感覚的に許容したとしても，歯，歯周組織，筋肉，顎関節が許容できるかは別の問題である．

一方で，「下顎安静位は可変であり[2-8]，安静空隙(2～3mm)を超えた咬合挙上も許容できる」とする報告もある[2-9,10]．なお，下顎安静位は頭位を含む姿勢に影響を受けることが知られており[2-11]，しばしば"姿勢位(postural position)"(の1つ)と呼ばれる[2-12]．このことは，図1-1(22ページ)で示したとおり，下顎安静位が"咬合位"，"下顎頭位"と区別して理解すべき下顎位であることを裏づけている．

**Term 5 歯列接触癖(tooth contacting habit)**

歯列接触癖(以下，TCH；tooth contacting habit)[2-5]とは，口唇を閉じている時に，上下顎の歯列がつねに接触している状態や習慣を指し，顎関節，咀嚼筋，歯，義歯床下粘膜への悪影響を引き起こす可能性がある非機能的な悪習癖(パラファンクション)である．

なお，1日あたりの咀嚼や唾液嚥下時などの機能的な上下顎歯列の接触時間は，20分以下と考えられている[2-7]．噛みしめのような強い力ではなく，軽く接触している状態が長時間継続するため，患者は自身のTCHについて無自覚であることが多い．

通常，下顎安静位から閉口筋の非機能的な収縮によって生じるものとされるが，不適切な咬合挙上により(一時的であっても)安静空隙が消失した場合には，下顎安静位においてもTCHを呈する可能性がある．

## 下顎安静位と安静空隙

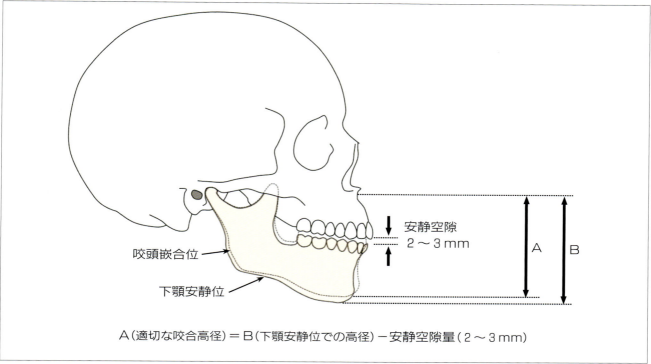

図2-3a 安静空隙は，健常者では前歯部で2〜3mmとされるため，下顎安静位から2〜3mmを減じた下顎位で咬合している時が適切な咬合高径であるとみなされる．

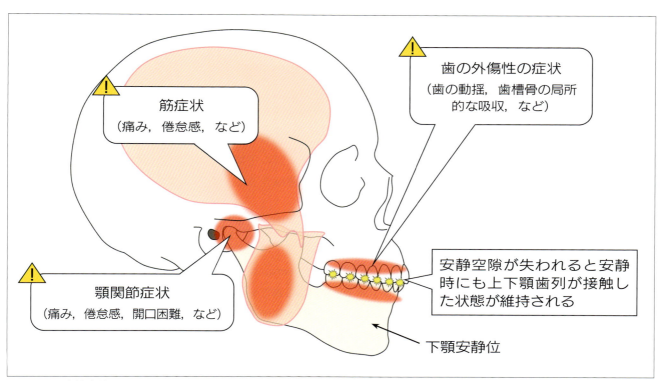

図2-3b 安静空隙がなくなると，上下顎歯列がつねに接触している状態（TCH）を招きかねない．

## S発音位における最小発音空隙に基づく咬合高径の評価法

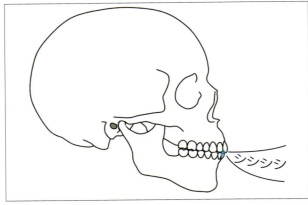
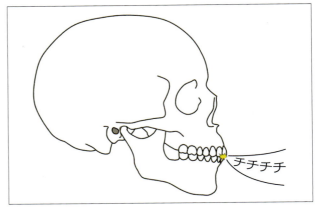
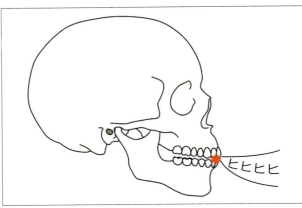

| a | b |
|---|---|
| c |   |

図2-4 a〜c　S音を発音する際，上下顎の中切歯切縁がもっとも接近した際に必要な空隙（最小発音空隙）が確保されるような咬合高径が適切である．a：適切な咬合高径．b：咬合高径が過大の場合．最小発音空隙が確保できず息詰まりが生じる（シ→チの発音の変化）．c：咬合高径が過小の場合．咬合高径が過小の場合，空隙量が大きくなり息漏れが生じる（シ→ヒの発音の変化）．

## 2-2. 発音時の下顎位に基づく評価

　下顎位の評価法として，特定の音節の発音を利用したものが知られている．よく知られた評価法として，S音を発音する際，「上下顎の中切歯切縁がもっとも接近した際に必要な空隙（最小発音空隙）が確保されるような咬合高径が適切である」という考えがある（図2-4）．

　この考えは，無歯顎者に対する全部床義歯製作において有用とされており，有歯顎者に対してS発音位を咬合高径の評価に利用するには，前歯が適切な位置に残存していることが前提となる．また，Silverman[2-13]は「最小発音空隙は患者によってさまざま（0〜10mm）で，平均値というものは存在しない」と述べている．さらに，空隙の量を視診で評価することが難しいことも少なくない．そのため，咬合高径の評価の基準としてはやや実用性に欠ける．

　これに対して，M音発音時の下顎位を参考にする方法はより実用的である（図2-5）．M音は"両唇音"であり，歯の残存状況によらず発音が

最小発音空隙（S音）よりも，M音発音時の下顔面高を参考にする方法が実用的である！

## M発音位を用いた咬合高径の評価法

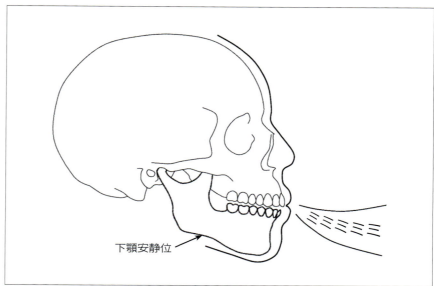

図2-5 M音は両唇音であり，発音時に上下口唇が軽く接触する．この時の下顎位は下顎安静位の近傍であるとされる[2-14,15]．

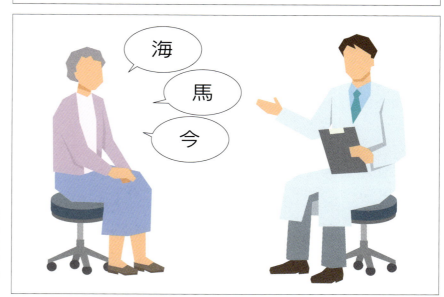

図2-6 M発音位を基準として下顎位を評価する際には，先行母音を小開き母音（イ，ウ）とすることで，下顎位を安定して評価でき，高齢者でも容易に発音できる「海」「馬」「今」などが試験語として提案されている[2-17]．

> **Important**
> M発音位は下顎安静位に近似しており，評価に適した試験語として"海""馬""今"などが有効である！

可能な音節である．M音発音時に上下口唇が接触した瞬間（M発音位）の咬合高径を評価する．M発音位は，下顎安静位に近似すると報告されている[2-14,15]．つまり，M音発音時と咬合時の下顔面の長さに2〜3mm以上の差があれば，咬合高径の減少が疑われる．

一方で，「M発音位は下顎安静位より上方にある」という報告もある[2-16]．藤井は[2-17]，M発音位を基準として下顎位を評価する際には，先行母音を小開き母音（イ，ウ）とすることで，下顎位を安定して評価できると報告しており，高齢者でも容易に発音できる「海」「馬」「今」などを試験語として提案している（図2-6）．

## 2-3. 顔貌計測

　ノギス等を用いた形態学的評価（顔貌計測）のなかでも，Willis法（図2-7a, b）[2-18, Trivia 3]は簡便であるため，日常臨床や学生指導で頻繁に用いられる方法の1つである．具体的には，"瞳孔から口裂までの距離"と，"鼻下点から下顎骨下縁（皮膚の厚みも含めた下顎下縁ではなく，あくまで骨の下縁であることに注意）までの距離"が等しくなるように咬合高径を決定するというものである（図2-7a）．

　YDMのバイトゲージ坪根式（図2-8）など，Willis法による顔貌計測に適したノギスも存在するものの，軟組織を基準とした評価であるため再現性が低い．皮膚の厚みを考慮する必要性に加え，Willisは患者の年齢を加味し，適宜，設定する咬合高径（下顎面高）を減じることを推奨しており，下顎面高から減じる量の例として，「50歳の患者では2mm程度，55歳の患者では3mm程度」と記載している．

　咬合高径を試験的に増大した患者の顔貌の変化を，歯科医師が認識できるかの調査をした研究では，4mm挙上しても半数以上の歯科医師が下顎面高の変化を正しく認識できなかったと報告されている[2-19]．また，顔貌計測で決定した咬合高径はやや高く設定される傾向が指摘されている[2-20]．

　これらのエラーを避けるためにも，顔貌計測以外の咬合高径評価法との比較が重要である．Willis法を用いる場合にも，下顎面高を減じる量（図2-7b内 C ）をどの程度に設定するかの判断が必要である．

## 2-4. エックス線写真による評価

　顔貌計測が軟組織上での評価であるのに対し，エックス線写真（セファログラム）上での咬合高径の評価は骨の計測であるため，再現性がより高い方法といえる．咬合高径の評価および咬合挙上の際に基準として用いられる角度は図2-9に示すとおりである[2-21]．

　当然ながら，これらの角度にもばらつきが認められ，指標として完璧とはいえない．山下ら[2-22]は，ANS-XiとXi-Pogのなす角に基づく下顎面高（以下，LFH；lower facial height）に着目し，患者固有の理想的なLFHを，咬合高径の変化に影響を受けない数値から算出し，咬合高径の評価の指標として活用する方法を提案している．

　フランクフルト平面と下顎下縁平面のなす角を下顎下縁平面傾斜角（Frankfort mandibular angle；FMA）と呼び，咬合高径や咬合平面の評価に

### Trivia 3 ｜ Willis法

　顔貌計測法の代表格であるWillis法は，無歯顎者に対して全部床義歯を製作する際の咬合高径の決定法として知られる．

　Willisは，無歯顎のまま放置したり，不適切に咬合高径の低い義歯を装着するなどして，下唇が上唇を押しのけ，口裂が著しく上方に偏位している患者に対して，望ましい高さよりもやや高めの咬合床を口腔内に装着し，舌で口唇を湿らせたり，しばらく会話をしたりすることで，口唇の位置を是正しつつ，顔貌計測を行うことを提案している[2-18]．

　Willisは「何千年もの間，芸術家たちは『鼻下点-下顎最下点間の距離』と『瞳孔-口裂間の距離』が等しいという仮説を受け入れてきた」と述べており，顔貌計測に有効なランドマーク自体は古くから知られているものであった．

　したがって，Willis法とは単なる顔貌計測ではなく，前述のような咬合床を用いた咬合高径決定の一連の工程であったと理解するのが正しいと考えられる．

Willis法では，"「瞳孔-口裂間距離」からどの程度の高さを減じるか"の判断が求められる！

エックス線写真による評価は顔貌計測と比較して再現性が高い！

## Willis法による咬合高径の評価法とWillis法に適したノギス

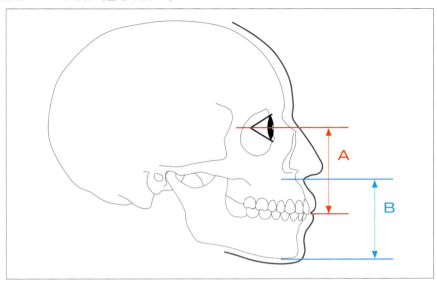

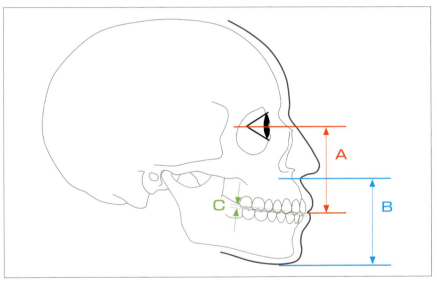

図2-7 a, b　a：Willis法は「瞳孔 - 口裂間距離（A）」が「鼻下点 - 下顎骨下縁間距離（B）」と一致するように咬合高径を設定する方法である．Bの下方基準点は皮膚ではなく骨の下縁を想定していることに注意が必要である．b：さらにWillisは患者の年齢を加味し，適宜，Bの距離を短くするよう提言している．実際は，Bは皮膚の上から計測するため，患者の年齢だけでなく，皮膚の厚みにも配慮したうえで，また他の咬合高径の評価法をも加味してA＝B－Cの"C"をどの程度に設定するか，決定する必要がある．

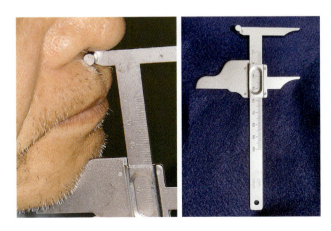

図2-8 a, b　Willis法に便利な形状のノギス（バイトゲージ坪根式，YDM）．

## 咬合挙上時にセファログラム分析で用いる代表的な角度

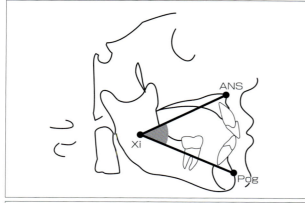
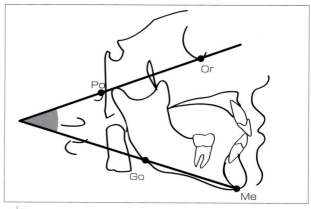
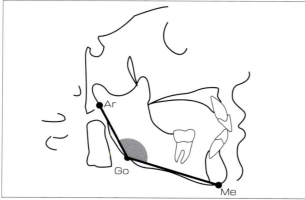

| a | b |
|---|---|
| c |   |

図2-9a〜c　咬合挙上時にセファログラム分析で用いる代表的な角度[2-21]．図内の用語はそれぞれ，ANS：前鼻棘の先端，Xi：下顎枝中央（下顎孔付近），Pog：フランクフルト平面に対してオトガイの最突出点，Me：オトガイ部最下点，Or：眼窩最下点，Po：外耳道上縁，Go：下顎下縁平面と下顎枝後縁平面のなす角の二等分線と下顎角部の交わる点，Ar：下顎枝後縁と側頭骨下縁の交点，となる．a：下顔面高（LFH）[2-23]．b：下顎下縁平面傾斜角（FMA）．c：下顎角（gonial angle）．

## 側貌写真からもFMAと下顎角のおおまかな評価ができる

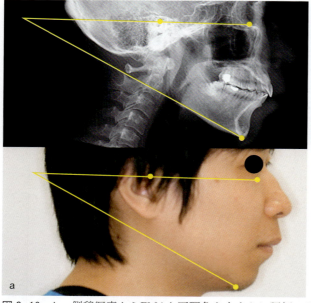
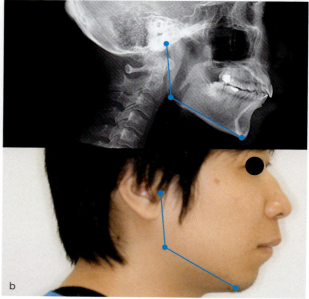

図2-10a,b　側貌写真からFMAと下顎角を大まかに評価できる．ただし，頭髪により耳が隠れていたり，下顎角が判然としない患者では評価が難しい．

## FMAの大小による咬合挙上時の補綴空隙の違い

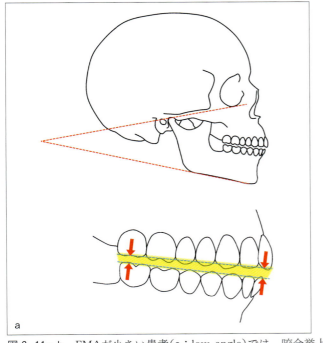
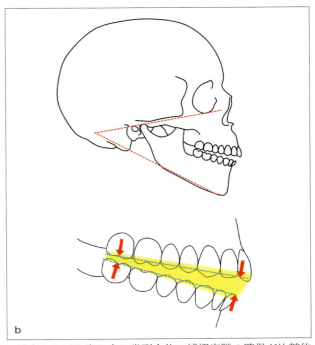

図2-11a, b　FMAが小さい患者（a：low angle）では，咬合挙上による前歯および臼歯を含む歯列全体の補綴空隙の確保が比較的容易である．一方，FMAが大きい患者（b：high angle）では，咬合挙上により臼歯部の補綴空隙を確保しようとすると前歯部の空隙量が必要以上に大きくなってしまう傾向があり，とくに機能面，審美面で苦慮することが少なくない．

利用されているが，FMA（Frankfort mandibular angle）と下顎角は，側貌写真からもある程度の評価が可能であるため，セファログラムの撮影環境のない歯科医院であっても，おおまかな指標に用いることができる（図2-10）．

個人差があるものの，下顎角やFMAの大きい患者（high angle）は，角度が小さい患者（low angle）と比較して前歯部の垂直被蓋が小さい傾向があり[2-23]，前歯部開咬を呈する者もいる[2-24]．また，high angleの患者では，LFHがもともと高い傾向がある[2-23,24]．これらを踏まえると，high angleの患者では，咬合挙上によって臼歯部の補綴空隙の確保を試みると前歯部に適切な被蓋関係を与えるのが困難となったり，挙上後の咬合高径が不適切に高く設定されてしまう可能性があると考えられ，注意が必要である（図2-11）．

一方で，DiPietroは，「high angleの患者は，咬合力が弱い傾向があり，特に有床義歯による治療が必要な欠損歯列患者においては，咬合高径の変更に際してのリスクは低い」と述べている[2-24]．さらには，LFHは患者固有の骨格的特徴に依存するため，著しくFMAの大きな患者，あるいは小さな患者に対するWillis法などの顔貌計測による咬合高径の評価は，信頼性に劣る可能性がある[2-24]．

High angleの患者では，咬合挙上による臼歯部の補綴空隙の確保により，前歯部の被蓋関係が不適切となるおそれがある！

咬合挙上　その意思決定と臨床手技

## 診断用ワックスアップによる挙上量の検討

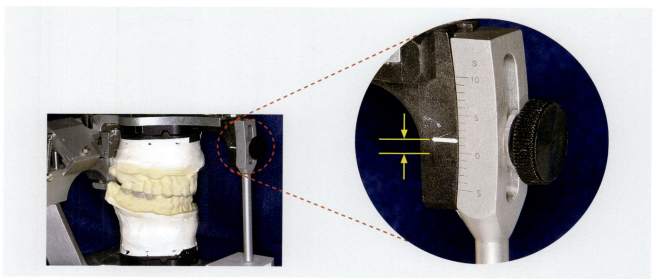

図2-12　咬合再構成が必要と考えられた患者の診断用ワックスアップ．切歯指導ピン（インサイザルピン）の目盛りから最低限必要な挙上量を検討し，現在の咬合高径と比較する（ご協力：鈴木進太郎先生〔東京科学大学生体補綴歯科学分野〕）．

## 上顎の顎堤が良好に維持され下顎前歯が歯槽部ごと挺出した症例

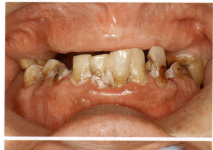
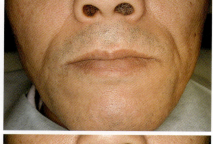
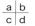
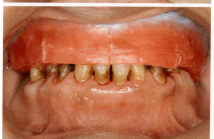
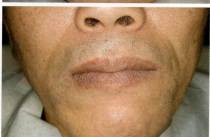

|a|b|
|c|d|

図2-13a〜d　上顎が無歯顎となったまま，10年以上それを放置していた患者．対合歯が歯槽骨ごと挺出し，咬合高径の減少は確認できない．しかし，上顎義歯を装着するために3mmの咬合挙上を行った．

## 2-5. 補綴空隙確保の観点からの評価

　表2-1には記載されていないが，旧義歯の摩耗による咬合位の変化が疑われる場合，人工歯の摩耗量の評価も有効である．また，術前の研究用模型を咬合器に付着し，診断用ワックスアップを行い，理想的な歯

冠形態の付与に必要な挙上量の検討を行うことは，初診時の咬合高径の評価としても有効である（図2-12）．このように，"補綴治療に必要な最低限の補綴空隙"の確保を念頭に置いた評価も時に必要となる（図2-13）．

## 2-6．患者の感覚（快適性）に基づく評価

歯科治療，とくに補綴治療の目的は患者の口腔機能を回復し生活の質（QOL；quality of life）を向上させることである．この観点から，患者の感じる"快適性"は無視できない．患者が快適と感じる咬合高径には幅があり，"comfortable zone"と呼ばれている[2-25, 26]．Comfortable zoneは患者の疲労や年齢の影響を受けて変動することが報告されている[2-27]．

また，患者の感覚に従うと，他の方法と比較して咬合高径が低く設定される傾向が指摘されている[2-28]．Comfortable zoneの幅は4〜5 mmとされており，安静空隙量が2〜3 mmであることをふまえると，かなり大きな幅をもっているといえる．

**Important**
Comfortable zoneには幅があり，これを基準として設定した咬合高径は低くなる傾向がある！

**2章参考文献**

2-1. Abduo J, Lyons K. Clinical considerations for increasing occlusal vertical dimension：a review. Aust Dent J 2012；57(1)：2-10.

2-2. 公益社団法人日本補綴歯科学会（編）．歯科補綴学専門用語集．第6版．東京：医歯薬出版，2023.

2-3. Glossary of Prosthodontic Terms Committee of the Academy of Prosthodontics(edt). The Glossary of Prosthodontic Terms：Tenth Edition. J Prosthet Dent 2023；130(4 Suppl 1)：e7-e126.

2-4. Cohen S. A cephalometric study of rest position in edentulous persons：Influence of variations in head position. J Prosthet Dent 1957；7(4)：467-472.

2-5. Christensen J. Effect of occlusion-raising procedures on the chewing system. Dent Pract Dent Rec 1970；20(7)：233-238.

2-6. Sato F, Kino K, Sugisaki M, Haketa T, Amemori Y, Ishikawa T, Shibuya T, Amagasa T, Shibuya T, Tanabe H, Yoda T, Sakamoto I, Omura K, Miyaoka H. Teeth contacting habit as a contributing factor to chronic pain in patients with temporomandibular disorders. J Med Dent Sci 2006；53(2)：103-109.

2-7. Graf H. Bruxism. Dent Clin North Am 1969 Jul；13(3)：659-665.

2-8. Atwood DA. A cephalometric study of the clinical rest position of the mandible：Part III：Clinical factors related to variability of the clinical rest position following the removal of occlusal contacts. J Prosthet Dent 1958；8(4)：698-708.

2-9. Carlsson GE, Ingervall B, Kocak G. Effect of increasing vertical dimension on the masticatory system in subjects with natural teeth. J Prosthet Dent 1979；41(3)：284-289.

2-10. Mohindra NK. A preliminary report on the determination of the vertical dimension of occlusion using the principle of the mandibular position in swallowing. Br Dent J 1996；180(9)：344-348.

2-11. Cohen S. A cephalometric study of rest position in edentulous persons：influence of variation in head position. J. Prosthet Dent 1957；7(4)：467-472.

2-12. Basker RM, Davenport JC, Tomlin HR. Prosthetic treatment of the edentulous patient. London：Macmillan；1976.

2-13. Silverman MM. The speaking method in measuring vertical dimension. J Prosthet Dent 1953；3(2)：193-199.

2-14. Kurth LE. Methods of obtaining vertical dimension and centric relation：a practical evaluation of various methods. J Am Dent Assoc 1959；59：669-673.

2-15. Mehringer EJ. The use of speech patterns as an aid in prosthodontic reconstruction. J Prosthet Dent 1963；13(5)：825-836.

2-16. 末次恒夫．マルチフラッシュ装置による無歯顎の前後，開閉運動並びに下顎位の研究．補綴誌 1961；5（2）：131-169.

2-17. 藤井清．調音時の下顎位に関する研究．日本語M音，S音における先行母音と後続母音の影響について．補綴誌 1984；28（1）：34-48.

2-18. Willis FM. Features of the face involved in full denture prosthesis. Dental Cosmos 1935；77：851-854.

2-19. Gross MD, Nissan J, Ormianer Z, Dvori S, Shifman A. The effect of increasing occlusal vertical dimension on face height. Int J Prosthodont 2002；15（4）：353-357.

2-20. Harvey W. Investigation and survey of malocclusion and ear symptoms, with particular reference to otitic barotrauma ; pain in ears due to change in altitude. Br Dent J 1948；85(10)：219.

2-21. Orthlieb JD, Laurent M, Laplanche O. Cephalometric estimation of vertical dimension of occlusion. J Oral Rehabil 2000；27（9）：802-807.

2-22. Yamashita S, Shimizu M, Katada H. A Newly Proposed Method to Predict Optimum Occlusal Vertical Dimension. J Prosthodont 2015；24（4）：287-290.

2-23. Bock JJ, Fuhrmann RA. Evaluation of vertical parameters in cephalometry. J Orofac Orthop 2007；68（3）：210-222.

2-24. DiPietro GJ, Moergeli JR. Significance of the Frankfort-mandibular plane angle to prosthodontics. J Prosthet Dent 1976；36（6）：624-635.

2-25. Lytle RB. Vertical relation of occlusion by the patient's neuromuscular perception. J Prosthet Dent 1964；14（1）：12-21.

2-26. Tryde G, McMillan DR, Stoltze K, Morimoto T, Spanner O, Brill N. Factors influencing the determination of the occlusal vertical dimension by means of a screw jack. J Oral Rehabil 1974；1（3）：233-244.

2-27. McMillan DR, Tryde G, Stoltze K, Maeda T, Brill N. Age changes in the perception of comfortable mandibular occlusal positions. J Oral Rehabil 1978；5（4）：365-369.

2-28. McGee GF. Use of facial measurements in determining vertical dimension. J Am Dent Assoc 1947；35（5）：342-350.

# 3章

## 咬合挙上を検討する患者への診察,検査と3つの臨床手技

**Examinations before starting oral rehabilitation and three clinical techniques in vertical dimension increase**

　本章からは,いよいよ,実際の臨床手技について議論を進めたいと思う.咬合挙上に限らず,歯科治療全般において,術前の診察と検査の重要性に疑問をもつ者はいないはずである.

　本章では,一般的な問診や口腔内検査,エックス線検査に加えて,咬合挙上を検討する患者で必須と考えられる治療前のチェック項目を解説していく.そして,本書で解説する咬合挙上の3つの臨床手技について,その概要をまとめることで,次章からの各論の理解の助けとしたい.

咬合挙上　その意思決定と臨床手技

## 3-1. 咬合挙上前のチェック項目

　本項で以下に挙げていく事項は，本書で紹介する咬合挙上の3通りの臨床手技のうち，どの手技を選択するかを決定するのに必須となるチェック項目である．さらには，咬合高径の変更を検討する必要のない場合であっても，リスク管理の一環として術前の診察，検査に組み込むことが推奨されるものでもある．初診時あるいは補綴的な治療介入前に，日常的に実践することを習慣づけるようにしたい．

### 3-1-1) 顎関節部や咀嚼筋の異常所見の有無

　いわゆる顎関節症（TMD；temporomandibular disorders）に対する現在のエビデンス[3-1, 2]に基づく原則的な捉え方は，以下のとおりである．
- 顎関節症は，臨床症状の類似した病態の異なるいくつかの症型からなる包括的疾患名である．
- 生物心理社会的モデル（biopsychosocial model）**Term 6** の枠のなかで管理される必要がある．
- 症状の自然消退の期待できる（self-limiting）疾患であるゆえ，まず保存療法を優先させる．

　まず，患者から自己申告されるような顎関節部や咀嚼筋の異常所見があれば，顎関節症と類似疾患の鑑別を行う．必要に応じて，専門機関受診を促すことも重要である．

　患者が主観的な異常感を自覚していないとしても，開閉口時の下顎の不自然な偏位や関節円板転位を疑う所見，開口制限などの有無について視診および触診を行う．必要に応じて，側頭筋，咬筋，顎二腹筋，胸鎖乳突筋などの触診（手指圧による痛みや異常感の有無の評価）も行う．そして顎関節部，咀嚼筋になんらかの異常所見が認められれば，咬合挙上に踏み切る前にコントロール可能な状態（症状が消失しないまでも，咬合治療に踏み切ってよいと判断できる状態）にしておく必要がある．

　顎関節症と考えられる場合の初期対応の原則は保存療法であり，仮に顎関節症の原因となりうる異常な咬合状態が観察されたとしても，即座に咬合調整などの不可逆的な処置を選択するべきではない．このことは，米国歯科研究学会（AADR）による基本声明[3-3]でも触れられており，そこでは「顎関節症に対するプロフェッショナルケアは，ホームケア（顎関節症という疾患そのものや症状の管理法についての患者教育）と合わせて実施されるべきである」とされている．この基本声明とその根拠となる情報を患者と共有し（図3-1），症状の改善のための行動変容療法や必要に応じた運動療法（開口訓練など）を併用した初期対応を行ったうえで，症状の改善が認められず，専門的知見から必要性が強く示唆された場合に

**Term 6　生物心理社会的モデル**
　ある疾患の発症に複数の要因の関与が疑われる（多因子疾患であると考えられる）場合，要因を"生物学的要素（顎関節構造，咬合状態，など）"，"心理学的要素（ストレス，抑うつ，など）"，"社会的要素（家庭環境，仕事，など）"に分類し，それぞれに対してのアプローチを検討する必要がある，という考え方を「生物心理社会的モデル」と呼ぶ．

**Important**
顎関節症の初期対応の原則は保存療法であり，即座に咬合調整などの不可逆的な処置を選択するべきではない！

## AADRによる顎関節症についての基本声明とその根拠

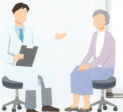

図3-1 米国歯科研究学会（AADR）による顎関節症についての基本声明とその根拠．これらを患者と共有し，症状の改善のための行動変容療法や必要に応じた運動療法（開口訓練など）を併用した初期対応をまずは試みる．

## 顎関節症状の改善を主たる目的としない咬合治療

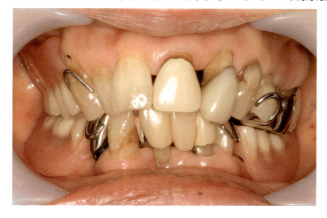
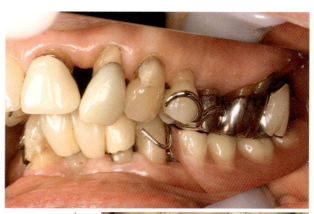
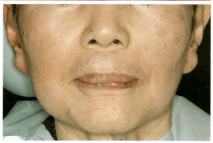

図3-2 a〜c 図P-5（13ページ）の患者の術後写真．a, b：咬合高径の是正をともなう咬合支持の回復により，主訴であった咀嚼障害が解消した．c：結果的に開口障害も軽快し，口腔周囲筋の緊張も初診時（図P-5 c）と比較すると和らいだ．

スプリント療法や早期接触部のわずかな咬合調整といった療法を試みることを慎重に検討すべきである[3,4]．

一方で，臼歯部咬合支持の喪失により低位咬合となり，下顎頭が関節窩内の後上方に病的に押し込まれた状態で開口障害を生じていた症例を**プロローグ**（13ページ，図P-5）で紹介した．この患者に対して咬合治療を行った結果，機能回復に加えて開口障害も軽快した（図3-2）．日

常臨床では，このように"待ったなし"の状態で咬合治療を進めないといけない患者にも遭遇する．この場合に重要なことは，「咬合治療の目的があくまで機能回復であり，顎関節症状の改善を主たる目的としていない」という認識を患者と術者の双方が共有したうえで治療介入に踏み切ることであると考える．実際には，このような症例において咬合治療を行いつつ，並行して顎関節症に対する保存療法を行った結果，咬合治療完了時に顎関節症状の改善を見ることはめずらしいことではないが，患者の理解が"咬合治療の目的＝顎関節症状の改善"という構図にならないように，つねに注意すべきである．

原則として，咬合治療の目的は"機能回復"であり"顎関節症状の改善"ではない！

　なお，咬合高径の変更をともなう治療に限らず，咬合治療全般は顎関節に大きな異常がないことが前提だが，異常の有無や程度，様相は多様である．両手誘導法（ドーソン法）による中心位への下顎の誘導（後述）で知られるDawsonは[3-5]後年の論文で，「顎関節に何らかの構造的な異常を認め，"中心位"に必要な要件を満たしていなくても，快適に機能している顎関節も存在する」という事実から，「顎関節に問題がある患者における，下顎運動の快適性を許容する下顎位」を"adapted centric posture（適応中心位）"と表現している（図5-10〔119ページ〕参照）．

　ただし，顎関節の問題が許容範囲であるかどうかの判断は難しい．高岡ら[3-6]は，関節円板の前方転位に加え，内外的な転位が変形性顎関節症と関連があることを示唆し，magnetic resonance imaging（MRI）画像による評価の有用性に言及している．咬合位の是正の前に対処可能な顎関節や咀嚼筋の異常が解決してもなお，中心位への誘導の不確実性を強く感じた場合は，中心位を基準とした咬合治療は避けるべきであろう．

### 3-1-2）中心咬合位と咬頭嵌合位のズレの有無

　咬合挙上のみならず咬合再構成を行う場合，最終的な咬頭嵌合位を設定する目標となる下顎位の決定に際して，術前の咬頭嵌合位に問題がないかを評価することが重要である．その第一歩が，中心咬合位と咬頭嵌合位のズレ Trivia 4 の評価である．これには，下顎（下顎頭）を中心位に誘

術前の咬頭嵌合位に問題がないかを評価することが重要であり，その第一歩が"中心咬合位と咬頭嵌合位のズレ"の評価である！

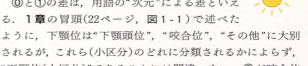

| Trivia 4 | 「中心咬合位と咬頭嵌合位のズレ」という表現について |

　本書では「中心咬合位（CO）と咬頭嵌合位（ICP）のズレ」という表現（これを⓪とする）を用いているが，しばしば目にする表現に，①中心位（CR）と咬頭嵌合位（ICP）のズレ，あるいは，②中心位（CR）と中心咬合位（CO）のズレ，というものがある．
　「①と②はいずれも⓪と同義で使用される表現である」といわれて混乱しない歯科医師は皆無ではないだろうか．しかし，残念ながら⓪〜②は，巷では同義として使用されているようである（図T4-1）．
　⓪と①の差は，用語の"次元"による差といえる．1章の冒頭（22ページ，図1-1）で述べたように，下顎位は"下顎頭位"，"咬合位"，"その他"に大別されるが，これら（小区分）のどれに分類されるかによらず，"下顎位（大区分）"であることには間違いない．⓪が咬合位という次元での比較（図T4-2a）であるのに対して，①は"下顎頭位"と"咬合位"を比較することになる（図T4-2b）ため，

大区分まで用語の意味を戻し，"下顎位"という次元で比較していることになる．一方，⓪と②の差は，"次元"による差だけでなく，用語の"定義"（28ページ，図1-7）による差も加わっているので，より混乱しやすい（図T4-2c）．

⓪では，"中心咬合位"を「(下顎頭が)中心位にある状態で上下顎歯列が咬合接触する際の下顎位」という定義で用いたうえで，同じ"咬合位"という次元に分類される"咬頭嵌合位"との差を議論している．これに対し，②では"中心咬合位"を「上下顎の咬合面が最大面積で咬頭嵌合している際の下顎位（咬頭嵌合位と同義）」という定義で用いたうえで，"下顎位"という大枠のなかで，中心位との差を議論している．

そもそも，"中心咬合位"を"咬頭嵌合位と同義"の用語とした時点で，"咬合位"という次元のなかで"中心位"が意味する下顎位を示す用語がなくなってしまう（中心位の定義が"下顎の最後退位"であった1950年代であれば，"後方歯牙接触位〔RCP〕"がこれに相当する用語であった）．結果として，1章（21ページ〜）で述べた本書での用語の定義では，上下顎歯列が接触している状況でズレるはずのない"中心位"（下顎頭の位置は一定だが，垂直的に幅のある下顎位）と"中心咬合位"の咬合時（閉口時）のズレ」という，オバケのような現象を議論できてしまうことになる．

筆者らは，本書で取り扱うような咬合に関する詳細な議論においては，可能な限り細かい次元で用語を扱ったほうが理解が深まる（広義より狭義で用語を扱ったほうが論点を絞りやすい）と考えている．このため，いささか退屈であっても，1章において用語の整理にページを割いた．本書を読み進めるうえで，下顎位を示す用語に関する混乱が生じた際には，1章を振り返っていただくことで理解が深まるものと考えている．

## どの表現であっても，意味していることは同じ

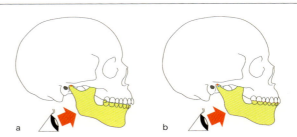

図T4-1a,b　どの表現であっても，意味していることは同じ．
a：下顎頭が中心位にある状態で上下顎歯列が接触した下顎位（⓪における"中心咬合位"であり，①および②における"中心位"）．
b：上下顎歯列の咬合面が最大面積で咬頭嵌合している際の下顎位（⓪および①における"咬頭嵌合位"であり，②における"中心咬合位"）．

## 各表現における受け取り側の勘違いについての懸念

「⓪中心咬合位と咬頭嵌合位のズレ」と表現した場合

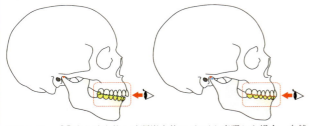

図T4-2a　「⓪中心咬合位と咬頭嵌合位のズレ」と表現した場合，自然と"中心咬合位"は「咬頭嵌合位とは異義＝下顎頭が中心位にある時の咬合位」と気付き，小区分である"咬合位"として比較しても齟齬は生じない．

「①中心位と咬頭嵌合位のズレ」と表現した場合

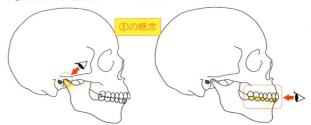

図T4-2b　「①中心位と咬頭嵌合位のズレ」と表現した場合の懸念は1つ．**"下顎頭の位置"と"上下顎歯列の咬合関係"を比較することにならないか？**

「②中心位と中心咬合位のズレ」と表現した場合

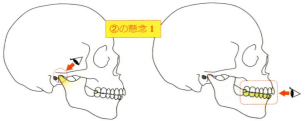

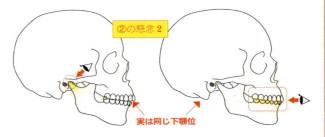

図T4-2c　「②中心位と中心咬合位ズレ」と表現した場合の懸念は2つ．
1．**"下顎頭の位置"と"上下顎歯列の咬合関係"を比較することにならないか？**
2．**同じ下顎位について，注目する場所を変えている（"下顎頭の位置"と"上下顎歯列の咬合関係"）だけにならないか？**

## 下顎頭の中心位への誘導の妨げになる3つの因子

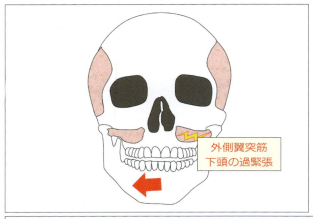
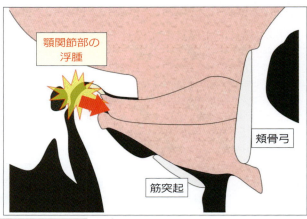
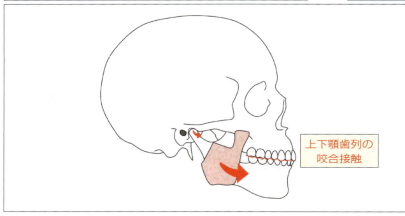

図3-3a〜c 下顎頭の中心位への誘導の妨げになる3つの因子（参考文献3-7より引用・改変）．a：外側翼突筋（とくに下頭）の過緊張．b：顎関節部の浮腫．c：歯列の咬合接触（早期接触）．

導し閉口させた際の終末位（中心咬合位）が咬頭嵌合位と一致するか否かを評価する必要がある．

McHorris[3-7]は下顎頭の中心位への誘導の妨げになる3つの因子として，①外側翼突筋（とくに下頭）の過緊張，②顎関節部の浮腫，③歯列の咬合接触（早期接触）を挙げている（図3-3）．これら3つの因子のうち，②に治療開始前のコントロールが前提である．

中心位への下顎頭の誘導法は，**a．** 術者の手指で誘導する方法，**b．** デプログラマー（後述）で誘導する方法，の2つに大別される（表3-1）．いずれの方法も，外側翼突筋下頭の過緊張を解除し，下顎頭を中心位に"収める"ことが目的である．本項では以降，その2つの方法について詳説していく．

### a．術者の手指で下顎を中心位に誘導する方法

術者による手指を用いた誘導法には，片手誘導法（オトガイ誘導法）と両手誘導法がある[3,8,9]．片手誘導法とは，軽度なオトガイ部への下方加圧によって下顎を誘導する方法で（図3-4），両手誘導法とは，下顎頭を関節円板の中央部に向けて加圧するように下顎を誘導することで中

中心位への誘導法には，術者の手指で誘導する方法とデプログラマーを用いる方法がある！

表 3-1　下顎頭を中心位に誘導する代表的な方法

| 概要 | 具体的な方法 |
|---|---|
| 術者の手指で誘導する方法 | ・片手誘導法<br>・両手誘導法 |
| デプログラマーで誘導する方法 | ・リーフゲージ<br>・Lucia（ルシア）のアンテリアジグ |

## 片手誘導法（オトガイ誘導法）

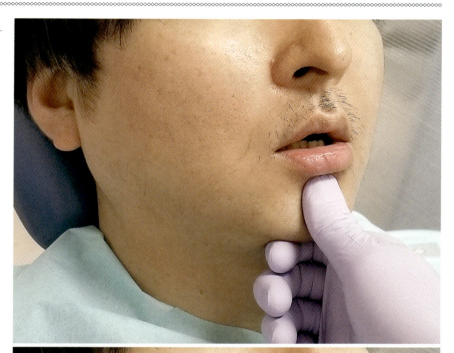

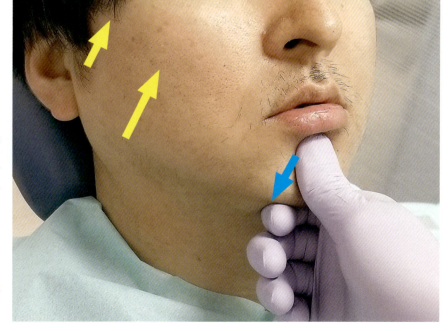

図 3-4 a, b　片手誘導法（オトガイ誘導法）．オトガイに加わった力に抵抗して挙上筋が収縮することで，下顎頭が上方に誘導される．もともと，RUM（最後上方内側）を中心位として誘導するために用いられた．外側翼突筋下頭も収縮する可能性や，下顎頭が後方に押し込まれるリスクがある．a：下顎がリラックスしたことを確認してから，親指でオトガイ部を軽く加圧し，患者に閉口を指示する．b：オトガイ部を加圧する際は，後方ではなく，下方に押すことを意識するとよい．

咬合挙上　その意思決定と臨床手技

## 両手誘導法（ドーソン法）

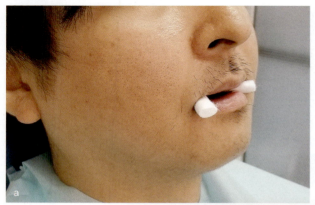
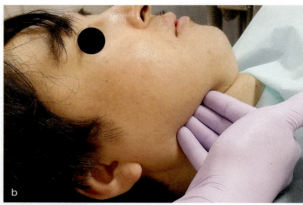
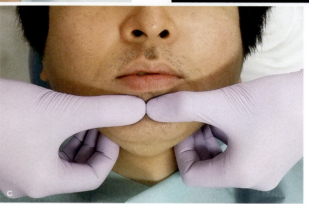
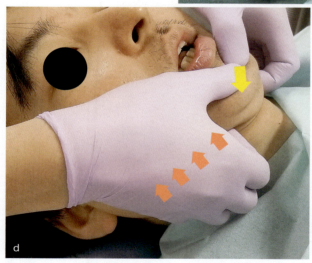
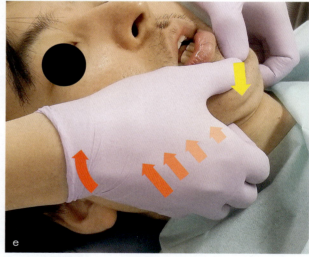

図3-5a〜e　両手誘導法（ドーソン法）．a：事前にロールワッテを5〜10分程度咬合させ，簡易的なデプログラミングを行う．b：親指を除く4本の指を下顎下縁の後方部に置く．c：親指はオトガイ部の陥凹部に置く（両手でハート形を描くようなイメージ）．d：優しい力で荷重を開始し，一切の不快症状がないことを確認（親指は後下方，その他の4本は下顎下縁平面に垂直な方向に荷重）．e：小指＞薬指＞中指＞人差し指の順で加圧（下顎頭が前上方に整復されることを意識する）．

心位に誘導する方法である（図3-5）．

片手誘導法は，より簡便な方法であるが，両手誘導法と比較して再現性に劣ることが報告されている[3,9,10]．いずれの方法も術者の技量に影

片手誘導法は再現性に劣るため，おおまかな評価に適している！

3章 咬合挙上を検討する患者への診察，検査と3つの臨床手技

## 両手誘導法を用いた加圧テストの際の不快症状

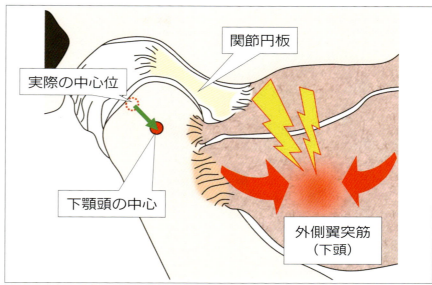

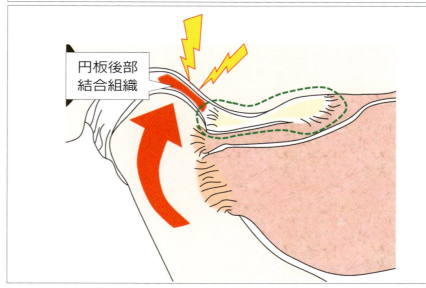

図3-6 a, b 両手誘導法を用いた加圧テストの際の不快症状（参考文献3-8より引用・改変）．a：下顎頭が完璧に中心位に収まっていないと，筋肉によって下顎頭が前下方にズレてしまい，筋緊張や圧痛を生じる．b：関節円板が転移していると，円板後方の結合組織や静脈叢が圧縮され不快感を生じる．

術者の手指で誘導する方法は，特別な道具が不要で，歯列欠損部や叢生の影響を受けない点で有利！

両手誘導法（ドーソン法）の利点として，"加圧テスト"が行える点が挙げられる！

響を受け，誘導が適切に行われているかをチェアサイドで客観的に評価するのは難しい．一方で，特別な道具を用いる必要がなく，前歯の有無や叢生の程度，上下顎歯列の顎間関係に左右されない点は，デプログラマーによる誘導よりも有利である．

さらにDawson[3-8]は，両手誘導法の利点として，①下顎頭が中心位に収まったことを手指感覚で確認することができる，②"下顎頭を加圧し開閉口運動をしても不快症状などの異常所見を認めないか（加圧テスト）"も同時に確認できる（図3-6）の2点を挙げている．

いずれの方法も，下顎頭は前上方に，下顎歯列は最後方に位置づけるイメージで，下顎を"回転"させるように誘導することを意識するとよい．

55

咬合挙上　その意思決定と臨床手技

## デプログラミング

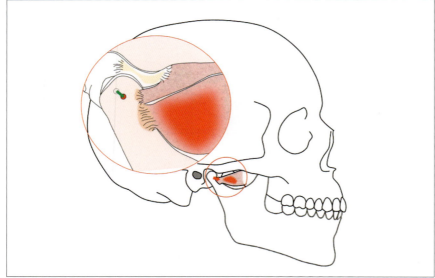
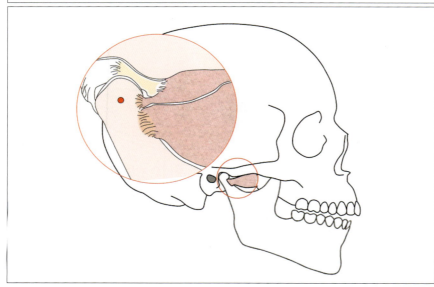

図3-7a,b　a：外側翼突筋が過緊張していると，下顎頭が前方に牽引される．
b：デプログラミング（外側翼突筋の緊張の解除）によって，下顎頭を中心位に誘導しやすくなる．

### b. デプログラマーで下顎を中心位に誘導する方法

"デプログラミング"とは，閉口時に下顎頭を中心位から偏位させる有害な筋記憶（主には外側翼突筋下頭の過緊張）の解除を指すものである（図3-7）．デプログラミングのために用いる道具を総称して"デプログラマー（アンテリアデプログラミングデバイス）"と呼び，代表的なものにリーフゲージ[3-11～13]，Trivia 5（図3-8，9），Lucia（ルシア）のアンテリアジグ[3-13,14]，Term 7などがある（図3-10）．

デプログラマーの利点は，術者の技量の影響を受けにくく，再現性が高い点である．しかし，患者が術者の指示どおりに下顎を運動させる必

> **Term 7　ジグ**
> ジグはもともと工業用語であり，①部品や工具を定位置に固定する，②工具を作業位置まで誘導する，という役割を果たす器具を指す．"治具"はjigに対する当て字である．歯科領域では，「（対象物の）固定，誘導のうち少なくとも片方を目的とする器具」と捉えて差し支えないだろう．本章に登場する，Luciaのアンテリアジグは"誘導"に特化したジグである．一方，"固定"に特化したジグとして，有床義歯の間接リラインの際に用いる"リライニングジグ"がある．

## リーフゲージ

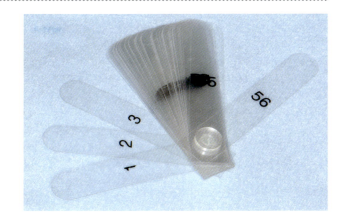

図3-8 リーフゲージ(Huffman Leaf Gauge, Huffman Dental Products, 日本未発売) 1枚の厚みが0.125mmのリーフが56枚(合計の厚み7mm)綴られたもの.

## リーフゲージによる誘導法

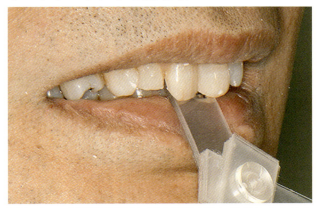

図3-9a 上下顎歯列間に咬合接触がない状態にできる十分な枚数のリーフを前歯部で介在させる．リーフゲージをレールとして，下顎を前後に往復運動させた後，最大咬合力の50〜70%程度の咬合力で，最後方で5〜10秒程度咬合してもらう．患者には，上下顎歯列の接触を感じたら申告(挙手)するよう伝えておく．

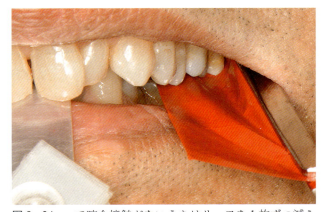

図3-9b aで咬合接触がないうちはリーフを1枚ずつ減らし，aと同様の作業を繰り返す．患者から咬合接触の申告があったら，接触部位を咬合紙で確認する．次いで，リーフを1枚増やし，再度，aと同様の作業を行う．下顎頭が前上方に移動を続けている(中心位への誘導が完了していない)場合，リーフを1枚増やしたにもかかわらず咬合接触が引き続き認められる．

図3-9c bで咬合接触を生じるうちはリーフを1枚ずつ増やす．上下顎歯列の接触が確認できなくなったら，もう一度リーフを1枚減らし，aと同様の作業を行い，咬合接触を確認する．リーフ1枚を境に，咬合接触の有無が安定して確認できるようになったら，下顎頭が中心位にほぼ収まったと判断する．咬合採得の際には，上下顎歯列が接触しないようにリーフの枚数を大幅に増やし，リーフゲージを介在させ，下顎が最後方となるように閉口させた状態で側方から咬合採得材を流し込み，顎間関係を記録する．咬合採得材が硬化すると臼歯部の歯根膜感覚入力が発現し，はじめて内側翼突筋の収縮が促され，下顎頭が中心位に整復される．

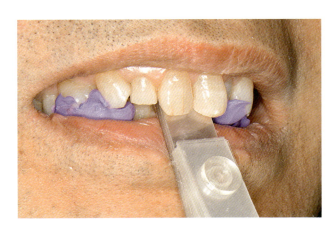

57

咬合挙上　その意思決定と臨床手技

> **Trivia 5**　リーフゲージによる下顎の誘導

「リーフゲージによる下顎の誘導は，下顎頭を後上方に押し込むので推奨されない」とする意見を耳にすることがある．この臨床家の意見に対する反論として，McHorris[3,7]は以下①〜③の理由から，リーフゲージを使用することで下顎頭が前上方に整復されることを説明している．

①臼歯部を離開させる十分な枚数のリーフを前歯部で咬合している時，収縮するのは外側翼突筋上頭と側頭筋のみであり，前者は関節円板が関節窩上面よりズレないように支え，後者は下顎頭を円板方向に引き上げることで両者を接触させる（図T5a）．

②もともと外側翼突筋上頭が異常収縮（痙攣状態）し，関節円板を前方に偏位させてしまっている場合には，リーフゲージによって異常収縮を正常な収縮に是正することで収縮後の弛緩も正常化され，結果として円板後方靱帯によって関節円板の復位が促される．

③リーフゲージによる下顎の誘導の終盤に上下顎臼歯間に咬合採得材が配置され硬化が始まると，咬筋および内側翼突筋が初めて収縮し，下顎頭を円板の方向に押し付けさせ，中心位への整復が完了する（図T5b）．

下顎切歯点を観察していると，デプログラマーによる中心位への誘導は"下顎最後退位"を求めているように見えるが，ターミナルヒンジアキシスを拠り所とした初期のナソロジー学派の唱えていた，下顎頭を最後方に押し込むような誘導にはなり得ず，切歯点は最後方に誘導されつつ，下顎頭は関節窩の前上方に誘導されることになる（図T5c）．

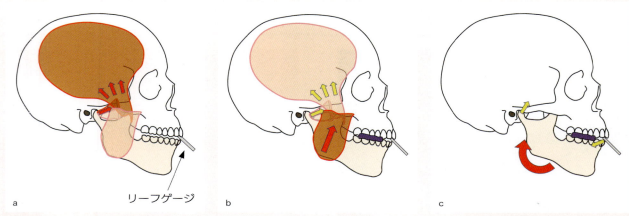

図T5a〜c　リーフゲージによる関連筋の収縮と下顎の中心位への誘導の様相（McHorris）．a：十分な枚数のリーフを前歯部に介在させ臼歯部が離開した状態では，外側翼突筋上頭および側頭筋のみが収縮する．b：デプログラミングが完了した後，上下顎の臼歯間に配置された咬合採得材が硬化すると，咬筋および内側翼突筋の収縮も生じる．c：リーフゲージを用いたデプログラミングおよび咬合採得の結果として，下顎は回転しながら切歯点は後方に移動し，下顎頭は前上方に誘導され中心位に整復される．

要があるため，患者の理解を得られるような工夫が必要である．前歯部が欠損していると，リーフゲージやアンテリアジグは使用できない．

デプログラマーで中心位に誘導した際は，上下顎歯列の接触がない状態で咬合採得を行う（図3-9c）．したがって，咬合器に模型を装着した後に，上下顎歯列が接触するまで顎間距離を減じる必要がある．このため，歯列に対する患者の下顎頭と咬合器の顆頭球の位置を近似させる必要があり，フェイスボウトランスファーが必須となる（図3-11, 〔147ページ〕も参照）．

> **important**
> デプログラマーを用いた中心位記録では，フェイスボウトランスファーが必須である！

## アンテリアジグによる誘導法の概要

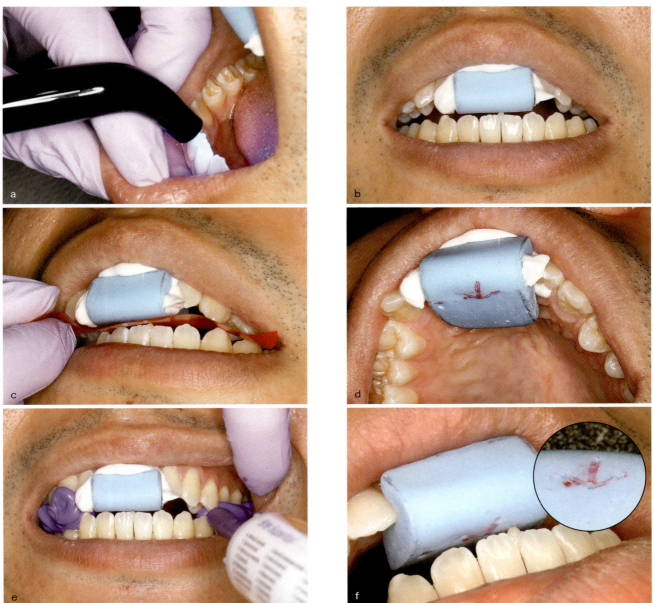

図3-10a～e　アンテリアジグによる誘導法の概要．事前に研究用模型を咬合器に装着し，上下顎歯列間に接触なく自由に下顎運動ができる最小限の挙上量でアンテリアジグを製作する（本症例ではトレーレジンを用いた）．a：下顎切歯点部にフロアブルタイプのコンポジットレジンを用いて1mm程度の突起を付与する（歯面処理を行わないことで，咬合採得後の撤去が容易となる）．b：アンテリアジグを口腔内に装着する際には，シリコーンタイプの適合検査材を用いると，ジグの安定を得やすい．ジグを装着した後，筋記憶が消失するまで約10分待つ．c：咬合紙を介在させてゴシックアーチを描記する．d：赤色でゴシックアーチを，青色でタッピングポイントを記録する（本症例ではアペックスとタッピングポイントがほぼ一致している）．e：アペックスを中心位と判断し，咬合採得を行う．この際，アペックスに径の小さなラウンドバーで窪みを付けると，咬合採得時の下顎位が安定しやすい．f：同様に，前方および側方に描記されたゴシックアーチ上のアペックスから約5mm離れた点にラウンドバーで窪みを付け，その窪みに下顎切歯点のCRの突起がはまるよう閉口してもらうことで，前方および側方チェックバイトも正確に採得することができる．筆者らは，チェックバイトが必要（＝咬合器の顆路角の調整が必要）な際に，アンテリアジグを好んで使用している（協力：谷本深雪先生，松井慧先生〔東京科学大学生体補綴歯科学分野〕）．

## 咬合器上での咬合高径の変更

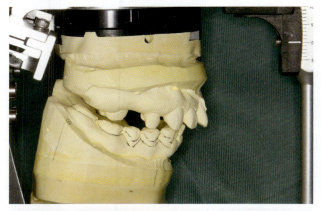
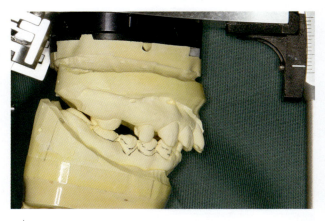
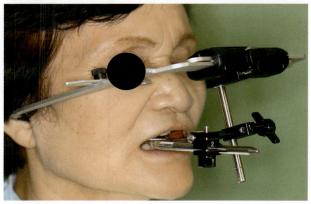

図3-11a〜c 上下顎歯列の接触がない状態で咬合器を装着し(a)，咬合接触するまで顎間距離を減じる(b)．咬合器上で咬合高径の変更を行うためには，フェイスボウトランスファーによる下顎頭の位置と歯列の距離の再現が必要となる(c)．

### 3-1-3) 早期接触の有無

　閉口した際，咬頭嵌合位での咬合が得られる前に一部の歯だけが咬合接触する状態を"早期接触(premature contact)"と呼ぶ(図3-12)．覚醒時および就寝時で開閉口路が不変であり，それが安定している患者であれば早期接触はないと考えられる(図3-13)．しかし，中心咬合位と咬頭嵌合位がズレている患者においては，下顎頭が中心位にある状態で閉口すると早期接触が存在する可能性が高い(図3-14)．

　McHorris[3-7]は「ほとんどの患者で中心咬合位と咬頭嵌合位がズレている」と述べている．河野[3-15]は咬頭嵌合位と下顎最後退接触位を比較し，下顎頭は約0.5mm，切歯点は約1.3mmの差があることを報告している．さらに，下顎を咬頭嵌合位から後方に移動する際に下顎頭の移動量が大きい患者と小さい患者がいることも指摘し，移動量が大きい患者では早期接触を避けるために咬頭傾斜を緩める必要があると述べている．

　また，習慣性開閉口路上に早期接触が存在すると閉口筋の筋活動に影響が生じることが報告されている[3-16]．この状態で一定期間経過すると，早期接触部の歯の外傷や，顎関節および閉口筋の障害が懸念され，早期接触を避けるような新たな習慣性開閉口路が獲得されると考えられる．

咬頭嵌合位から下顎最後退接触位に移動する際の，下顎頭の移動量が大きい患者は，咬頭傾斜を緩める必要がある！

## 早期接触が認められる症例

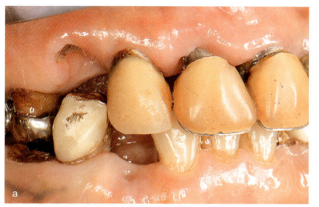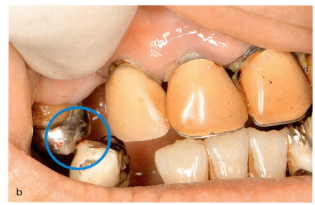

図3-12a, b 欠損を放置した結果,咬合平面,咬合位が乱れた患者の咬頭嵌合位での咬合状態(a)と中心咬合位での咬合状態(b).中心咬合位では,わずか一箇所のみで上下顎歯列が接触(早期接触)する(青丸部).

## 習慣性開閉口路のズレによる早期接触の有無

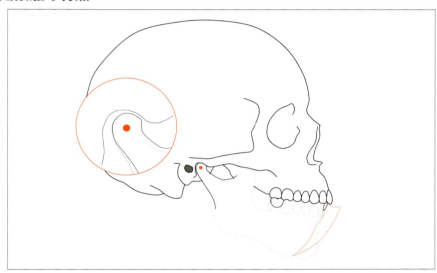

図3-13 咬頭嵌合位は習慣性開閉口路の終末位と考えられる.習慣性開閉口路が安定していて,昼夜問わず一定であれば,咬頭嵌合位で咬合するまでに早期接触はないだろう.

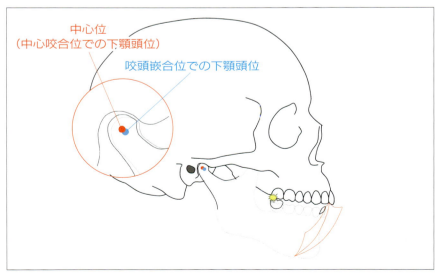

図3-14 図3-12の患者のように,習慣性開閉口路が中心位における開閉口路と大きくズレている場合には,早期接触の存在が疑われる.

したがって，そのような患者において，現在の習慣性開閉口路のみを観察していると，本来の適切な開閉口路上での早期接触を見逃すおそれがある．早期接触の有無の評価は，前述の"中心咬合位と咬頭嵌合位のズレの評価"と同時に行うことが可能である．デプログラミング直後にタッピング運動を指示すると，その初期に患者自身が上下顎歯列の異常接触を自覚することはめずらしくないものの，タッピングポイントは比較的早期に咬頭嵌合位に収束することも日常臨床ではしばしば経験する．

中心咬合位と咬頭嵌合位が一致していないものの，咬頭嵌合位が安定して機能している患者は多い．このような患者は"正常咬合者"に含めてよいと考えるが，中心位で閉口した際に早期接触が存在する場合はどうすればよいだろうか．

一般的には，睡眠時ブラキシズムを有する患者で問題となることが多く，睡眠中に早期接触部位が干渉することで残存歯や顎関節に障害が生じる例もある Trivia 6 ．このような患者では，ナイトガードの装着や早期接触部位の咬合調整が検討される．不可逆的な処置は細心の注意を払うべきであり，早期接触が歯周炎の増悪因子となっていることが明らかな場合などを除いては，治療の初期に咬合調整するのは推奨されない．とくに，咬合挙上を検討する際，中心位での早期接触を基準とすべき場合（**4章**〔81ページ〕参照）があるため安易な削合は厳禁である．

正常咬合者の中心咬合位と咬頭嵌合位が大きくズレている（明らかな早期接触を認める）場合は，ナイトガード装着を検討する！

### 3-1-4）術前の咬頭嵌合位に関するその他の問題の有無

Dawsonはその著書[3-18]のなかで繰り返し，「不必要に術前の咬頭嵌合位を無視した治療を行うべきではない」と注意喚起している．咬合治療の権威として著名な数多の臨床家たちは，中心位に下顎を誘導したうえでの咬合再構成を確かな知識と技術で成功裏に完遂しているが，筆者らの印象では，そのような権威であるほど既存の咬頭嵌合位をリセットするような咬合再構成に踏み切ることについて注意喚起しているように思う．言い換えれば，「咬頭嵌合位を本当にリセットしないといけないのか？」という問いに対して，術前検査で一旦の解を導き出さないといけないということである．

本書は，咬合挙上をトピックとしているので，「咬合高径を変更するのであれば，術前の咬頭嵌合位はかならずリセットされることになるか

咬合再構成に踏み切る前に，「咬頭嵌合位を本当にリセットしないといけないのか」に対する解を導き出さないといけない！

---

**Trivia 6** 早期接触で障害が生じる場所

Okeson[3-17]は，早期接触をはじめとする顎関節障害の原因となり得る因子によって実際に障害が生じる可能性のある対象として，①歯および歯周組織，②顎関節，③関連筋，を挙げている．そして，「これらのどこに障害が生じるか，咬合要因がどの程度の影響力をもっているかには個人差がある」とし，「咬合しか評価しない臨床医は，まったく咬合を評価しない臨床医と同程度に真実を見逃してしまうだろう」と述べている．

## 術前の咬頭嵌合位に問題があると判断する基準

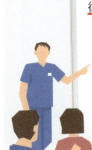

図3-15 術前の咬頭嵌合位に問題があると判断する基準．

咬合挙上を行う場合であっても，術前の咬頭嵌合位に問題があるか否かの評価は重要である！

ら，このような議論に意味はないのではないか？」と考える読者もいるかも知れない．しかし，本章の後半で紹介する，"3つの咬合挙上の術式のどれを選ぶのか？"という観点では，実は"術前の咬頭嵌合位の問題の有無の評価"が非常に重要となる．

筆者らの考える"術前の咬頭嵌合位に問題があると判断する基準"は，図3-15に示すとおりである．これらの基準の根拠については**6章**（139ページ〜）で詳述したい．

### 3-1-5）是正すべき咬合高径の減少の有無

プロローグで述べたように，広義の咬合挙上には，①咬合高径の減少に対して減少分を回復する咬合高径の是正と，②咬合高径の減少は認めないものの補綴的あるいは審美的理由などにより咬合高径を増大する狭義の咬合挙上，の2つがある．

次項で紹介するAbduoのシステマティックレビュー[3-19]によれば，ある程度の咬合高径の増大は大きなリスクをともなわないと考えられるものの，やはり①と比べれば②のほうが，術中や術後に何らかのトラブルを生じる可能性は高いと想定しておいたほうがよいであろう．

②の狭義の咬合挙上にあたる咬合高径の変更を余儀なくされる場合には，トラブルを生じる可能性やその際の対応（振り出しに戻って治療方針を変更するなど）についてのインフォームドコンセントがより重要になる．

狭義の咬合挙上は，咬合高径の是正と比較して，インフォームドコンセントがより重要になる！

## 3-2．咬合挙上を安全に行うためにはどうする？（Abduoのレビュー）

Jaafar Abduo（西オーストラリア大学）[3-19]は，咬合挙上の安全性に関するシステマティックレビューを発表している．本レビューは，①許容さ

## Abduoによる咬合挙上の安全性に関する4つのポイント

| 許容される挙上量 | 患者の適応 |
|---|---|
| ・患者は最大5mmの挙上に適応できる<br>・必要最小限の挙上量を選択するべき | ・咬合挙上後の適応は，1か月程度で得られる<br>・新たな咬合高径の最終決定前に1か月以上の経過観察が望ましい |
| **適切な挙上方法** | **咬合挙上にともなう咬合付与** |
| ・固定性暫間装置より可撤性暫間装置のほうがトラブルが多い<br>・可撤性暫間装置のトラブルは，装置の装着による不快感に関連している | ・中心咬合位と咬頭嵌合位を一致させる<br>・咬合様式はMPOまたはグループファンクションが望ましい |

図3-16　Abduoは4つの観点から，安全に咬合挙上を行うポイントについてまとめている（MPO：ミューチュアリープロテクテッドオクルージョン）．

れる挙上量，②患者の適応，③適切な挙上方法，④咬合挙上にともなう咬合付与，の4点についてまとめられている（図3-16）．

### 3-2-1) 咬合挙上の安全性に関する4つのポイント

#### a. 許容される挙上量

　Abduoは，「咬合挙上における適切な挙上量を決定するための明確で客観的なガイドラインは存在しない」としたうえで，安静空隙を基準とする論文が散見されることを報告している．咬合高径を増大することは，残存歯の歯冠長（あるいは補綴装置の垂直的な厚み）を増大させることであり，安静空隙量は挙上前と比較して挙上後には減少することになる．生理的に理想である安静空隙は約2mmであるため，術前の安静空隙が2mm以上であれば，少なくとも"術前の安静空隙量－2mm"までの挙上量であれば，安全な咬合挙上が可能であることを示唆している（図3-17）．

　一方で，本レビューで引用された複数の研究において，"術前の安静空隙量－2mm"を超える量の咬合挙上を行っても患者の適応が得られていることが確認されており，その考察としてcomfortable zoneの存在が言及されている．また，レビューの結果，「患者は最大5mmの咬合挙上に適応できることが明らかになった」としつつ，「根拠は不足しており，挙上量の上限を設定するのは好ましくない」と述べている．他方で，臨床的には個々の患者のニーズに合わせて必要最小限の挙上量を選択することが賢明だとしている．

咬合挙上量は，個々の患者のニーズに合わせて，必要最小限を選択すべきである！

#### b. 患者の適応

　咬合挙上に対する患者の適応に関しては，挙上後の不快症状は1～2

## 安静空隙量を基準とした咬合挙上のリスク評価

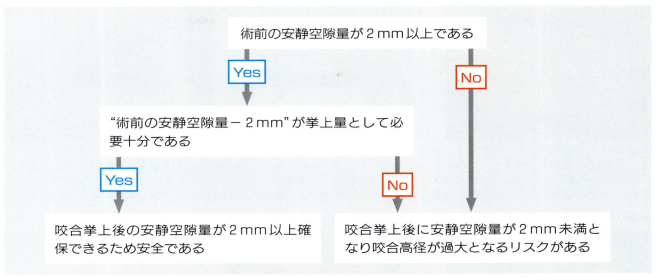

図3-17 咬合挙上後に理想的な安静空隙量である2mmが確保できるか否かで評価する.

咬合挙上に対する患者の適応は,挙上後1か月程度で得られると考えられる！

週間で落ち着くとする報告が大部分である．また，臨床的には1か月程度で患者の適応が得られると考えられるため，咬合挙上をともなう永久的な治療は1か月以上の経過観察後に行うのが望ましいとしている．ほとんどの臨床報告において咬合挙上後の後戻りは最小限であり，固定性のインプラント治療で咬合挙上を行った際も同様であった．

これらの知見から，歯や歯槽部の変化よりも，新たな咬合高径に対する筋肉の長さやリラクゼーションの変化が先に生じることによって適応するのではないかと考察している．

### c．適切な挙上方法

本レビューにおいて特徴的なのは「固定性暫間装置を用いた方法（セメントで歯の咬合面に装着するもの）より，可撤性暫間装置（オクルーザルスプリントなど）を用いるほうがトラブルが多い」と結論づけている点である．ただし，可撤性暫間装置によるトラブルのほとんどは，咬合挙上自体の影響ではなく，オクルーザルスプリント装着による不快感に関連している．具体的には，オクルーザルスプリントで下顎歯列全体あるいは上顎前歯口蓋側面を被覆した際の発語障害が挙げられる（図3-18）．

一般的には，下顎へのオクルーザルスプリント装着は発語機能への影響は少ないと考えられているものの，筆者ら[3-20]も下顎前歯切縁を被覆する形態の挙上床の装着が発語障害を引き起こすことを確認している（図3-19）．Abduoは，可撤性暫間装置は装着時の不快感があるため，咬合挙上に対する適応の純粋な確認が難しく，審美的な予測も行えないと指摘しており，固定性暫間装置を用いるのが望ましいと述べている．

咬合挙上に際して可撤性暫間装置装着による主な問題は，装着時の不快感と発語障害である！

## 上顎にスプリント義歯を装着した症例

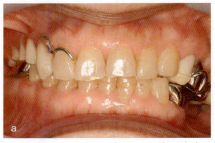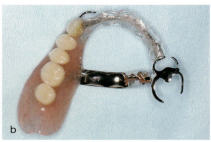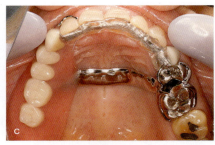

図3-18a～c 図P-2（13ページ）の患者に装着した治療用義歯．下顎前歯切縁を義歯床で被覆すると，審美的に目立つとのことで，上顎前歯口蓋側面をオクルーザルスプリント様に被覆した．このように，残存歯の咬合面を義歯の一部（オクルーザルスプリント部）が被覆することで，義歯装着時のみ咬合高径が増大される義歯のことを，一般的に「スプリント義歯」と呼ぶ（ただし，正式な学術用語ではないことに注意）．装着してから2週間程度は発語障害が生じたものの，その後，患者の適応が認められた．

## スプリント義歯装着後に発語障害が生じた症例

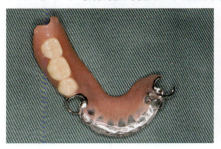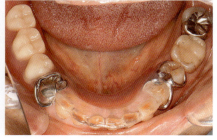

図3-19a, b　上顎と比較して異物感は少ないものの，装着後しばらくサ行が喋りづらいとの訴えが続いた．

一方で，Dahlら[3-21]は，前歯部のみにオクルーザルスプリントを適用することで臼歯の挺出を促し，咬合挙上を行う方法 Term 8 を報告している．Dahlらの方法に代表されるように，咬合面を部分的に被覆して咬合挙上を行う場合には，歯や歯槽部の変化をともなって患者が適応すると考えられる．Abduoは歯列全体を被覆して挙上を図るほうが予測どおりに治療を進められ，かつ治療に要する時間のコントロールも容易だと述べている．

### d．咬合挙上にともなう咬合付与

本レビューで引用されたすべての論文において，咬頭嵌合位を確立する際の下顎位は中心位（中心咬合位と咬頭嵌合位の一致）を，咬合様式についてはミューチュアリープロテクテッドオクルージョン Term 9 またはグループファンクション Term10 を推奨している．また，「両側性平衡咬合は筋活動が異常に賦活される可能性が示されているため避けるべきである」と述べている．

! Important

有歯顎者の咬合挙上において，両側性平衡咬合は避けるべき咬合様式である！

### 3-2-2）本レビューの限界

Abduoのレビューを孫引きしていくと，中心位の定義が変化しているなかで，さまざまな年代の論文を取り上げていることに注意が必要であ

3章 咬合挙上を検討する患者への診察，検査と3つの臨床手技

### Term 8　Dahlのコンセプト [3-22]

　重度tooth wearの症例にはいくつかのパターンがあるが，前歯部に限局した過度のtooth wearは，とくに審美性への配慮が必須となることから対応が困難な難症例として知られる．一般的には，全顎的な咬合挙上や，前歯部の歯冠長延長術などを適宜組み合わせて対応していくことになるが，時に，便宜抜髄を余儀なくされることもある．

　Dahlは，1975年に前歯部に限局した重度tooth wear患者に対して，摩耗した上顎前歯部のみを被覆するコバルトクロム製の可撤性暫間装置（Dahlアプライアンス [3-23]〔図Te 6〕）を24時間，8か月間に渡り装着させた結果，摩耗歯を適切に修復するための十分なスペースを得ることができたことを報告した [3-24]．この，Dahlアプライアンスを用いて，前歯部に限局した重度tooth wearを呈する患者に対して歯冠修復のためのスペースを得るコンセプトを，"Dahlのコンセプト"と呼ぶ．Dahlのコンセプトにおいて歯科修復のためのスペースが確保されるメカニズムは，①アプライアンス装着歯の圧下および②アプライアンス非装着歯の挺出が複合しているものと考えられており，多くの症例報告で咬合高径の増大をともなうことが確認されている．スペース確保のための平均期間は6か月とされているが，最長2年を要した例も報告されている．

　Dahlのコンセプトによる治療の成功率は高い（94〜100%）とされているものの，患者のコンプライアンスが悪い場合には十分なスペースの確保に至らない場合があり，また重篤な不正咬合を引き起こした症例も報告されており，Dahlのコンセプトの適用には慎重さが求められる．

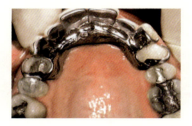

図Te 6　Dahlアプライアンス（写真は参考文献3-23より版元の許可を得て引用）．当初は，コバルトクロムを材料にして製作されていたが，現在はさまざまな材料が用いられている．アプライアンスの厚みは歯冠修復に必要なスペースに一致させ，下顎前歯からの咬合圧が上顎前歯の歯軸方向に荷重されるようなフラットテーブルを付与することが求められる．また，辺縁歯肉を可及的に開放する設計とすることが望ましい．

### Term 9　ミューチュアリープロテクテッドオクルージョン

　ミューチュアリープロテクテッドオクルージョン（MPO）は，静的な咬合時と偏心運動時の歯の役割分担を明確にすることで，前歯，犬歯，臼歯が相互に守り合う咬合様式であり，"ナソロジー"を造語したStallardが1949年に提唱した．具体的には，以下の要件を満たすように咬合付与を行う．
①咬頭嵌合位では，臼歯部が緊密に咬合し，前歯部はわずかに（約25μm）離開する（切歯と犬歯を臼歯が保護）．
②前方滑走運動時には，切歯のみが接触滑走し，犬歯および臼歯部は離開する（犬歯と臼歯を切歯が保護）．
③側方滑走運動時には，作業側犬歯のみが接触滑走し，その他の歯は離開する（切歯と臼歯を犬歯が保護）．

これらに加え，厳密には，
④臼歯部1歯対1歯，カスプ-フォッサ咬合，
⑤対合歯の咬合面窩に対する機能咬頭の3点接触，
も要件とされる．

　なお，"MPO"と"犬歯誘導"は混同されがちであるが，D'Amico [3-25]が提唱した"犬歯誘導"は，側方滑走運動（上記の③）だけでなく前方滑走運動（上記②）も，その誘導を犬歯が担うという考えであり，MPOと比較して犬歯の負担過多への懸念が指摘されている．今日，"犬歯誘導"という用語は，主に側方滑走運動時の犬歯による誘導を指して用いられており [3-26]，保母 [3-27]による"犬歯誘導はMPOの一要件"という解説が理解しやすい．

### Term 10　グループファンクション

　グループファンクション（正確には，グループファンクションドオクルージョン）は，下顎の前方滑走運動時には前歯が接触して臼歯部を離開させ，側方滑走運動時には作業側の複数の歯が接触し，非作業側では咬合接触のない咬合様式 [3-26]である．

　グループファンクションは，Schuylerが1961年に提唱したもので，本来は，以下の要件が求められた．
①側方滑走運動時に，作業側のすべての歯で側方圧を分担する．
②側方滑走運動時に，非作業側には咬合接触を一切与えない．
③中心咬合位と咬頭嵌合位の間に0.5〜0.75mm程度の前後的自由域（ロングセントリック）を与える．

　現在では，より後方に位置する臼歯は，作業側での咬合接触であっても咬合負担が歯の許容範囲を超える可能性があることが指摘され，主に犬歯および小臼歯（場合によっては第一大臼歯の近心頬側咬頭）の複数歯に下顎の運動を誘導させるのが望ましいと考えられている．

　Slavicek [3-28,29]が1984年に提唱したシークエンシャル咬合（順次誘導咬合）では，上顎臼歯の頬側咬頭内斜面の傾斜度は，後方へいくほど緩く設定されるべきであるとし，加齢にともなう歯の咬耗によって犬歯誘導からグループファンクションに移行する場合，より前方の歯から前方誘導（アンテリアガイダンス）に参加するのが望ましいとの見解が読み取れる．

る．一方で，どの年代においても中心位では「下顎頭が回転中心となり，下顎の純粋な回転運動が可能」であり，「生理的に安定している」というニュアンスは一貫している．

　咬合挙上で中心位が重要視されてきた事実は，「"咬合挙上にともなって下顎頭の位置が変化しない"あるいは"咬合挙上にともなって不適切な

67

位置にあった下顎頭が安定した位置に是正される"ことが重要であるという考えがいつの時代も主流であった」ということを物語っている．

また，本レビューでは，"固定性暫間装置"による挙上量の検討が望ましいと説明されているが，**4章**で論文を引用し解説するTurnerらやSpearのより実践的なアプローチ法の解説では，"可撤性暫間装置による検討"の有効性に言及している．彼らに代表される補綴専門医らの意見を整理しても，咬合挙上量の評価には「可撤性暫間装置を使用すべきである」という考えは一般的であると言えよう．

ちなみに，本レビューの引用論文は，顎機能に異常のない患者を対象としたものばかりであることにも言及しておく．

咬合挙上の評価には，可撤性暫間装置（オクルーザルスプリントやスプリント義歯）を使用するのが安全である！

## 3-3．咬合挙上法の概要

最後に，以降の章で取り上げる3つの咬合挙上法の概要を示す（図3-20）．先述したAbduoの論文[3-19]では固定性暫間装置による挙上が推奨されると述べられていたが，実際の臨床では垂直的な挙上量を最終決定する前に可逆的な評価を行えれば，より安全に治療を進めることができる[3-30]．具体的には，オクルーザルスプリントあるいはスプリント義歯（オクルーザルスプリント部を有した治療用義歯）を装着して可逆的に挙上量を評価したうえで，プロビジョナルレストレーション（あるいはプロビジョナルデンチャー）で最終確認を行う．前述のとおり，"下顎を剛体とみなして治療を進めていること"，"回転中心となりえる下顎頭の特定の1点を厳密に求めた術式ではないこと"などにより生じるであろういくらかのエラーを擦り合わせるためにも，暫間的な挙上量ならびに水平的な下顎位の妥当性の評価は必須である．また，"水平的にどの位置に新たな咬頭嵌合位を設定するのか"については意見が分かれるところであり，ある特定の意見を妄信すべきではないだろう．

筆者らは，次に示す3つの方法のいずれかを用いることで，ほとんどの症例に対して安全かつ確実な咬合挙上が実践できるものと考えている．

### 3-3-1）中心位を基準とする方法

咬合高径の減少とともに咬耗が進み，下顎位が不安定となる患者がいる．多くは，中心咬合位と咬頭嵌合位の距離が離れ，中心咬合位で早期接触が存在している．このような患者に対して，下顎を中心位に誘導し，中心咬合位において上下顎の歯が接触している部位（早期接触）以外の上下顎歯列の空隙を咬耗で喪失した歯質が存在していたスペースとみなして，咬合高径の回復を図る方法がある（図3-21）[3-31]．

本法は，Spear[3-32]によってわかりやすく解説されている．Abduoのシ

咬合挙上を行う際の水平的な下顎位決定の基準には，①中心位（下顎頭位），②収束したタッピングポイント，③咬頭嵌合位（咬合位）がある！

## 本書で紹介する3つの咬合挙上法における水平的な下顎位決定の基準

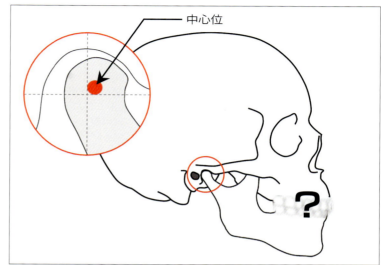
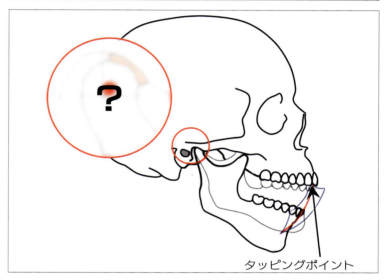
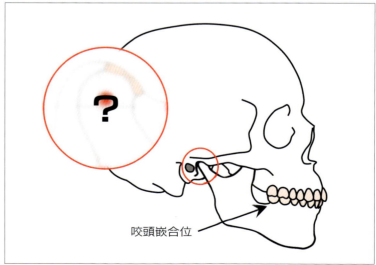

図3-20a～c　本書で紹介する3つの咬合挙上法における水平的な下顎位決定の基準．a：中心位．b：安定したタッピング運動における収束したタッピングポイント．c：既存の咬頭嵌合位．

## 咬合面の摩耗が進み咬頭嵌合位が不適切だと考えられる症例

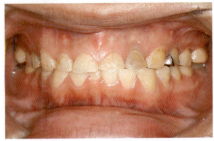

| a | |
|---|---|
| b | c |

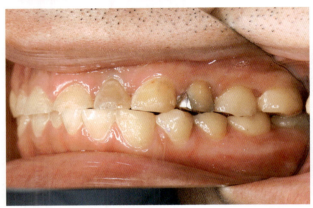
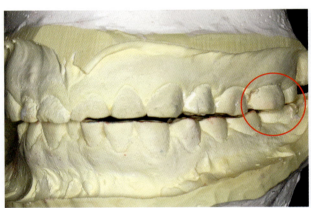

図3-21a〜c　上顎前歯部の知覚過敏を主訴に来院した患者（a）．残存歯に重度tooth wearを認め，咬頭嵌合位の左前方への偏位が疑われた．咬頭嵌合位での左側側方面観（b）と中心位に誘導した際の左側側方面観（研究用模型，c）．中心咬合位では上下顎第二大臼歯（cの赤丸部）が早期接触しており，前方の上下顎歯列間には3mm程度のスペースが存在する．

ステマティックレビューでも言及されているように，「下顎頭が中心位にある状態であれば，安全に咬合挙上が可能である」とする報告は多く，治療の根拠となるエビデンスを重視する場合に好まれる方法ともいえる．

### 3-3-2）収束したタッピングポイントを基準とする方法

　治療前の咬頭嵌合位において，タッピング運動が安定しない患者は，咬頭嵌合位が不適切である可能性が高い．この場合1）に示したように，術者が誘導した中心位を基準とする方法の他に，タッピング運動が安定する位置（タッピングポイントの収束位置）を診断用の可撤性暫間装置（診断用スプリントや診断用義歯）で模索する方法がある．咬合面をフラットにし，対合歯列との間に早期接触や咬頭干渉がない状態で製作したオクルーザルスプリントを装着してもらう（図3-22）．

　タッピング運動が安定したら，収束したタッピングポイントに咬頭嵌合位を再構築する．本法で決定した咬頭嵌合位は筋肉位と捉えることができ，下顎頭の位置は顆頭安定位に位置すると考えられる．

### 3-3-3）咬頭嵌合位を基準とする方法

　歯がある程度残存している患者では，咬頭嵌合位の確認は容易であり，他の下顎位と比較して再現性が高い．タッピングポイントが咬頭嵌合位

中心位を基準として咬合挙上を行い，安定した咬合付与を行うという術式は，現在，国際的にもっとも広く受け入れられている方法である！

収束したタッピングポイントを基準としたとき，下顎頭位は"顆頭安定位"，咬合位は"筋肉位"と捉えられる！

## 咬頭嵌合位が不安定な症例

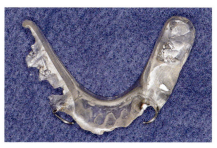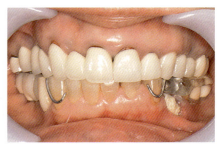

図3-22a, b　初診時の咬頭嵌合位が不安定だった患者に対して装着した診断用スプリント（a）．日中装着して生活してもらうためにクラスプを付与し，加熱重合レジンで製作している．1か月程度の期間，1週間ごとに咬合調整を繰り返し，タッピング運動が安定した位置で咬合再構成を進める（b）．

## 下顎頭部が壊死および下顎骨が変形している症例

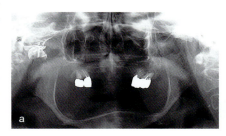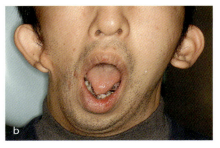

図3-23a, b　aは，交通事故によって右側下顎頭を骨折し，その後，下顎頭部が壊死したため，下顎頭部を摘出した患者のパノラマエックス線写真．bは先天的に下顎骨が変形している患者の開口時．開口時は，下顎は障害がある側に偏位し，ほぼ垂直的な開閉口運動のみを行う．このような患者に対しては，現実的な選択として現状の咬頭嵌合位を基準とする以外の選択肢がない．

術前の咬頭嵌合位を基準とする場合，習慣性開閉口運動路上に新たな咬頭嵌合位を再構築する！

に安定して収束する患者のうち，残存歯や顎関節，関連筋に障害のない患者に対しては，咬頭嵌合位から習慣性開閉口路に沿って咬合挙上を行う方法も検討されて然るべきである．咬頭嵌合位から咬合位を水平的に偏位させずに咬合挙上を行う場合，基準となるのは習慣性開閉口路である．この方法で咬合挙上を行う場合にも挙上量の決定は暫間装置で確認するが，その挙上量の仮決定はチェアサイドにてバイトワックスや咬合床を用いて簡単に行うことができる．なお，リウマチや先天的な奇形，外傷などで顎関節の運動に制限のある患者に対して咬合挙上を行う際には，消去法的に本法が採用されることが多い（図3-23）．

Dawson[3-5]は「顎関節に何らかの構造的な異常を認め，"中心位"に必要な要件を満たしていなくても，快適に機能している顎関節も存在する」とし，その下顎位を"適応中心位"と定義した（図5-10〔119ページ〕参照）．また，Dawsonは適応中心位を，「関節結節に対して最上方に安定し快適な状態である」，「下顎頭の内側極が骨に支えられている」といった形態的な要件で説明しているものの，概念的で機能重視の下顎位であることから，純粋な下顎頭位とは区別して理解（図1-1〔22ページ〕参照）するのがよいだろう．

### 参考文献

3-1. Management of temporomandibular disorders. National Institutes of Health Technology Assessment Conference Statement. J Am Dent Assoc 1996；127(11)：1595-1606.

3-2. List T, Axelsson S. Management of TMD: evidence from systematic reviews and meta-analyses J Oral Rehabil 2010；37（6）：430-451.

3-3. https://www.aadronline.org/i4a/pages/index.cfm?pageid=3465（2024年12月1日アクセス）

3-4. Conti PC, de Alencar EN, da Mota Corrêa AS, Lauris JR, Porporatti AL, Costa YM. Behavioural changes and occlusal splints are effective in the management of masticatory myofascial pain: a short-term evaluation. J Oral Rehabil 2012；39(10)：754-760.

3-5. Dawson PE. New definition for relating occlusion to varying conditions of the temporomandibular joint. J Prosthet Dent 1995；74（6）：619-627.

3-6. Takaoka R, Yatani H, Senzaki Y, Koishi Y, Moriguchi D, Ishigaki S. Relative risk of positional and dynamic temporomandibular disc abnormality for osteoarthritis-magnetic resonance imaging study. J Oral Rehabil 2021；48（4）：375-383.

3-7. McHorris WH. Centric relation: Defined. J Gnathology 1986；5（1）：5-21.

3-8. Dawson PE. Functional Occlusion: From TMJ to Smile Design. Mosby：Missouri, 2007；76-80.

3-9. Kantor ME, Silverman SI, Garfinkel L. Centric-relation recording techniques--a comparative investigation. J Prosthet Dent 1972；28（6）：593-600.

3-10. Swenson AL, Oesterle, Shellhart WC, Newman SM, Minick G. Condylar positions generated by five centric relation recording techniques. Oral Biol Dent 2014；2：8.

3-11. Rosenblum RH, Huffman RW. Leaf gauge with consecutively numbered leaves. J Prosthet Dent 1985；54（5）：652-654.

3-12. Williamson EH, Steinke RM, Morse PK, Swift TR. Centric relation: a comparison of muscle-determined position and operator guidance. Am J Orthod 1980；77（2）：133-145.

3-13. Carroll WJ, Woelfel JB, Huffman RW. Simple application of anterior jig or leaf gauge in routine clinical practice. J Prosthet Dent 1988；59（5）：611-617.

3-14. Lucia VO. A technique for recording centric relation. J Prosthet Dent 1964；14（3）：492-505.

3-15. 河野正司．咬頭嵌合位から後方歯牙接触位への後方運動の解析．補綴誌 1974；18（2）：200-209．

3-16. 舘渕秀明．習慣的閉口運動における実験的早期接触の位置が顎機能に及ぼす影響．口病誌 1990；57（1）：31-52.

3-17. Okeson JP. Management of Temporomandibular Disorders and Occlusion. Management of Temporomandibular Disorders and Occlusion（8 th Ed）, Mosby：St. Louis, 2019.

3-18. Dawson PE. Functional Occlusion: From TMJ to Smile Design. Mosby：Missouri, 2007；549.

3-19. Abduo J. Safety of increasing vertical dimension of occlusion: a systematic review. Quintessence Int 2012；43（5）：369-380.

3-20. Wada J, Hideshima M, Uchikura K, Shichiri Y, Inukai S, Matsuura H, Wakabayashi N. Influence of the Covering Area of Major Connectors of Mandibular Dentures on the Accuracy of Speech Production: A Pilot Study. Folia Phoniatr Logop 2020；72（6）：419-428.

3-21. Dahl BL, Krogstad O. Long-term observations of an increased occlusal face height obtained by a combined orthodontic/prosthetic approach. J Oral Rehabil 1985；12（2）：173-176.

3-22. Poyser NJ, Porter RW, Briggs PF, Chana HS, Kelleher MG. The Dahl Concept: past, present and future. Br Dent J. 2005 Jun 11；198(11)：669-76.

3-23. Mizrahi B. The Dahl principle: creating space and improving the biomechanical prognosis of anterior crowns. Quintessence Int. 2006 Apr；37（4）：245-251.

3-24. Dahl BL, Krogstad O, Karlsen K. An alternative treatment in cases with advanced localized attrition. J Oral Rehabil 1975；2（3）：209-214.

3-25. D'Amico A. Functional occlusion of the natural teeth of man. J Prosthet Dent 1961；11（5）：899-915.

3-26. 公益社団法人日本補綴歯科学会（編）．歯科補綴学専門用語集．第6版．東京：医歯薬出版，2023；75.

3-27. 保母須弥也（編），高山寿夫，波多野泰夫（著）．新編 咬合学事典．東京：クインテッセンス出版，1998.

3-28. Slavicek R. Die funktionellen Determinanten des Kauorgans. München：Verlag Zahnärztlich-medizinisches Schrifttum, 1984.

3-29. Gulmer S, Ruzicka B, Niederwanger A, Moschen I. Incline and length of guiding elements in untreated naturally grown dentition. J Oral Rehabil 1999；26（8）：650-660.

3-30. Freitas AC Jr, Silva AM, Lima Verde MAR, de Aguiar JRPJ. Oral rehabilitation of severely worn dentition using an overlay for immediate re-establishment of occlusal vertical dimension. Gerodontology 2012；29（1）：75-80.

3-31. Turner KA, Missirlian DM. Restoration of the extremely worn dentition. J Prosthet Dent 1984；52（4）：467-474.

3-32. Spear FM. Approaches to vertical dimension. Adv Esthet Interdiscip Dent 2006；2（3）：2-12.

# 4章

# 中心位を基準とした咬合挙上法

**Vertical dimension increase based on "centric relation"**

　本書ではここまでに，咬合挙上に必要な周辺知識の整理，術前に必要な診察と検査項目，および本書で紹介する3つの咬合挙上法の概要を述べてきた．それら咬合挙上法のなかで，本章ではまず，"中心位を基準とした咬合挙上"について，その根拠と具体的な手順を解説していく．

咬合挙上　その意思決定と臨床手技

### 表4-1　本書で紹介する咬合挙上の3つの基準

| 基準 | 術後の咬頭嵌合位 | 手順の概要 | 適応症例 |
|---|---|---|---|
| 中心位 | 中心咬合位と一致 | ①下顎頭を中心位に誘導<br>②診断用ワックスアップ<br>③仮決定した水平的および垂直的な咬頭嵌合位で嵌合する可撤性暫間装置※を製作<br>④可撤性暫間装置で咬合位の安定を確認<br>⑤プロビジョナルレストレーションで咬合位と咬合様式を確認 | ・咬頭嵌合位が不適切な症例<br>・咬合が崩壊した症例<br>・明らかな早期接触が存在する症例<br>・タッピング運動が安定しない症例<br>・顎関節，咀嚼筋に異常がない症例 |
| タッピングポイント（安定したタッピング運動）<br>5章で解説 | 筋肉位に近似 | ①フラットテーブルを付与した可撤性暫間装置を装着<br>②タッピングポイントが安定するまで咬合調整<br>③プロビジョナルレストレーションで咬合位および咬合様式を確認 | ・タッピング運動が安定しない症例<br>・咬頭嵌合位が不適切な症例<br>・中心位への誘導が困難な症例 |
| 咬頭嵌合位<br>6章で解説 | 筋肉位に近似 | ①チェアサイド（または咬合器上）で挙上量の仮決定<br>②仮決定した咬合高径で咬頭嵌合する可撤性暫間装置を製作<br>③可撤性暫間装置で咬合位の安定を確認<br>④プロビジョナルレストレーションで咬合位と咬合様式を確認 | ・咬頭嵌合位とタッピングポイントが一致する症例<br>・明らかに為害性のあると考えられる早期接触がない症例<br>・顎関節，咀嚼筋に異常がない症例※※ |

※可撤性暫間装置とは，オクルーザルスプリントやスプリント義歯を指す
※※歯列接触癖（TCH）などによる一時的なTMDで，咬合位是正の前に行動変容療法や開口訓練で解決可能なものは除く

## 4-1．中心位を基準として咬合挙上する意味

　一般的に，咬合挙上には"咬合高径を変更したことによる悪影響（顎関節や筋肉の痛み，筋活動量の増加など）への漠然とした不安"がつきまとう[4-1〜4]．これまでに概説した3つの咬合挙上法（表4-1）のうち，エビデンスによってその安全性がもっとも説明されているといえるのが"下顎頭が中心位にある状態で，必要最小限の挙上を行い，安定した咬合接触を確立する"という方法である[4-4]．なお，本法における中心位の定義は，**1章1-2**（25ページ）で解説したとおりとする．

　中心位は咬合接触の有無にかかわらずほとんどの患者に対して求めることが可能であり，理論上，咬合挙上の基準としての適応範囲がもっとも広いといえる．ただし，中心位は関節窩内における下顎頭の物理的な

中心位を基準とする咬合挙上は，顎関節に異常がないことが前提となる！

74

## Term 11　理想咬合

理想咬合という概念は，無歯顎者に対する全部床義歯に付与する咬合様式としてフルバランストオクルージョンを付与するという考えを発端としている．有歯顎者に対する理想的な咬合付与としては，ミューチュアリープロテクテッドオクルージョン（Term 9〔67ページ〕参照）またはグループファンクションが推奨され，さらには咬頭嵌合位を設定する下顎位をポイントセントリックとするか，ロングセントリック（8章8-2-4〔172ページ〕参照）を付与するかという議論に発展する一連の咬合論の歴史のなかで刻々と姿を変えてきており，いまだに確固たる定義づけはなされていない（矯正歯科領域における"平均値（目標値）"としての咬合状態を指す場合もある）．

イエテボリ大学（スウェーデン）名誉教授のGunnar E. Carlssonは，2011年に広島で開催された日本補綴歯科学会第120回学術大会での招待講演で「補綴歯科治療に潜むドグマ」という刺激的な演題で，数名のパネリストからの咬合に関する問題提起に対してEBMに則った見解を表明した．この講演のなかで，Carlssonは"理想咬合"に触れ，「咬合を概念的に捉えると，理想咬合，生理的咬合，非生理的咬合，治療的咬合の4つに分けられる」とし，「咬合治療を行う際には，その咬合を生理的状態に導けばよく，理想咬合である必要はない」と述べている．

なお，"生理的咬合"については「理想咬合からはいくつかの点で逸脱しているものの，機能的，審美的に適応が図られている咬合」[4-7]と説明されている．このCarlssonの講演内容はパネリストの1人であった前川がまとめ，日本補綴歯科学会誌に寄稿[4-8]しているので一読を勧めたい．

### Trivia 7　中心位を基準とした咬合挙上法はグローバルスタンダード？

中心位を基準とした咬合挙上法は多くのエビデンスに基づいているものの，真の意味での"グローバルスタンダード"とはいえない．Carlsson（イエテボリ大学）ら[4-7]は，咬合治療の目標となる咬合状態として"治療的咬合（therapeutic occlusion）"を定義している．

また，Carlssonは，中心位を基準とした場合も，咬合位の設定については前後的に0.5〜1.0mmの遊びの付与（ロングセントリック）を推奨しており，本項で後述する"安定した咬合（ポイントセントリック）"とは相容れない考えといえる．

スカンジナビアでは，"（非生理的な）最後退位"を中心位として用いることが多く[4-8]，"GPT-9（あるいはGPT-2023）の定義に基づく中心位"を基準とした本法は，いくつか存在する主流の1つとして理解するのがよいだろう．

---

**Important**

中心位を基準として理想咬合を追求する方法はエビデンスに富んだ術式である一方で，他の治療法と比較して明らかにすぐれているという根拠はない！

---

位置と安定性を基準とするため，顎関節の障害（下顎頭の変形や関節円板の転位など）があってこれをコントロールできない場合には本法の適用は困難である．また，1章1-2（23ページ〜）で解説したとおり，中心位の定義は『米国歯科補綴学専門用語集第9版』（GPT-9）で定義が統一されたものの，欧州を中心として世界的な定義は依然としてあいまいである[4-5]．さらに，中心位を基準として理想咬合 Term11 を追求する方法が，他の治療法と比較して明らかに優れているという根拠はない[4-6]，Trivia 7．中心位を基準とした咬合挙上法がとくに有効な症例には，現在の咬合位が不安定あるいは崩壊した症例，明らかな早期接触が存在する症例，治療前のタッピング運動が安定しない症例などが挙げられる．

## 4-2．本法における"下顎頭＝回転中心"の意味するところ

中心位を基準とした咬合挙上においては，「咬合高径の変更に際して下顎頭が偏位しない」ということが必須条件のように語られ，本書もその例に漏れない．しかし，下顎頭は完全なる球体ではないので，下顎頭のある1点を回転軸として，その1点が咬合挙上に際して偏位しないというのが実際のところである．

ナソコジー学派が当初拠り所としていた"ターミナルヒンジアキシス"は，下顎頭が最後退位にある時の下顎の蝶番様運動（ターミナルヒンジムーブメント）の回転軸であり，この回転運動の範囲内で下顎頭の位置は一定であるという概念であったことは1章1-2（23ページ〜）で述べたとおりである．ターミナルヒンジアキシスを求める際には，hinge locatorの前方部を下顎歯列に固定し，下顎最後退接触位（RCP）から開閉口を繰り返しながらlocatorの後方にある描記針の位置を調節して，開閉口中に針が移動しない点を探索していた．

一方で，Gysi[4-9]のいう中心咬合位（自然に閉口してきた際のゴシックアーチのアペックス）や，大石[4-10]が提唱した顆頭安定位（大石は「正常咬合では顆頭最後位は顆頭安定位よりわずかに後方と考えられる」としている）など，安定した咬頭嵌合位を確立すべき下顎位は，「限界運動としての（非生理的な）下顎最後退位ではない」ことは古くから指摘されていた．実際，Posselt[4-11]が観察した「安定した咬頭嵌合位より後方で咬合接触できる咬合位（RCP）」の存在や，Celenza[4-12]の報告した「（最後退位としての）中心位で咬頭嵌合位を確立しても術後に前方へ咬頭嵌合位がズレてしまう」という現象を加味しても，非生理的な下顎最後退位での咬合再構成は臨床的に望ましいものではないのは自明であろう．

そもそも，下顎頭がターミナルヒンジムーブメントの回転中心にあるときの下顎最後退位を中心位とし，これを基準に咬合挙上を行った場合，下顎頭が最後退位を取らない下顎位（とくに咬頭嵌合位を設定するのが望ましいとされるGysiの中心咬合位やBrillの筋肉位）では，下顎頭の位置が不適切に偏位しかねない．加えて，hinge locatorによって描記針が移動しない点（不動点）を求めてみると，不動点となりえる場所が複数見つかる，不動点が下顎頭の範囲外に求められてしまう，ターミナルヒンジムーブメント以外の開閉口運動においても不動点を求めることができる，といったことが生じ，hinge locatorによるターミナルヒンジアキシスの探索自体に疑問が生じ始めた[4-13,14]．これに対し，平均的顆頭点[4-15]（耳珠後縁と外眼角を結ぶ線上の耳珠後縁から前方13mmの点，Trivia 9〔147ページ〕も参照）や，全運動軸（kinematic axis）を下顎頭の回転軸として利用する試みが紹介されている．全運動軸は1968年に河野[4-16]によって提唱され，下顎最後退位においてはターミナルヒンジアキシスの前上方約5mmの位置にあると報告されている．河野は，マルチフラッシュ装置により下顎矢状面限界運動を観察し，下顎がいかなる位置で開閉口運動を営んだとしても，下顎頭の関節結節に沿った前下方への移動路（矢状顆路）の軌跡を逸脱することのない顆頭点が求められる（図4-1）ことを報告し，この顆頭点を通って矢状面と直行する軸を全運動軸と呼んだ．

全運動軸は，咬合高径の変更や前方誘導路（アンテリアガイダンスの

下顎最後退接触位（RCP）は再現性は高いものの，咬頭嵌合位を再構築する下顎位としては不適切である！

## 河野が提唱した全運動軸

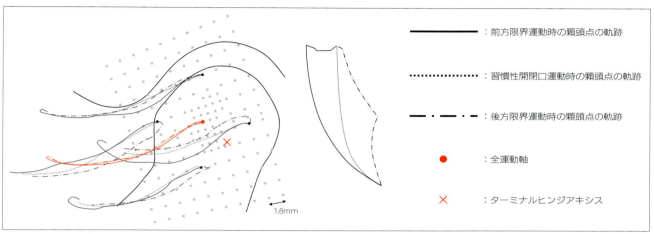

図4-1　河野が提唱した全運動軸(kinematic axis，参考文献4-16より引用・改変)．被験者の顆頭に約1.6mm間隔で120個程度の顆頭点を設定し，それぞれの顆頭点が下顎運動中にどのような軌跡を描くかを評価した．その結果，矢状面内のすべての運動に対応して上下的なブレがなく，顆路としての曲線を描くことのできる顆頭点が存在することがわかり，この顆頭点を通過し矢状面に直交する軸を"全運動軸"と呼んだ．どの被験者においても，全運動軸はターミナルヒンジアキシスの前上方に約5mmズレた場所に位置していた．全運動軸を求めることで，すべての矢状面上での下顎運動は，①全運動軸を中心とした純粋な回転運動と，②全運動軸が描く顆路上の前後的移動，の2要素に分離して分析することが可能となる．

全運動軸の存在は，下顎頭が純粋な回転運動の中心となりうる下顎頭位は中心位だけではないことを示唆している！

角度)の変更に際して，安定した基準軸として有用であると考えられるが，一般臨床で応用するには求め方が複雑であることが難点である．一方，平均的顆頭点は容易に臨床応用可能であり，下顎頭を回転中心として利用した際の誤差は，臨床上無視できる範囲内であるという報告もある[4-17,18]．このように，下顎頭を回転中心とする概念は，"下顎頭のどこを回転軸とするか？"という根本的な問題をうやむやにしがちであり，このことに起因するエラーは，プロローグで触れた"下顎を剛体とみなすこと"によるエラーと同様，"生体の柔軟性"や"暫間装置による経過観察"によってそのほとんどが擦り合わせられ，われわれが関知せずに済んでいるものと思われる．

## 4-3. 論文から考察する中心位を基準とした咬合挙上法のポイント

中心位を基準とした咬合挙上法に関してはさまざまな論文で言及されているが，本項では2つの論文を概説し本法のポイントを確認していく．

### 4-3-1) Turnerらによる"重度に摩耗した歯列の修復法"

1つ目は，Kenneth A. Turner(アイオワ大学)らが1984年に発表した古典的論文[4-19]である．本論文は，重度tooth wearの症例を咬合高径の減少の有無を基準に3つのカテゴリーに分類することを提唱し，それぞれの診断法，治療法を紹介している．

> **Term 12　Tooth wear**
>
> う蝕に起因しない歯の実質欠損を総称してtooth wear（あるいはdental wear）といい，tooth wearが広範に認められる歯列をworn dentitionと呼ぶ．対処法や予防法は，歯質を喪失した原因によってさまざまであるため，治療には病因論的プロセスが重要と考えられている[4-20]．
>
> Tooth wearの原因としては，主に，①酸蝕（erosion）：非細菌由来の酸による歯質の溶解，②咬耗（attrition）：上下顎歯列の接触による歯質喪失（とくにパラファンクションが関与），③摩耗（abrasion）：対合歯以外の物理的刺激（過大なブラシ圧，硬い食品の嗜食，など）による歯質喪失，④アブフラクション（abfraction）：歯の機能時に歯頸部に生じる引張，圧縮によって歯頸部に限局して生じたV字で深い欠損（non-carious cervical lesions；NCCLsと呼ばれる）の4つとされている．
>
> とくに，酸蝕は飲食品由来の場合と内因性（逆流性食道炎）の場合で欠損の生じる部位に差があることが知られている．

### a. 咬合高径の評価

Turnerらは，以下の2つの根拠から，「咬合挙上に踏み切る前に"本当に咬合高径が減少したのか"を確認することが重要である」としている．
①「広範囲にわたるtooth wear[Term12]が咬合高径を減少させる」というエビデンスはない．
②「咬合挙上は術後の問題（クレンチング，筋疲労，筋肉や顎関節の痛み，頭痛，歯の圧下，セラミックスの破損，咬合不安定，継続的な摩耗）を引き起こす可能性がある」という報告が散見される[4-1～4]．

生理的な歯の摩耗に対しては，継続的に歯が挺出することで，患者固有の咬合高径が維持される．

一方，臼歯部咬合支持が喪失すると，歯の挺出よりも前歯部の摩耗が急速に進行する場合がある．このため，Turnerらは「どのくらいの期間で摩耗したかを確認することが重要」だと述べている．彼らは，咬合高径の評価法として，①最小発音空隙，②咬合面間距離を平均安静空隙量と比較する方法，③顔貌評価を紹介している．

### b. 選択可能な治療計画（3つのカテゴリー）

Turnerらは，「他の方法が選べる時は，咬合挙上は避けるべきであり，やむを得ず咬合挙上を行う場合は，可撤性暫間装置での試行錯誤と，固定性暫間装置による確認が必要である」と述べている．彼らは，一貫して「tooth wearに対して咬合挙上は第一選択ではない」という立場であり，唯一，咬合挙上を許容できる条件として「咬合高径の減少を認めること」を挙げている．そのうえで，最小発音空隙，安静空隙量，顔貌から評価できる"咬合高径の減少の有無"に基づき，重度tooth wear患者を図4-2に示す3つのカテゴリーに分類している．

#### カテゴリー1：咬合高径の減少をともなうもの

咬合高径の減少が確認できれば自動的にこのカテゴリーに分類される（図4-3）．カテゴリー1の患者には咬合挙上を用いた治療が有効であるが，Turnerらはオクルーザルスプリントやスプリント義歯による確定診断の必要性を強調している（図4-4）．そして，通常6～8週間の可

> **Important**
>
> Tooth wearに対して咬合挙上が第一選択となりえるのは，咬合高径の減少を認める症例であり，原則として，咬合挙上を避けられるかを検討すべき！

## Turnerらによる重度tooth wear患者に対するカテゴリー分類

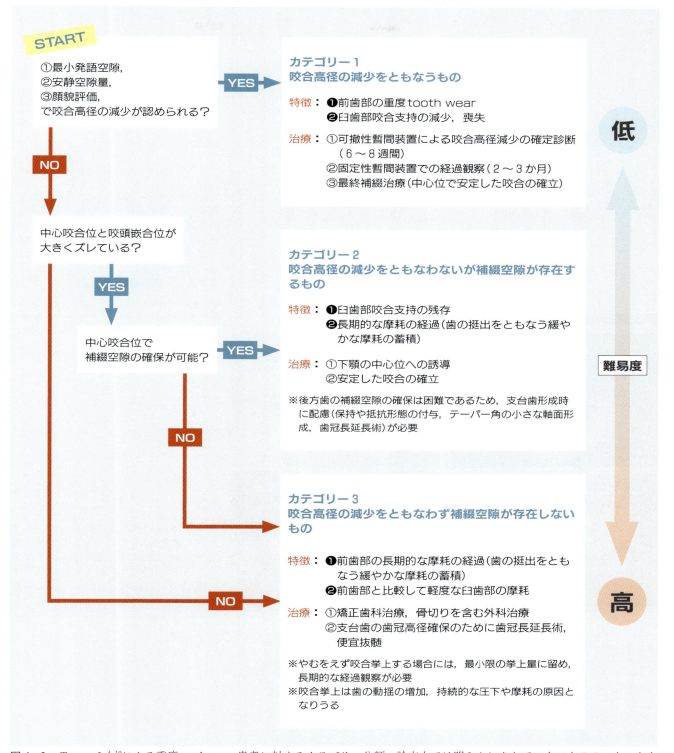

図4-2 Turnerら[4-19]による重度tooth wear患者に対するカテゴリー分類．論文上では明らかにされていないものの，もっとも難易度の高いカテゴリー3には2パターンあることが読み取れる．

咬合挙上　その意思決定と臨床手技

## 重度tooth wear患者に対するカテゴリー分類：カテゴリー1

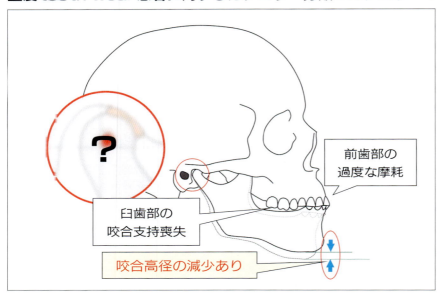

図4-3　カテゴリー1では，tooth wearの加速因子（臼歯部咬合支持の減少，喪失）によって，代償性の歯の挺出より早く摩耗が進み，咬合高径が減少している．比較的安全に咬合挙上が可能なケースであり，難易度は低い．

## 挙上量診断のためのスプリント義歯

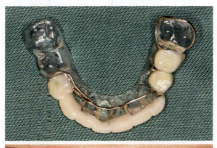
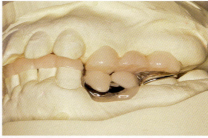
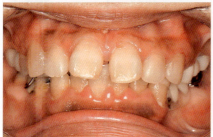
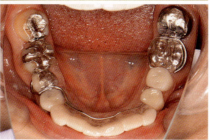

| a | b |
|---|---|
| c | d |

図4-4a～d　挙上量診断のためのスプリント義歯（a）．スプリント義歯は，咬合器上で決定した挙上量に合わせて製作した（b）．口腔内に装着した状態（c：正面観，d：咬合面観）．Turnerらは6～8週間の経過観察を推奨している．

　可撤性暫間装置装着による確定診断後，固定性装置（Turnerらはプロビジョナルレストレーションを加熱重合レジンで製作することを推奨している）でさらに2～3か月の経過観察を行うことを推奨している．
　また，「可撤性装置の受け入れ自体が難しい患者もいるので，可撤性暫間装置の経過不良から咬合挙上を断念する場合には注意が必要だ」と述べている．3章3-2（63ページ～）で紹介したAbduoのシステマティックレビューでも，可撤性装置に対して患者が感じる異物感が治療の妨げとなる可能性について言及されている[4-21]．

80

## 重度tooth wear患者に対するカテゴリー分類：カテゴリー2

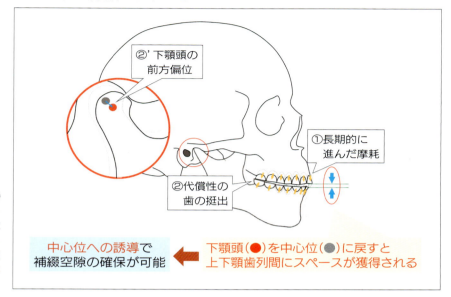

図4-5 Tooth wearがゆっくり進むと，代償性の歯の挺出により咬合高径が維持される．中心咬合位と咬頭嵌合位が大きくズレている患者では，下顎頭を中心位に誘導すると，咬合高径を維持したまま補綴空隙を確保できる場合がある（図4-10も参照）．このようなケースは，カテゴリー2に分類される．

## カテゴリー2に分類される重度tooth wear患者

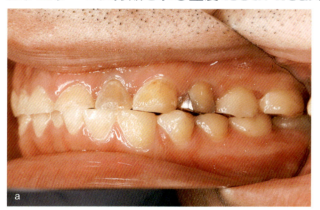
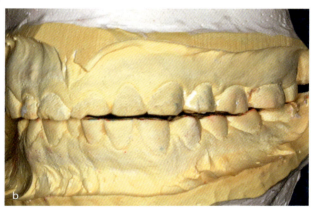

図4-6a,b カテゴリー2に分類される重度tooth wear患者．a：咬頭嵌合位．上下顎歯列間に歯冠形態を回復するスペースがない．b：中心咬合位．最後臼歯同士が早期接触し，前方の上下顎歯列間にスペースが確保される．最後臼歯が本来の位置から偏位（挺出，傾斜など）していれば，この早期接触部は咬合再構成の基準に利用できない可能性があるが，このような患者のうち，欠損のない者の多くは最後臼歯は術前の咬頭嵌合位（またはタッピングポイント）で対合歯との接触があり，顕著な偏位は疑われないことがほとんどである．

カテゴリー2では，中心咬合位で咬合再構成を行うことで，咬合挙上を行わずに補綴空隙の確保が可能である！

カテゴリー2：咬合高径の減少をともなわないが補綴空隙が存在するもの（図4-5）

カテゴリー1以外の重度tooth wear患者は，一見すると咬合挙上しない限り十分な補綴空隙が確保できない印象を受ける．しかし，下顎を中心位に誘導すると，中心咬合位と咬頭嵌合位の大きなズレを認め，上下顎歯列の間にスペースが獲得できる場合が多い（図4-6）．このような患者はこのカテゴリーに分類され，中心位で安定した咬合を確立することで歯列前方の補綴空隙が十分に確保できる．

一方，後方歯の歯冠高径が不足するため，支台歯への保持形態や抵抗

## 重度 tooth wear 患者に対するカテゴリー分類：カテゴリー3

パターン1

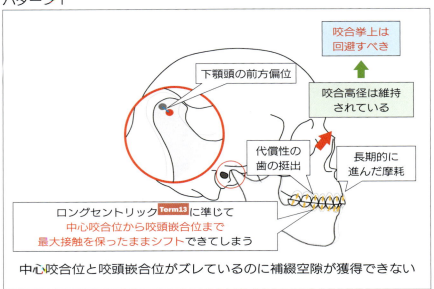

パターン2

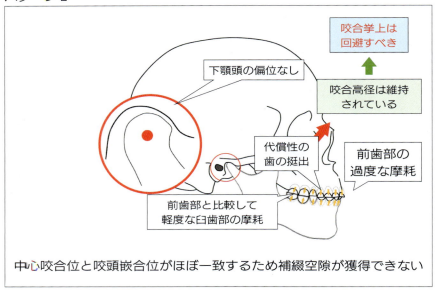

図4-7 カテゴリー2と同様に，tooth wearがゆっくり進み，代償性の歯の挺出で咬合高径が維持され，咬合高径を維持したままでは補綴空隙の確保ができないケースはカテゴリー3に分類される．カテゴリー3には，2パターンが存在する．いずれも矯正歯科治療や外科治療が必要となり，難易度が高い．

形態の付与と，小さなテーパー角での軸面形成が重要である．クラウンの脱離に抵抗する十分な歯冠長の確保や審美性の回復を目的として，歯冠長延長術が必要となることがある．Turnerらは「摩耗が進んだ歯の歯周組織は健全なので，歯槽骨の削合は問題を招かない」としている．

### カテゴリー3：咬合高径の減少をともなわず補綴空隙が存在しないもの
（図4-7）

カテゴリー3の患者は，中心咬合位でも咬頭嵌合位でも補綴空隙が存

## 4章 中心位を基準とした咬合挙上法

在しない．咬合高径の減少も認めないため，咬合挙上以外の何らかの方法で補綴空隙を確保する必要がある．Turnerらは，「矯正歯科治療や骨切りを含む外科治療，さらには前歯の挺出による歯頸線や咬合平面の乱れから歯冠長延長術も必要であり，治療の難易度がもっとも高い」と述べている．

支台歯形成の際に，便宜抜髄が必要となることもある．やむをえず咬合挙上する場合には，最小限の挙上量とし，新たな咬合高径に対する患者の適応を長期的に評価する必要がある．彼らは，咬合挙上後の歯の動揺や，FMA（フランクフルト平面と下顎下縁平面のなす角度）が20°より小さい患者での歯の圧下や摩耗を懸念しており，カテゴリー3の患者には可撤性暫間装置装着を強く推奨している．

Turnerらの分類は臨床的であり，筆者らはtooth wearの患者の治療計画立案の際に，本分類に基づき簡易的な診断を行うことにしている．本論文を読むと，咬合挙上により生じる可能性のある悪影響についてTurnerらの警戒心がかなり強いことがわかる．咬合挙上を検討する際には，次に紹介するSpearの論文も参考にしたうえで，患者の潜在的リスク（ブラキシズムなど）の術前評価を行い，適切な治療計画立案とリスク管理を行うことが重要であろう．

### 4-3-2）Spearによる"咬合高径へのアプローチ"

次に紹介するのは，Frank M. Spear（米国，ワシントン州シアトル市開業）が2006年に発表した，"咬合高径の再構築に関する臨床手技"についての論文[4-24]である．本論文では，"咬合高径の変更に関して臨床家が心配する5つのトピック"，"新たな咬合高径を決定する方法"，"患者にとって正しい咬合高径の選択"を解説している．Turnerらと異なり，「咬合挙

難症例（Turnerらのカテゴリー3など）ではとくに可撤性暫間装置による経過観察が推奨される！

---

**Term 13　ロングセントリック**

ロングセントリックを最初に紹介したSchuyler[4-22, 23]によると，「中心位と咬頭嵌合位との間に咬合高径の変更をともなわない前後的自由域（フリーダム）をもつようなセントリック」と定義され，ナソロジー学派の推奨するポイントセントリック（一切の遊びを設けずに中心咬合位と咬頭嵌合位が一致するように設定されたセントリック）に対応する用語として知られている．

ただし，1章で述べたとおり，中心位は"下顎位"，咬頭嵌合位は"咬合位"であり，次元の違う下顎位であるから，本書では「中心咬合位と咬頭嵌合位との間に咬合高径の変更をともなわない前後的自由域をもつようなセントリック」と定義したい．なお，ロングセントリックと"フリーダムインセントリック"は同義語である．

ロングセントリックは，中心咬合位を含む漠然とした前後的自由域ではなく，中心咬合位を"出発点"として咬頭嵌合位を"終点"とする前後的自由域である．自由域の長さは0.75mm程度までとするのが望ましいとされ，もともとはグループファンクション（Term10〔67ページ〕参照，これもSchuylerが提唱）の必要要件の1つとされていた．

ロングセントリックが前後的自由域をもつセントリックであるのに対し，中心咬合位を中心として左右的に自由度をもたせたセントリックを"ワイドセントリック"と呼ぶのを耳にすることがあるが，これは臨床上望ましくない状態であり，用語としても不必要なもので使用を控えたほうがよい．"ワイドセントリック"なる状態は，中心咬合位を出発点としているのではなく，"中心"として左右的に遊びをもたせたものであり，単に，セントリックを不明確にするものであって，これを付与する臨床的に妥当な理由は見当たらない．

ロングセントリックは，中心咬合位と咬頭嵌合位のズレに起因する早期接触による特定の歯への過大なストレスを回避できる点が利点と考えられている反面，患者の咬合位を不安定化させるリスクが指摘されている．

## 顎関節および筋肉に及ぼす悪影響への懸念とSpearの意見

**臨床家の心配事**

咬合高径の変更の顎関節への悪影響は？

**Spearの意見**

関節円板の偏位がなく，咬合接触が安定していれば悪影響はない．もともと顎関節に問題がある場合は，暫間装置での経過観察が必要である

咬合高径の変更の筋肉への悪影響は？

下顎頭が中心位にある状態で安定した咬合接触が確立していれば，筋痛は生じない．5％に満たないごくわずかな患者は筋の異常感を訴えるが，2週間以内に消失する

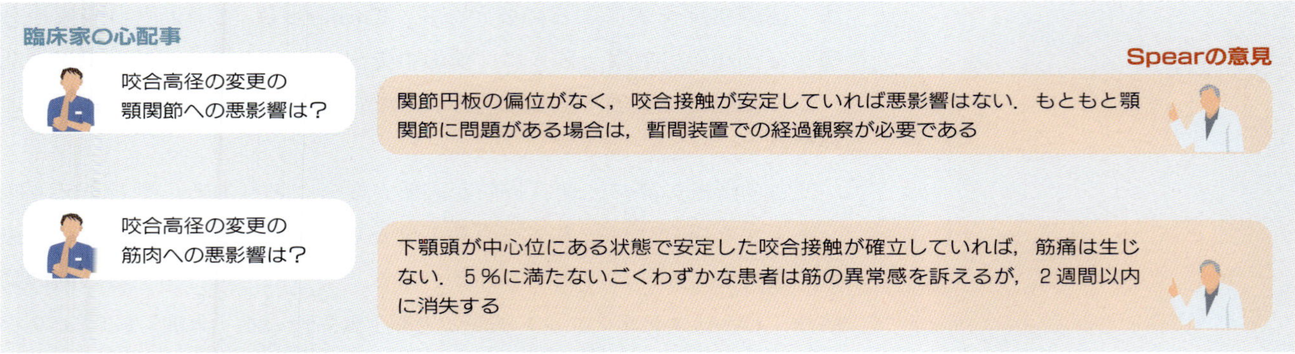

図4-8　咬合高径変更が顎関節および筋肉に及ぼす悪影響への懸念とSpearの意見．

上は，ほとんどの場合に許容される安全な方法である」という立場から意見を述べている．

### a．咬合高径の変更に関して臨床家が心配する5つの事項

咬合高径の変更に際して，臨床家は次の5つの事柄，①顎関節への悪影響，②筋肉への悪影響，③変更後の咬合高径の安定性，④筋活動量の増加，⑤発音への影響を心配する傾向がある．これらに対するSpearの見解は以下に述べるとおりで，これらを通じて，「特定の咬合高径のみが正しいという考えを裏づける根拠は存在せず，ほとんどの患者において咬合高径の変更は許容されるものである」と結論づけている．

#### a-1）顎関節，筋肉への悪影響（①，②）

Spearは，咬合高径の変更によって顎関節および筋肉に悪影響を及ぼさないためには「中心位で咬合高径を変更すること」と「安定した咬合接触付与」が重要であると述べている（図4-8）．

また，不適切な咬合の例として，「臼歯のみで咬合を安定させ，前歯の接触や誘導がない咬合」を挙げている．さらに，術前に顎関節に問題がある場合には「咬合挙上が顎関節にどのような影響を及ぼすかについての（暫間装置による）十分な経過観察が必要である」と補足している．

術前に顎関節に問題，がある場合には，咬合挙上による影響を十分に経過観察する必要がある！

#### a-2）変更後の咬合高径の安定性（③）

変更後の咬合高径の安定性についてSpearは，「筋の長さの恒常性に対する見解の違いから2つの意見（後戻りする／安定する）が存在し，どちらの意見が正しいかは症例による」としている（図4-9）．

さらに，Spearは，咬合挙上時の下顎頭の垂直移動の有無が，咬筋や内側翼突筋の長さの変化に影響していることを説明している（図4-10）．これは，Turnerらの分類（図4-2）のカテゴリー2の患者に対する治療法と関連が深い記述である．

## 変更後の咬合高径の安定性に対するSpearの意見

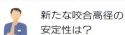　新たな咬合高径の安定性は？

 Spearの意見

以下の2つの異なる意見があり，結論が出ていない
①歯の圧下，挺出によって変更前の咬合高径に戻る
②筋肉の長さが変化することで変更後の咬合高径は安定する

図4-9　変更後の咬合高径の安定性に対するSpearの意見．

## 前歯部の挙上における咬筋および内側翼突筋の長さの変化

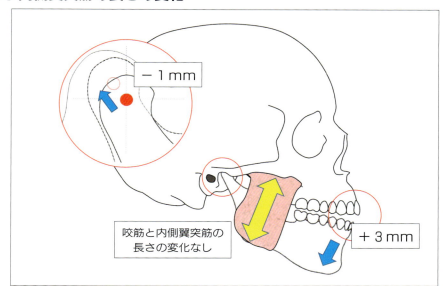

図4-10　Spearは，「前歯部を挙上しても，下顎頭の移動が許容されれば，咬筋および内側翼突筋の長さは変化しない」と述べている（参考文献4-24より引用・改変）．

## 筋活動量の変化に関する臨床家の心配事とSpearの見解

　咬合高径の変更で筋活動量が変化するのでは？

 Spearの意見

筋活動量の議論は，①下顎安静位，②クレンチング時の双方で議論される
①下顎安静位では，咬合挙上にともない，筋活動量は減少する
②クレンチング時には，咬合挙上にともない，筋活動量は増加する
いずれも，高径を戻さずとも，挙上後3〜4か月で元のレベルに戻る

図4-11　筋活動量の変化に関する臨床家の心配事とSpearの見解．

### a-3） 筋活動量の増加（④）

「咬合挙上によって筋活動量が増加するなら，歯や補綴装置に悪影響があるのではないか？」という懸念に対して，Spearは下顎安静位とクレンチング時に分けて議論している（図4-11）．咬合挙上直後の筋活動量は，"下顎安静位で減少"し"クレンチング時には増加"するが，いずれも3〜4か月で元のレベルまで戻ると述べている．

咬合挙上　その意思決定と臨床手技

## 発音への影響に関する臨床家の心配事とSpearの見解

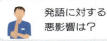
臨床家の心配事
発語に対する悪影響は？

Spearの意見

主に，歯擦音（S音，Z音など）に影響がある．発語障害が生じても，通常2〜4週間で消失する．4週以上適応が認められない場合には，前歯部の形態を修正する必要がある

図4-12　発音への影響に関する臨床家の心配事とSpearの見解．

## M発音位を用いた咬合高径の評価法

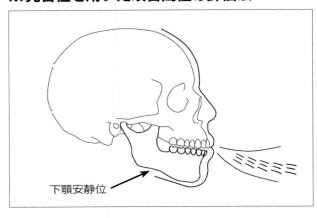
下顎安静位

図4-13　M音は両唇音であり，上下口唇が軽く接触する．この時の下顎位は下顎安静位の近傍であるとされる．

しかし，一過性であっても，クレンチング時の筋活動量の増加は為害性を有する可能性がある．筆者らの私見であるが，多くの先人たちが唱える"暫間装置での経過観察の重要性"[4-4]は，単なる患者の適応の有無の確認だけでなく，"適応するまでの為害性が懸念されるフェーズを，暫間装置で凌ぐ"という意味合いも含んでいるのだろう．

### a-4）発音への影響（⑤）

発音への影響についてSpearは，「歯擦音（S音，Z音など）に悪影響が認められることがあるが，ほとんどの場合，2〜4週間で適応が認められる」と述べている（図4-12）．また，「4週間以上経っても，適応が認められなければ，前歯の形態の修正が必要である」との見解を示している．補足すると，英語では，歯擦音以外にもF音，Th音，L音など，歯の形態に影響を受けやすい音が多く使用されている．

一方，日本語には歯の形態に影響を受ける音が少なく，英語圏の患者と比較して発音が障害されるリスクが少ないように感じる．筆者らは2章2-2（38ページ〜）で言及した"M発音位を用いた下顎安静位の評価（図4-13）"は有用だが，その他の音節を用いた咬合高径の評価は日本語話者には適用しづらいと考えている．

咬合挙上後に4週間以上発語障害が続く場合は，前歯部の形態修正を検討する必要がある！

## 上下顎中切歯部のCEJ間の距離を利用した咬合高径の評価

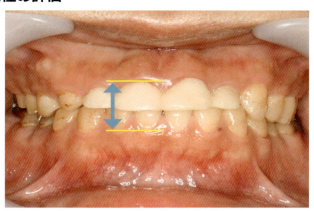

図4-14 上下顎中切歯部のCEJ間の距離を利用した咬合高径の評価．I級咬合の患者では，摩耗が生じていない場合の上下顎中切歯のCEJ間の距離が，平均18〜20mmであることを利用する．実際には，摩耗の速度によって代償性の歯の挺出により咬合高径が維持される場合も多く，他の評価法と比較して優れているとはいえない．

個々の咬合高径決定法には欠点があるものの，いずれの方法も正しい補綴治療の基準として用いられてきた実績がある！

### b．新たな咬合高径を決定する方法

Spearは次の5つの咬合高径の評価法について，主に批判的な立場から見解を述べている．5つの評価法は，①安静空隙の利用，②試験的な装置（オクルーザルスプリントなど），③経皮電気神経刺激法（筋電図），④上下顎のセメント-エナメル境（以下，CEJ〔cemento-enamel junction〕）の測定（図4-14），⑤顔貌計測（2章2-3〔40ページ〕参照）である．

Spearは，以下の各方法の欠点を指摘したうえで，これらが長い間，補綴治療の基準として用いられ，正しく治療が行われてきたことにも言及している．"このような過去の臨床的知見は，「咬合高径には幅があり，大きく変更しても患者はほとんど適応できる」ということを証明している"とSpearは結論づけている．

#### b-1）安静空隙の利用

咬合高径の評価への安静空隙量の利用に対してSpearは，「咬合高径変更後4週間以内に，変更前と同等の安静空隙量が獲得されることを複数の研究が示している」ことを示し，「安静空隙を用いた咬合高径の評価の妥当性は，無歯顎者以外では証明されていない」と述べている．

可撤性暫間装置は適用のしやすさが利点だが，確認できるのは咬合高径の妥当性のみである！

#### b-2）試験的な装置

Spearは，アクリルレジン製の試験装置（オクルーザルスプリント）を用いた方法に対して，適用のしやすさとデプログラミングを助けてくれるという意味で有効性を認めつつ，「咬合高径以外の情報は一切得られない」と述べている．これには，可撤性である点に加え，最終補綴装置と形状が異なる点が理由であると考えられ，Abduo[4-21]のシステマティックレビューと同様の立場をとっている（3章3-2〔63ページ〜〕参照）．

また，可逆的な方法が好まれる背景として「新たな咬合高径に適応で

きなかった場合に患者が不快症状を経験する可能性」への危惧があるとしつつ，「実際には，咬合高径の変更をしてもほとんどの患者が不快症状を経験しない」との報告にも言及している．

### b-3）経皮電気神経刺激法

筋電図を用いた経皮電気神経刺激法は，側頭筋，咬筋，顎二腹筋の筋活動量から下顎安静位を求め，そこから安静空隙量を引いて咬合高径を求める方法である．Spearは本法を用いると多くの場合，過大な挙上量となり歯冠形態の大幅な修正を余儀なくされると述べている．加えて，安静空隙の可変性にも言及しており，本法適用への注意を促している．

### b-4）上下顎のCEJの測定

CEJの位置を基準とする方法は，上下顎の中切歯のCEJ間の平均距離が18〜20mmであることを利用した方法である（図4-14）．しかし，咬合高径は下顎枝の長さと臼歯の接触によって決定され，前歯は直接関与しない．また，CEJ間距離の評価は前歯の露出度を評価しているに過ぎない．これらに加えて，「重度tooth wearを呈する症例のうち，臼歯部の咬合接触が残っている場合には，咬合高径の減少はほとんど認められない」とSpearは述べている．この記述は，Turnerらの論文とも関連が深い．

重度tooth wearを呈していても，臼歯部の咬合接触が残っている場合，咬合高径の減少をともなうのは稀である！

### b-5）顔貌計測

Spearは，顔貌計測に対してはとくに否定的であり，理想的な比率では上顔面と下顔面の高さはほぼ一緒だが，この比率を獲得するには，下顎位の大幅な修正をともなうことが多く，「外科も含めた矯正歯科治療が行える場合には有効であるものの，多くの場合は現実的でない」としている．また，「下顎位の大幅な修正が可能だとしても，咬合高径を増加させるほど水平被蓋が大きくなるため，顔貌を基準として下顎位を大きく修正し，適切な被蓋関係を確保するのは困難である」と指摘している．さらに，Spearの個人的な見解として「顔面高ではなく前歯の露出度の変化のほうが，より審美性への影響が大きい」と述べている．

顔貌計測に頼った咬合高径の決定では，しばしば適切な被蓋関係を確保するのが困難となる！

### c．患者にとって正しい咬合高径の選択

最終的にSpearは，「適切な咬合高径は，①審美性の確保（患者の希望）と②機能回復（術者の目的）に合致するかどうかで決定するのが望ましく，もっともわかりやすい」と述べている．Spearの推奨する手法は，次の5つのステップからなる（図4-15）．

**Step 1**：術前模型を中心位で咬合器に装着する．
**Step 2**：上唇の位置と上顎切歯の露出度を参考に，模型上で理想的な

インサイザルエッジポジション（上唇に対する上顎前歯切縁の位置）でのワックスアップを行う（Spearは口唇がリラックスした状態とフルスマイル時を参考にすると述べている）．

**Step 3**：上顎切歯口蓋側カントゥア修正の必要性を判断し，必要な場合にはワックスアップを行う（判断基準は"解剖学的に理想的な形態かどうか"であり，咬合関係から判断するわけではない）．

**Step 4**：咬合器を閉じて，前歯部および臼歯部の咬合関係を評価する．この際，臼歯部に離開が生じた場合には，①下顎切歯の削合，②臼歯の歯冠高径の増加，のいずれかで対応する．

**Step 5**：**Step 4**で①を選択した場合には，必要に応じて下顎切歯の形態を修正する．

　Spearは言及していないが，**Step 4**で臼歯部に十分な補綴空隙が確保できない場合があり，挙上量の再考（あるいは臼歯部の咬合平面の修正，歯冠長延長術の適用）を検討しないといけない場合がある（図4-15r, s）．また，チェアサイドで挙上量の仮決定を行った場合，**Step 3**の時点で前歯部に開咬を呈する場合がある．

　Spearを含め臨床家の多くは，咬合再構成を適切に行ううえで複数の選択肢（挙上量の再考など）がある場合，侵襲を受ける残存歯数が少ないこと，患者の希望に寄り添っていること，に基づく意思決定の重要性を強調している．本論文でも，「術者は，①上下顎前歯部の審美性，②前歯および臼歯に必要な歯冠高径の増加量，③機能的に望ましい水平および垂直被蓋の獲得，に配慮しながら試行錯誤的に適切な咬合高径を決定する必要がある」と結論づけている．

　また，Spearは「ほとんどの患者にとって咬合挙上は安全な方法である」としつつ，重度tooth wearを認める患者に対しては，Turnerらと同様に慎重な対応が必要との見解であり，重度tooth wear症例の難易度がいかに高いかが理解できる．

重度tooth wearをともなう症例の咬合挙上は，とくに慎重な対応が求められる

咬合再構成において"侵襲の小ささ"は，意思決定の重要な基準となる！

## 4-4．中心位を基準とした咬合挙上の実際

　最後に，TurnerらやSpearの方法を参考にして，中心位を基準としてtooth wearを治療した症例を紹介し，これまでの教科書的知識を臨床的に解説していく（図4-16～39）．

咬合挙上　その意思決定と臨床手技

## 中心位を基準とした咬合挙上の術式（Spearの推奨する咬合挙上法の術式〔一部，改変〕）

### Step 0：チェアサイドで事前に行うこと

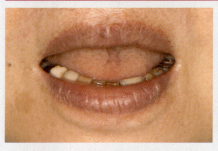
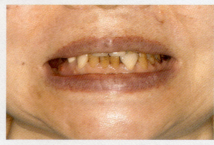

図4-15a, b　上唇とインサイザルエッジポジションの関係の観察．患者は50代，女性であり，さまざまな開口量で観察を行った結果，理想的なインサイザルエッジポジションは，現状よりも1mm下方であると判断した[4-25]．a：軽い開口時．b：スマイル時．

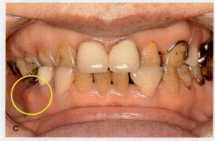
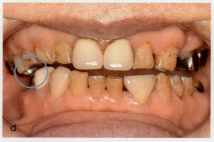
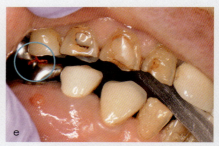

図4-15c〜e　中心位への誘導と中心位での咬合採得を行って，フェイスボウトランスファーを装着する（前方基準点はカンペル平面に準じる）．c：咬頭嵌合位．5̄（黄色丸部）に歯根破折を認める．d, e：中心咬合位．5̄に早期接触（青丸部）を認める．

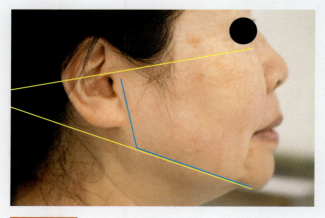

図4-15f　側貌から，おおよそのFMA（フランクフルト平面と下顎下縁平面のなす角度〔黄色線〕と下顎角（青線）の大小を確認しておく．

### Step 1

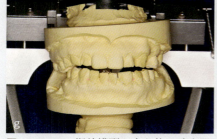
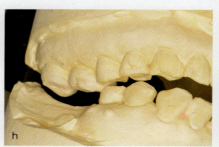

図4-15g, h　術前模型を中心位で咬合器に装着する．

### Step 2

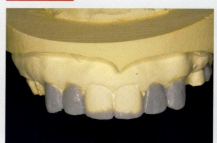

図4-15i　Step 0 で確認した上顎切歯の露出度を参考に，模型上で理想的なインサイザルエッジポジションのワックスアップを行う．

インサイザルエッジポジション(上唇に対する上顎前歯切縁の位置)でのワックスアップを行う(Spearは口唇がリラックスした状態とフルスマイル時を参考にすると述べている).

**Step 3**：上顎切歯口蓋側カントゥア修正の必要性を判断し，必要な場合にはワックスアップを行う(判断基準は"解剖学的に理想的な形態かどうか"であり，咬合関係から判断するわけではない).

**Step 4**：咬合器を閉じて，前歯部および臼歯部の咬合関係を評価する．この際，臼歯部に離開が生じた場合には，①下顎切歯の削合，②臼歯の歯冠高径の増加，のいずれかで対応する．

**Step 5**：**Step 4**で①を選択した場合には，必要に応じて下顎切歯の形態を修正する．

　Spearは言及していないが，**Step 4**で臼歯部に十分な補綴空隙が確保できない場合があり，挙上量の再考(あるいは臼歯部の咬合平面の修正，歯冠長延長術の適用)を検討しないといけない場合がある(図4-15r, s)．また，チェアサイドで挙上量の仮決定を行った場合，**Step 3**の時点で前歯部に開咬を呈する場合がある．

　Spearを含め臨床家の多くは，咬合再構成を適切に行ううえで複数の選択肢(挙上量の再考など)がある場合，侵襲を受ける残存歯数が少ないこと，患者の希望に寄り添っていること，に基づく意思決定の重要性を強調している．本論文でも，「術者は，①上下顎前歯部の審美性，②前歯および臼歯に必要な歯冠高径の増加量，③機能的に望ましい水平および垂直被蓋の獲得，に配慮しながら試行錯誤的に適切な咬合高径を決定する必要がある」と結論づけている．

　また，Spearは「ほとんどの患者にとって咬合挙上は安全な方法である」としつつ，重度tooth wearを認める患者に対しては，Turnerらと同様に慎重な対応が必要との見解であり，重度tooth wear症例の難易度がいかに高いかが理解できる．

重度tooth wearをともなう症例の咬合挙上は，とくに慎重な対応が求められる

咬合再構成において"侵襲の小ささ"は，意思決定の重要な基準となる！

## 4-4. 中心位を基準とした咬合挙上の実際

　最後に，TurnerらやSpearの方法を参考にして，中心位を基準としてtooth wearを治療した症例を紹介し，これまでの教科書的知識を臨床的に解説していく(図4-16～39)．

咬合挙上　その意思決定と臨床手技

## 中心位を基準とした咬合挙上の術式（Spearの推奨する咬合挙上法の術式〔一部，改変〕）

### Step 0：チェアサイドで事前に行うこと

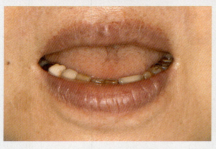
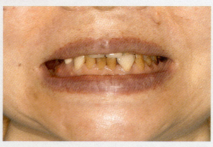

図4-15a, b　上唇とインサイザルエッジポジションの関係の観察．患者は50代，女性であり，さまざまな開口量で観察を行った結果，理想的なインサイザルエッジポジションは，現状よりも1mm下方であると判断した[4-25]．a：軽い開口時．b：スマイル時．

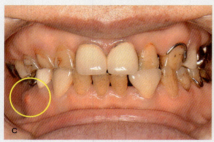
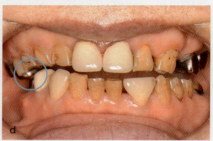
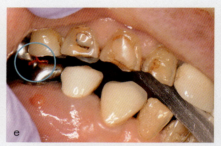

図4-15c〜e　中心位への誘導と中心位での咬合採得を行って，フェイスボウトランスファーを装着する（前方基準点はカンペル平面に準じる）．c：咬頭嵌合位．5̄|（黄色丸部）に歯根破折を認める．d, e：中心咬合位．5̄|に早期接触（青丸部）を認める．

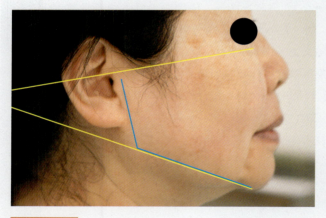

図4-15f　側貌から，おおよそのFMA（フランクフルト平面と下顎下縁平面のなす角度〔黄色線〕と下顎角（青線）の大小を確認しておく．

### Step 1

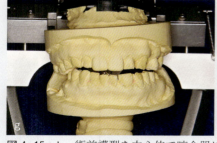
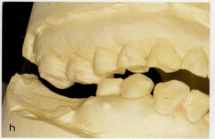

図4-15g, h　術前模型を中心位で咬合器に装着する．

### Step 2

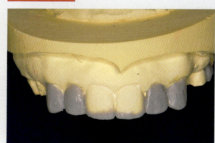

図4-15i　Step 0で確認した上顎切歯の露出度を参考に，模型上で理想的なインサイザルエッジポジションのワックスアップを行う．

4章　中心位を基準とした咬合挙上法

### Step 3

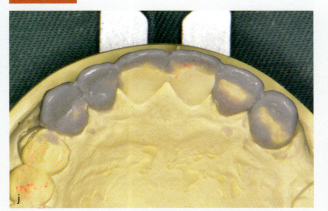
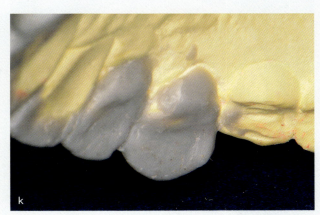

図 4-15j, k　必要に応じて，上顎切歯口蓋側カントゥアの修正を行う．

### Step 4

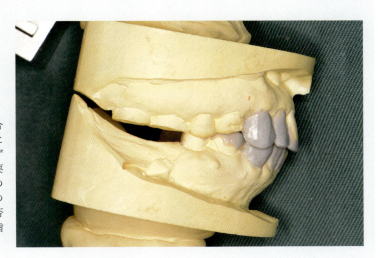

図 4-15l　咬合器を閉じて，前歯部および臼歯部の咬合関係を評価する．この際，臼歯部に離開が生じた場合には，①下顎切歯の削合，②臼歯の歯冠高径の増加のいずれかで対応する．実際には，この段階で咬合挙上の必要性とその量を評価する．本症例では，臼歯部に最低限の補綴空隙が確保できる量だけの早期接触部を削合するのみで対応可能であった．なお，残存歯の削合が必要か否かは，歯の位置（挺出，傾斜など），不適切な下顎位で歯冠補綴がなされているかなどに依存する．

### Step 5

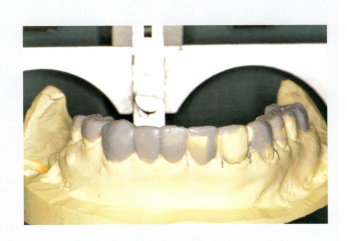

図 4-15m　必要に応じて下顎切歯の形態を修正する．

咬合挙上　その意思決定と臨床手技

**前歯部のワックスアップが完了した模型と中心咬合位における口腔内の比較**

図4-15n〜s　実際にはStep 4において，図4-15lで述べた①と②の両方のバランス考え，必要があれば，最小限の咬合挙上を検討することが重要である．臼歯部については，仮想咬合平面をカンペル平面と平行に設定し，臼歯部の咬合調整またはワックスアップを行う（n〜q）．また，本症例のように，欠損部に対して歯槽部ごと歯が挺出（rの黄色丸部）している場合には相当量の咬合調整が必要となり，歯冠高径の不足に対して歯冠長延長術などの外科処置を検討する必要がある（s）（ご協力：小林義夫先生〔東京科学大学生体補綴歯科学分野〕）．

4章 中心位を基準とした咬合挙上法

##  Case 1　中心位を基準としてtooth wearを治療した症例

### 症例概要

患者：62歳（初診時），男性
主訴：6⏋の痛み（重度tooth wearによって露髄したことによる歯髄炎）
既往歴：全身的な特記事項なし．逆流性食道炎，酸性飲食物の習慣性摂取なし．睡眠同伴者から歯ぎしり音の指摘あり．東京科学大学病院（旧・東京医科歯科大学病院）歯系診療部門むし歯歯科で歯内治療を完了後，咬合の回復を目的に同義歯科を受診．

### 1．初診時の検査，診断

#### ①咬合高径の評価

骨格性Ⅱ級の患者であることから，上顎前歯唇側から切縁にかけての摩耗は顕著ではないものの，咬合面観では全顎的なtooth wearを認めた（図4-16）．顔貌評価（図4-17），最小発音空隙において明らかな異常はなく，下顎安静位の評価でも咬合高径の明らかな減少は認めなかった．

#### ②下顎位の評価

両手誘導法（図3-5〔54ページ〕参照）とリーフゲージによる誘導（図3-9〔57ページ〕参照）で評価を行った．この結果，1mmを超える中心咬合位と咬頭嵌合位のズレを認め，中心咬合位において⏌7と⏌6 7に早期接触を認めた（図4-18）．今回は中心位を基準とした治療を行うこととし，概形印象，フェイスボウトランスファー，咬頭嵌合位および中心位での咬合採得を行い，調節性咬合器上での検査に備えた．本症例では中心咬合位と咬頭嵌合位が大きくズレており，かつ早期接触を認めたため，この時点でTurnerらの分類（図4-2）のカテゴリー2である可能性が高いが，咬合器上で中心咬合位における補綴空隙の確保が可能か否かを評価する必要がある．

#### ③その他の検査

プラークコントロールは良好で，全顎的に4mm以上の歯周ポケットは認めなかった．骨隆起の発達と顔貌所見から咬合力は強いと予想された．陳旧性う蝕の他，tooth wearによる象牙質露出や修復物の脱離が認められたが，早期対応を求められる部位はなく，最終的な咬合回復時に対応することとした．患者は保険適用内での治療を希望し，矯正歯科治療やセラミック修復は行わずに対応することとなった．

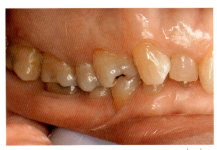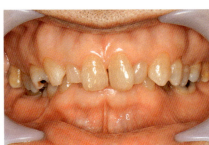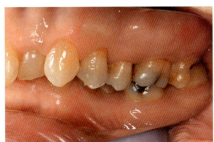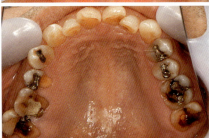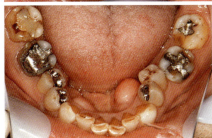

| a | b | c |
|---|---|---|
| d | e |   |

図4-16a〜e　初診時の口腔内写真．

咬合挙上　その意思決定と臨床手技

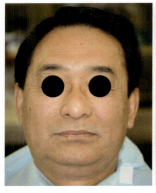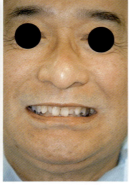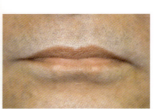

図4-17a〜c　初診時の顔貌写真．a：安静時．顔貌から明らかな咬合高径の減少を認めない．b：スマイル時．前歯部に叢生があるものの，上顎中切歯切縁の位置に問題はない．c：口唇の厚み．咬合高径の減少を疑わせる菲薄化は認めない．

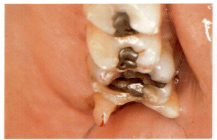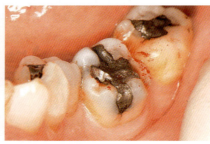

図4-18a, b　中心咬合位において，|7(a)と|6 7(b)に早期接触を認めた．

## 2．咬合器上での検査と挙上量の仮決定

　咬合面に気泡を残さないよう研究用模型を製作し，中心咬合位で調節性咬合器に装着した（図4-19）．本症例では，中心咬合位において前歯部で4mm，臼歯部で最大3mmの空隙を認めた．そこで，カテゴリー2（**4章**〔81ページ〜〕参照）に準じた治療計画を立案することとした．

　診断用ワックスアップを行ったところ，早期接触を温存した咬合高径では，大臼歯の歯冠補綴のための十分な垂直的スペースが確保できない部位があることがわかった．一方で，中心位での咬合挙上はリスクが少ないと考えられる[4-4, 21, 24]ため，最低限必要な歯冠高径を獲得すべく，臼歯部で1.5mmの咬合挙上を行うこととした（図4-20）．

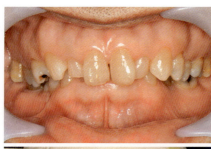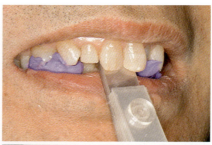
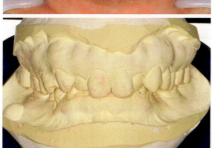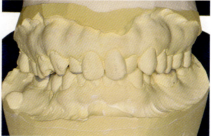

図4-19a〜d　咬頭嵌合位と中心位での咬合採得および咬合器装着．a：咬頭嵌合位における正面観．b：中心位において上下顎歯列に接触がない状態で咬合採得を行う．c：咬頭嵌合位での咬合器装着．d：中心咬合位（下顎頭が中心位にある状態）での咬合器装着（中心位での顎間関係で咬合器装着し，咬合器上で上下顎歯列が接触するまで閉口した状態）．

4章　中心位を基準とした咬合挙上法

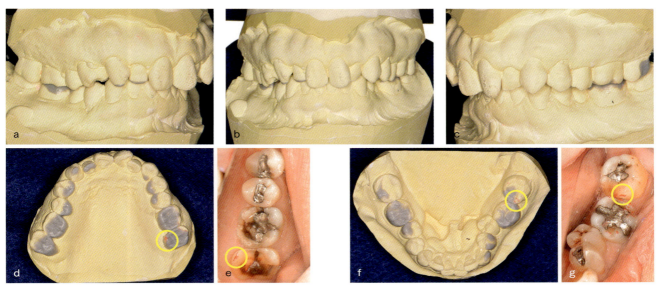

図4-20a〜g　早期接触（黄色丸部）を温存した咬合高径での診断用ワックスアップと早期接触部の口腔内写真．臼歯部の十分な補綴空隙が確保できなかったため，臼歯部で1.5mmの咬合挙上を行うこととした．

### 3．可撤性暫間装置による経過観察

　咬合器上での診断用ワックスアップに従い，オクルーザルスプリントを製作した（図4-21〜23）．この時，中心咬合位にオクルーザルスプリント上の咬頭嵌合位を一致させ，前歯部の接触および誘導を付与することが重要であり，これが後述するタッピング運動を基準とする方法との決定的な違いである．本症例では経過観察中のレジンの摩耗量（0.5mm程度）を考慮し，オクルーザルスプリントによる挙上量は1.5mm＋0.5mm＝2mmとした．

　咬合高径の減少が明らかでない患者に対して咬合挙上を行うことから，筋活動量の一過性の変化（約3か月）を可撤性および固定性装置で経過観察することを念頭に，経過観察期間は可撤性，固定性それぞれで1.5か月に設定した．オクルーザルスプリントは，毎食後のブラッシング時を除き，昼夜問わず24時間の装着が理想的だが，患者の負担を考え，徐々に使用する時間を長くするよう指導した．

　しかし，経過観察を開始して3週間が経過しても装着感の悪さ（喋りづらさと食事のしづらさ）が消失せず，患者からオクルーザルスプリントの継続使用困難の訴えがあった．顎関節や筋肉の異常を認めなかったことから，この時点で固定性暫間装置に置換した．日常臨床では，Turner[4-19]やAbduo[4-21]らが指摘するように，可撤性暫間装置の限界を感じることが少なくない．

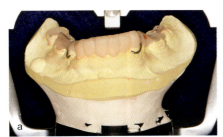
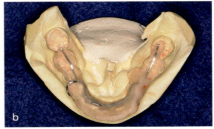
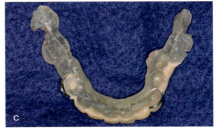

図4-21a〜c　診断用ワックスアップに準じて製作したオクルーザルスプリント．もともと骨格性Ⅱ級であるため，下顎位の是正と咬合挙上によって，前歯部の被蓋関係が大きく変化した．また，もともと過蓋咬合でもあったので，垂直被蓋は改善したものの水平被蓋は過大となり，オクルーザルスプリントは下顎前歯唇側も被覆する形態として適切な水平被蓋を保つこととした．なお，オクルーザルスプリントは装着感や喋りづらさが気になりにくい下顎に製作することが一般的である．

咬合挙上　その意思決定と臨床手技

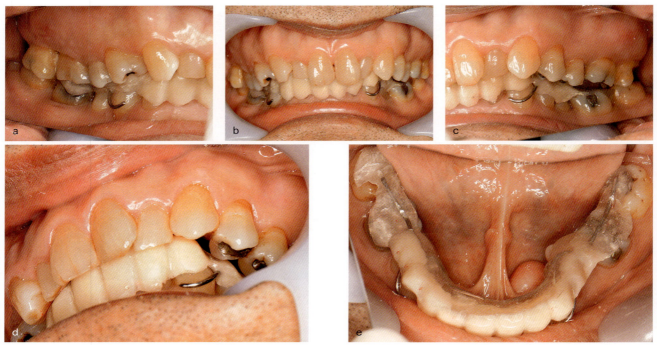

図4-22a〜e　オクルーザルスプリントを装着した口腔内.

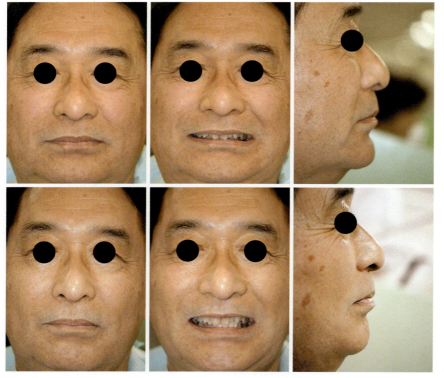

図4-23a〜f　オクルーザルスプリント装着による顔貌の変化．スマイル時の審美性は向上したものの，咬頭嵌合位で閉口した状態での顔貌では，咬合高径がやや過大な印象を受ける．a〜c：初診時．d〜f：オクルーザルスプリント装着時.

## 4．固定性暫間装置による経過観察

　不可逆的な介入は，十分な経過観察の後に行うことが基本である．筆者らは，残存歯に接着性レジンセメントでオクルーザルスプリントを接着させ，歯冠形態から逸脱する部位は口腔内でトリミングする方法（図5-27〔131ページ〜〕参照）を用いている．

　次に，あらためてプロビジョナルレストレーションを製作し，ブロックごとに支台歯形成し置換する．この方法には，①スプリント上の咬合位をずらさずに固定性に移行できる，②1回あたりのチェアタイムを短縮できる，という利点がある反面，審美性や自浄性への配慮が難しいという欠点がある．なお，本症例は，①挙上量が少ない（暫間被覆冠の強度を保つための十分な厚みが確保できない），②最終的にCR充填で対応する部位が多い，③睡眠時ブラキシズムに対して耐摩耗性の高い材料への早急な置換が求められる，以上3つの理由から，この時点で摩耗部に対してコンポジットレジン（以下，CR）を適用した（図4-24）．ただし，有事の際のCR除去を容易にするためにあえて色調の異なるCRを選択し，既存の修復物は除去せずCRを接着した．

　その後，1.5か月間の経過観察を行った．顎関節や筋肉への有害事象は認めなかったが，経過観察初期に中心咬合位と咬頭嵌合位のズレをわずかに認めた（図4-25）．これは中心咬合位とタッピングポイント（従来の咬頭嵌合位）のズレと捉えられ，臨床上は，①中心咬合位を咬頭嵌合位と一致させる，②ズレた位置を咬頭嵌合位とする（ただし，咬頭嵌合位に幅をもたせずにナイトガードの適用を検討），③ズレた位置を咬頭嵌合位とする（ただし，中心咬合位〜咬頭嵌合位をロングセントリックとする），の3つのなかから，咬頭嵌合位を構築する咬合位を選択する必要がある（図4-26）．本症例では①を選択し，ズレを認めるたびに中心位へ誘導を行い，中心咬合位で咬頭嵌合するようにCRの添加と大臼歯部の暫間被覆冠の形態修正（摩耗分を添加）を行った．何度修正しても中心咬合位から咬頭嵌合位がズレる場合は，下顎頭の中心位への誘導が不適切である可能性があるため，スプリットキャスト法（図8-4〔172ページ〕参照）を用いるなどして，誘導した中心位の再現性を評価し直すべきである．

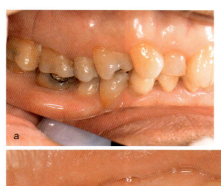
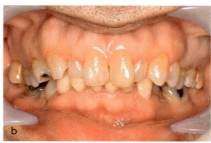
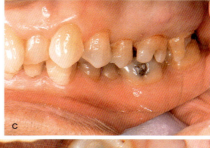
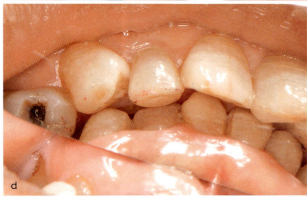
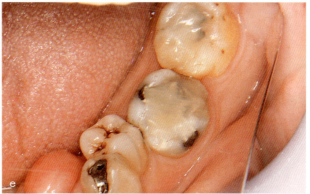

図4-24a〜e　固定性暫間装置装着後の口腔内．本症例では，暫間的なCR修復で対応した．可逆的に経過観察を行うため，この時点では既存の修復物の除去は行わず，|6は既存のメタルインレーにプライミングを行い，CRを添加した．

咬合挙上　その意思決定と臨床手技

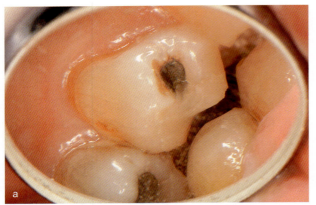
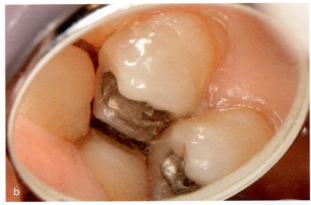

図4-25a, b　右側(a)および左側(b)の小臼歯部に認められた，中心咬合位と咬頭嵌合位のズレ．本症例では，その都度CRを添加し，中心咬合位と咬頭嵌合位を一致させた．本症例では，約1か月でズレを生じなくなり，中心咬合位での安定したタッピング運動が確認できるようになった．

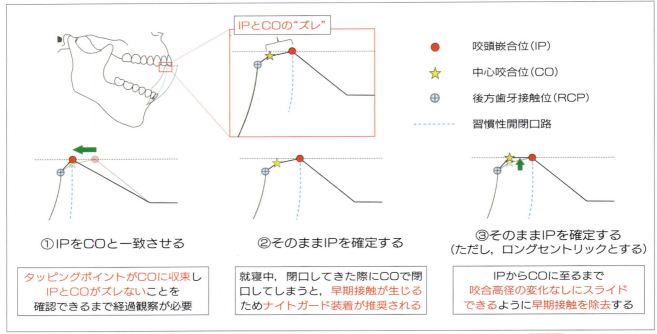

図4-26　経過観察中に，中心咬合位と咬頭嵌合位のズレを認めた際に検討する3つの咬合付与の仕方（Trivia 4〔50ページ〜〕も参照）．

## 5．最終的な歯冠修復と補綴処置

　最終的に固定性暫間装置上で中心咬合位と咬頭嵌合位の一致が確認できたため，最終処置を行った．この際，中心咬合位と咬頭嵌合位の一致が確認できなければ図4-26の②または③を選択する．

　最終補綴装置と修復物に置換する際には，咬頭嵌合している部位を上下顎同時に修復することで咬合位をずらさずに治療を進めることができる（図4-27）．とくに，本症例ではブラキシズムを有し咬合力が強かったことから，経過観察中のCRや暫間被覆冠の摩耗速度が速かった．

　このような症例では，数か所だけでも早急に耐摩耗性の高い材料を用いて咬合支持を確保することで，最終治療完了までの間の咬合高径の減少を遅らせることが可能である．

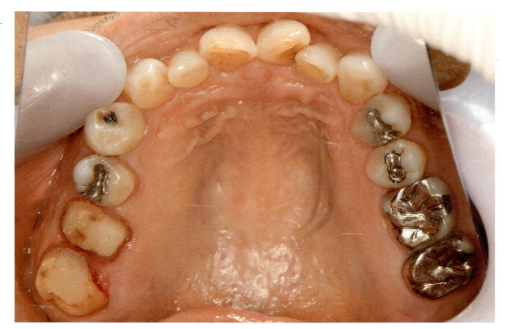
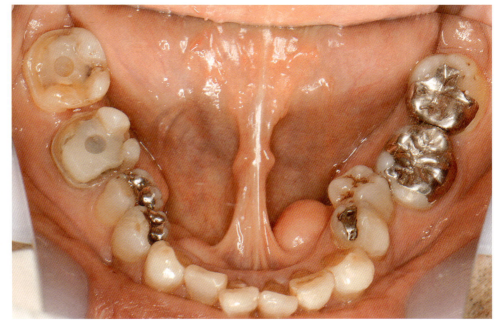

図4-27a, b　全顎的な咬合再構成では，同側の上下顎臼歯部を同時に最終補綴装置や修復物に置換することで，付与した咬頭嵌合位をずらさずに進めることが可能となる．本症例では，上顎右側大臼歯部の歯肉の安定化に時間を要したため，左側大臼歯部のみを速やかに修復した．

咬合挙上　その意思決定と臨床手技

### 6．治療後の経過

治療完了後の口腔内および顔貌写真を図 4 -28, 29 に示す．経過観察中，固定性暫間装置に置換した時点で，睡眠同伴者からの歯ぎしり音の指摘がなくなった．

咬合高径変更にともなうブラキシズムの消失は一過性の場合がある．本症例でも，術後 6 か月程度は，間隔を短めに設定し経過観察を行ったが，ブラキシズムの再発を疑う所見は認められず，ナイトガードの製作は行っていない．

現在，術後 5 年が経過し安定が得られているが，引き続き経過観察を続け，必要に応じてナイトガードの製作を検討するつもりである．

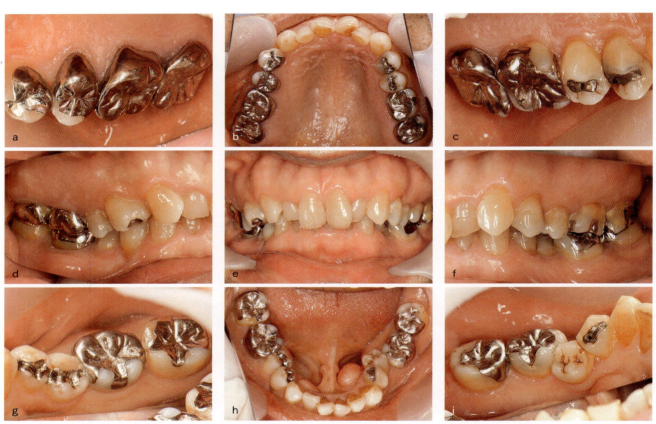

図 4 -28a〜i　治療完了後の口腔内写真．初診時に認められた上顎正中部の歯間離開が消失した．臼歯部咬合支持が回復し，前歯部への負担が軽減されたものと考えられる．

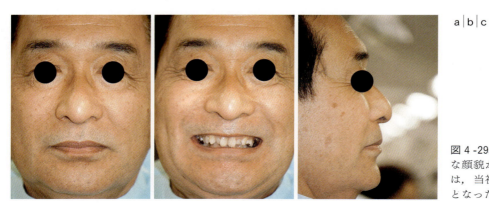

a｜b｜c

図 4 -29a〜c　治療完了後の顔貌．自然な顔貌が得られており，最終的な挙上量は，当初の予定どおり臼歯部で約1.5mmとなった．

**Case 2　中心位を基準として多数歯欠損を治療した症例**

### 症例概要

患者：64歳（初診時），女性
主訴：歯医者が怖くて何十年も治療をしていなかったが，見た目が悪く，食事もしづらくなってしまったので治したい．

既往歴：全身的な健康状態については特記事項なし．過去に義歯による治療を提案されたが，抵抗感が強く拒否したとのことで，今回も義歯を用いない治療を希望された．

### 1．初診時の検査，診断

#### ①咬合高径の評価

臼歯部咬合支持が喪失し，習慣性閉口路上の終末位では臼歯同士は接触せず，信頼できる咬頭嵌合位を喪失した状態であった（図4-30）．歯周組織には大きな問題はないものの，失活歯，二次う蝕を多数認め，う蝕リスクが高いと考えられた（図4-31）．

臼歯の挺出傾向が顕著で咬合平面の乱れが著しく，術前の水平的な咬合位および咬合高径では，補綴空隙が皆無であった．顔貌計測，下顎安静位の評価から，術前の咬合高径は適正な高径より鼻下点-オトガイ間距離で2mm程度低下しているものと考えられた．

上唇を基準とした上顎切縁の位置（インサイザルエッジポジション）の評価では，切縁を1.5mm程度下方に修正する必要があると考えられた．なお，3｜は先天欠如であった．

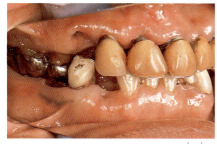
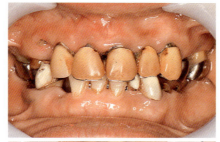
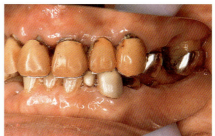
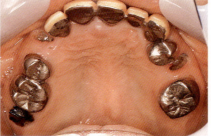
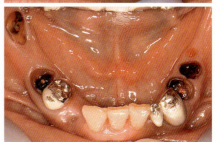

| a | b | c |
|---|---|---|
| d | e |   |

図4-30a〜e　初診時の口腔内写真．

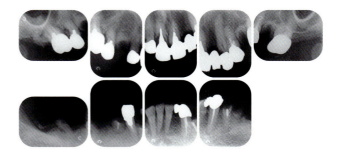

図4-31　初診時のデンタルエックス線写真．多数の残根，失活歯，二次う蝕が認められる．

## ②下顎位の評価

リーフゲージを用いて下顎を中心位に誘導したところ，5⏌と⏌4に早期接触を認めた（図4-32a）．早期接触時の下顎位では咬合高径が過大となり，咬合位決定の基準となりえる早期接触ではないため（**CASE 1**〔93ページ〜〕では基準になった），接触を除去したうえでの咬合再構成が必要と考えられた．

概形印象，フェイスボウトランスファー（図4-32b），習慣性開閉口路上での終末位および中心位での咬合採得を行った．

## ③その他の検査

初診時検査では，酸蝕や睡眠時ブラキシズムを疑わせる所見は見当たらず，顎関節，咀嚼筋部の異常所見も認めなかった．タッピング運動は不安定であり，咬合挙上に加え水平的な咬合位の是正が必要であることから，中心位を基準とした咬合再構成を行うことにした．

治療費用と期間について説明を行い，保険適用外での治療を行うことになった．プラークコントロールが不良であるため，治療介入前に歯科衛生士によるPMTCおよびTBIを行った．

## ④治療計画

下顎は前歯部に固定性ブリッジ，臼歯部にインプラントを適用することにした．一方，上顎には予後不良歯が多いため，すべての残存歯を抜歯したうえでボーンアンカードブリッジ（インプラント支台のフルブリッジ）を提案したが，侵襲が大きいことに対する抵抗感が強く受け入れられなかった．そこで保存可能な残存歯に根面アタッチメントを適用したオーバーデンチャー（口蓋部を排除した馬蹄形の形態）を打診したが，義歯はどうしても受け入れられないとのことであった．そのため消去法的に長期予後は期待できない前提で，残存歯を支台歯とした固定性フルブリッジでの補綴治療を目指すことになった．

ただし，患者には入念なインフォームドコンセントを行い，将来的に上顎に問題が生じた場合にはゼロベースでの再介入が必要なことを理解していただいた．

加えて，今回の治療で安定した咬合位を確立し，咬合平面の是正を行うことが，将来的な上顎の再補綴治療が長期化および複雑化しないために重要であることを説明し，治療に対するモチベーションの向上に努めた．

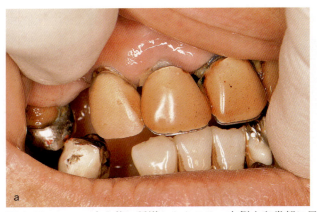 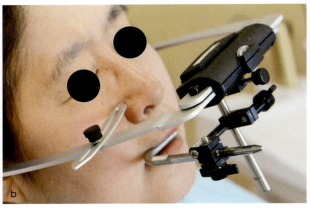

図4-32a, b　a：中心位に誘導したところ，右側小臼歯部に早期接触を認めた．b：フェイスボウトランスファーは，カンペル平面を基準にできる前方基準点を選択する（図7-15a〔162ページ〕も参照）．

## 2. 咬合器上での検査と挙上量の仮決定

　上下顎の研究用模型を中心位で咬合器装着し，早期接触部位を削合したうえで，他の残存歯が対合歯（または対向する顎堤）に接触するところまで閉口できるようにした．

　その後，初診時に得られた，"適正な咬合挙上量 ≒ 2 mm，上顎切縁下方修正量 ≒ 1.5 mm"に加え，最低限の補綴空隙が確保できる咬合高径を目指し，診断用ワックスアップを行った（図4-33）．その結果，前歯部で2 mmの咬合挙上を行ったうえで咬合再構成を目指すことにした．

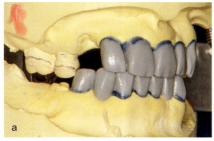
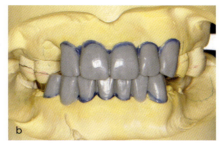
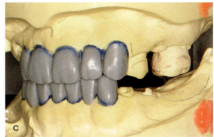

図4-33a～c　前歯部の診断用ワックスアップ．臼歯部については，咬合平面の修正を前提とした仮想咬合平面の高さに線を引いている．この時点で最終的に上下顎の正中線は一致しないことが想定され，正中を揃えるためには矯正歯科治療の併用が必要と考えられた．患者に説明したところ「正中線の不一致は気にしない」とのことで，矯正歯科治療は行わないことになった．

## 3. 可撤性暫間（補綴）装置による経過観察

　暫間補綴治療に際しても，患者には可撤性装置の使用を可及的に避けたいという強い希望があった．一方で，上顎の補綴装置を除去した際に，残存歯の崩壊の程度によっては暫間ブリッジを装着できない場合が考えられたため，増歯可能な設計で製作した暫間義歯の装着は必須であることを伝え理解いただいた（下顎暫間義歯装着については，この時点での理解は得られなかった，図4-34，35）．上顎暫間義歯を装着し，補綴装置を除去したところ，幸いにも暫間ブリッジが装着可能であった．仮設定した咬頭嵌合位が生理的に許容されるかを，1か月間の経過観察を通じて検証した．

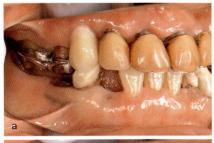
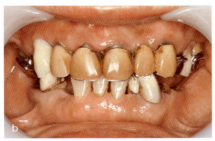
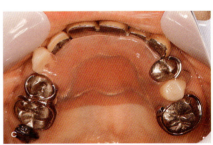
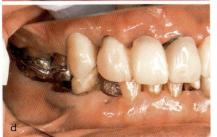
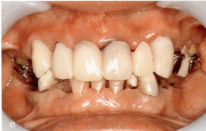
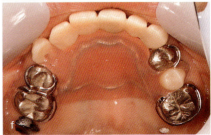

図4-34a～f　a～c：診断用ワックスアップを基に，中心咬合位で咬頭嵌合するように製作された上顎暫間義歯を装着した状態．義歯床を介して下顎残存歯との咬合接触を付与した．d～f：前歯部の暫間ブリッジを装着した状態．下顎前歯部の歯冠形態を修正しないと残存歯同士での咬合接触は得られないため，引き続き，暫間義歯で咬合接触を確保している．

咬合挙上　その意思決定と臨床手技

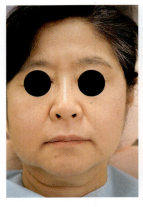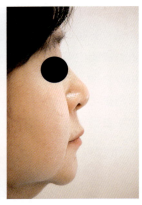

a | b

図4-35a, b　上顎暫間義歯装着時の顔貌写真．Willis法に年齢に応じた補正を適用すると，概ね良好な下顔面高（鼻下点-オトガイ間距離＝〔瞳孔-口裂間距離〕－2mm，図2-7〔39ページ〕参照）と考えられた．また，顔貌に対する客観的な（術者が感じる）違和感もなかった．

### 4．固定性暫間（補綴）装置による経過観察

　上顎暫間義歯による経過観察期間に異常所見は認めず，タッピングポイントも安定したため仮設定した咬合位で固定性暫間（補綴）装置の咬頭嵌合位を構築することとした．

　当初，下顎暫間義歯を装着せずに経過観察を行っていたが，咬合面の摩耗が進みやすく，早期の咬合高径低下や，上顎暫間ブリッジの前歯部での破折を繰り返した．さらに，下顎臼歯部のインプラント治療開始のタイミングでCOVID-19パンデミックが発生し，想定以上に固定性暫間（補綴）装置での経過観察期間が延びてしまうことから，下顎暫間義歯の装着に理解を得ることができた（図4-36）．

　その後，下顎暫間義歯の人工歯咬合面に準じた位置にインプラント上部構造が装着されるようアバットメントを埋入し，プロビジョナルレストレーションを装着した（図4-37）．

　咬合様式は犬歯誘導とし，2か月程度，経過観察を行った．この間，下顎の円滑な偏心運動，偏心位での臼歯部離開が確立するよう，前方誘導路の微調整を行った．

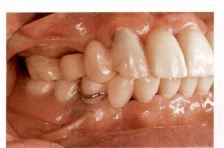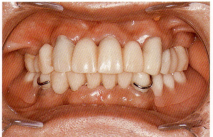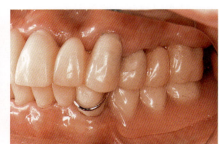

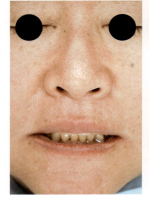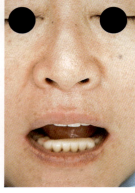

a | b | c
d | e

図4-36a〜e　a〜c：固定性暫間（補綴）装置装着（下顎臼歯部）時の口腔内写真．咬合平面の修正が完了している．d〜e：上顎前歯切縁の露出度は年齢を加味し，想定どおり修正されている．下顎前歯の唇舌幅は，解剖学的な形態から逸脱している（e）ものの，患者は審美面，発音，舌感ともに問題を感じておらず，このまま最終補綴治療を進めることにした．

4章　中心位を基準とした咬合挙上法

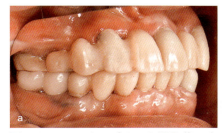
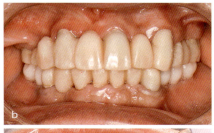
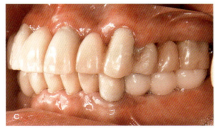
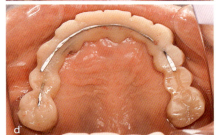
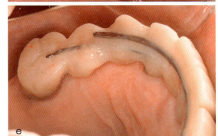

図4-37a～e　インプラント埋入後，全顎的にプロビジョナルレストレーションが装着された口腔内．上顎のプロビジョナルレストレーションは，インプラント治療前に装着していた暫間ブリッジ（図4-36）を修正して流用した．長期的に運用する暫間ブリッジには必要に応じて補強線を埋入し（d, e），部分的に補強線と対合歯を咬合接触させることで，破損や摩耗のリスクを軽減することができる（インプラント治療は立川敬子先生〔東京医科歯科大学〔現・東京科学大学〕口腔再生再建学分野元准教授〕による）．

### 5．最終的な歯冠修復と補綴処置

　前方誘導路の微調整後，プロビジョナルレストレーションの形態に準じて最終補綴装置を装着した．上顎は 6 2|1 3 6 を支台歯としたフルブリッジ（上下顎とも第二大臼歯は補綴しない）で対応した．補綴材料は下顎ブリッジおよびインプラント上部構造とともに，ジルコニアフレームを用いた陶材前装クラウン・ブリッジ（PFZ）を適用した．

　セラミックスのチッピングを予防する目的で，ナイトガードの装着を指示した．患者のプラークコントロール技術は向上し，審美性と咀嚼機能が良好に回復したことで，患者の高い満足を得ることができた（図4-38, 39）．

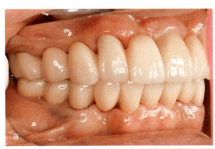
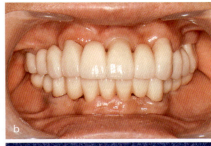
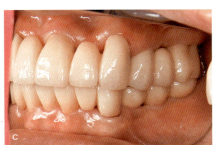
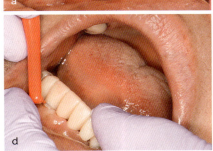
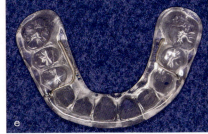
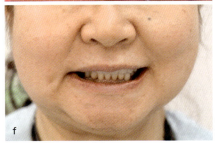

図4-38a～f　最終補綴装置装着時の口腔内写真．d：試適時に歯間ブラシの通しやすさを確認し，必要に応じて担当歯科技工士に形態修正を依頼した．e：睡眠時ブラキシズムの兆候は依然として皆無であるものの，セラミックスのチッピングリスクを軽減するためにナイトガードを使用することにした．f：治療後のスマイル時の顔貌．自然な審美性が獲得でき，患者の高い満足を得ることができた（担当歯科技工士：稲垣晃良氏〔東京科学大学病院歯科技工部〕）．

### 5. 治療後の経過

治療後は3か月ごとにリコールを行い，インプラント部の問題，補綴装置の破損，咬合接触状態の変化の有無をチェックすると同時に，歯科衛生士による口腔ケアを継続している．

現在，治療後3年が経過し，安定的に経過している．ただし，上顎ブリッジに問題が生じた場合には，速やかに再介入を検討する必要がある．

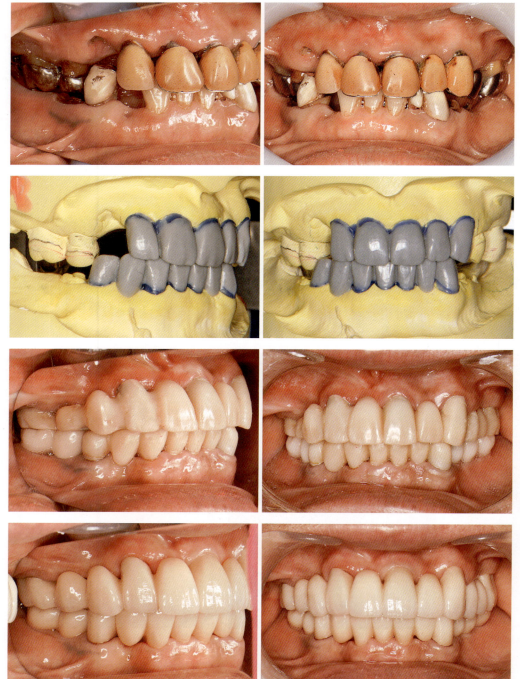

図4-39a〜h 初診時から最終補綴装置装着までの正面観および右側方面観写真．a, b：初診時．c, d：診断用ワックスアップ．e, f：プロビジョナルレストレーション．g, h：最終補綴装置．診断用ワックスアップと最終補綴装置を比較すると，上顎切縁の位置，正中線については踏襲されているものの，前方誘導部（アンテリアガイダンスを担う部位）の形態はかならずしも診断用ワックスアップに準じたものになっていないことがわかる．

**4章参考文献**

4-1. Christensen J. Effect of occlusion-raising procedures on the chewing system. Dent Pract Dent Rec 1970；20(7)：233-238.

4-2. Ramfjord SP, Blankenship JR. Increased occlusal vertical dimension in adult monkeys. J Prosthet Dent 1981；45(1)：74-83.

4-3. Schweitzer JM. Restorative dentistry--a half century of reflections. J Prosthet Dent 1974；31(1)：22-51.

4-4. Kois JC, Phillips KM. Occlusal vertical dimension：alteration concerns. Compend Contin Educ Dent 1997；18(12)：1169-1174, 1176-1177.

4-5. The Academy of Prosthodontics. The Glossary of Prosthodontic Terms：Ninth Edition. J Prosthet Dent 2017；117(5S)：e1-e105.

4-6. Fayz F, Eslami A. Determination of occlusal vertical dimension：a literature review. J Prosthet Dent 1988；59(3)：321-323.

4-7. Zarb GA, Carlsson GE. Therapeutic concepts：an overview. In：Mohl ND, Zarb GA, Carlsson GE, Rugh JD(eds). A textbook of occlusion. Chicago, IL：Quintessence；1988, 265-270.

4-8. 前川賢治．咬合に関するドグマ―治療的咬合(Therapeutic Occlusion)を現時点ではどのようにとらえるか―．補綴誌 2011；3(4)：322-328.

4-9. Gysi A, Zahnersatzkunde. Handbuch der Zahnheil- kunde von Scheff, IV. Berlin, Wien：Urban & Schwar- zenberg, 1929；1-171.

4-10. 大石忠雄．下顎運動の立場からみた顎関節構造の研究．補綴誌 1967；11(2)：197-220.

4-11. Posselt U. Studies in the mobility of the human mandible. Acta Odontol Scand 1952；10(10)：1-159.

4-12. Celenza FV. The centric position：replacement and character. J Prosthet Dent 1973；30(4 Pt 2)：591-598.

4-13. Kurth LE, Feinstein IK. The hinge axis of the mandible. J Prosthet Dent 1951；1(3)：327-332.

4-14. Trapozzano VR, Lazzari JB. A study of hinge axis determination. J Prosthet Dent 1961；11(5)：858-863.

4-15. Beck HO. A clinical evaluation of the arcon concept of articulation. J Prosthet Dent 1959；9(3)：409-421.

4-16. 河野正司．下顎の矢状面内運動に対応する顆頭運動の研究　第二報 マルチフラッシュ装置による矢状面運動軸の解析．補綴誌 1968；12(2)：350-380.

4-17. Schallhorn, RG. A study of the arbitrary center and the kinematic center of rotation for face-bow mountings. J Prosthet Dent 1957；7(2)：162-169.

4-18. Weinberg LA. The transverse hinge axis：Real or imaginary. J Prosthet Dent 1959；9(5)：775-787.

4-19. Turner KA, Missirlian DM. Restoration of the extremely worn dentition. J Prosthet Dent 1984；52(4)：467-474.

4-20. Harpenau LA, Noble WH, Kao RT. Diagnosis and management of dental wear. J Calif Dent Assoc 2011；39(4)：225-231.

4-21. Abduo J. Safety of increasing vertical dimension of occlusion：a systematic review. Quintessence Int 2012；43(5)：369-380.

4-22. Schuyler CH. Fundamental principles in the correction of occlusal disharmony, natural and artificial. Bull Contra Costa Dent Soc 1967；12(4)：25-6 concl.

4-23. Schuyler CH. Correction of occlusal disharmony of the natural dentition. NY State Dent J 1947；13(8)：445-462.

4-24. Spear FM. Approaches to vertical dimension. Adv Esthet Interdisciplinary Dent 2006；2(3)：2-14.

4-25. Vig RG, Brundo GC. The kinetics of anterior tooth display. J Prosthet Dent 1978；39(5)：502-504.

# 5章

# タッピングポイントを基準とした咬合挙上法

**Vertical dimension increase based on "convergent tapping point"**

　前章では，多くのエビデンスにサポートされた"中心位を基準とした咬合挙上法"を紹介した．本章では，中心位への誘導が困難な症例でも適用可能な"収束したタッピングポイント（安定したタッピング運動）を基準とした咬合挙上法"について解説する．

## 5-1. タッピングポイントを基準として咬合挙上する意味

"(収束した)タッピングポイント"を基準とすることは、"(安定した)タッピング運動"を基準とすることであり、下顎を"動的"に診るということである。JGPT-6[5-1]において"タッピング運動"は図5-1にある2つの定義で説明されており、タッピング運動(開口量の少ない反復的な習慣性開閉口運動)によってゴシックアーチ描記板上に記録される点、またはタッピング運動の際に上下顎歯列が接触する下顎位(咬合位)を"タッピングポイント"と呼んでいる。タッピング運動が安定している患者では、タッピングポイントが収束する(図5-2)。また、正常咬合者ではタッピングポイントは咬頭嵌合位と一致する(図5-3)[5-2]。

タッピングポイントを基準として咬合挙上する本法では、安定したタッピング運動において収束したタッピングポイントに咬頭嵌合位を構築する。中心位への誘導が適切に行えないほどコントロールできない顎関節の異常がある場合には、中心位を基準とした方法が利用できない。このような場合には、別の咬合挙上法を検討する必要があるが[5-3]、咬頭嵌合位の信頼性に乏しい症例では本法が第一選択と考えられる。

ただし、Nishigawaら[5-4]は、「タッピング運動は不適切な咬合状態でも容易に安定するため、タッピング運動の信頼性の見極めが重要である」と述べており、その見極めについては後述する。さらに、健常有歯顎者であってもタッピング運動の経路は微妙にばらついており、タッピングポイントが厳密に1点に収束することはほとんどないため[5-5]、タッピングポイントにはある程度の幅が存在する前提で本法を用いるのが現実的である。

タッピングポイントを基準とすることは、下顎を動的に診ることである！

タッピングポイントは厳密に1点に収束することは稀で、多くの場合、ある程度の幅が存在する！

## 5-2. 収束したタッピングポイントと関連する下顎位

下顎頭が中心位にあれば、下顎は純粋な回転運動を行うことができ、中心位でタッピング運動が安定すれば、タッピングポイントは中心咬合位(下顎頭が中心位にある状態で咬合した位置〔1章1-3［26ページ～］参照〕[5-6])と一致する。

一方、正常咬合者のタッピングポイントは咬頭嵌合位と一致するため[5-2]、理論上は"中心咬合位＝タッピングポイント＝咬頭嵌合位"が成り立つことになる(図5-4) Trivia 8 。しかし、実際には正常咬合者において"中心咬合位＝咬頭嵌合位"であることは稀である[5-3,9]。

これに対してBrillら[5-10]は、"咀嚼筋群が協調活動した状態で、下顎安

5章 タッピングポイントを基準とした咬合挙上法

## タッピング運動の定義

**定義①：開口量の少ない反復的な習慣性開閉口運動**

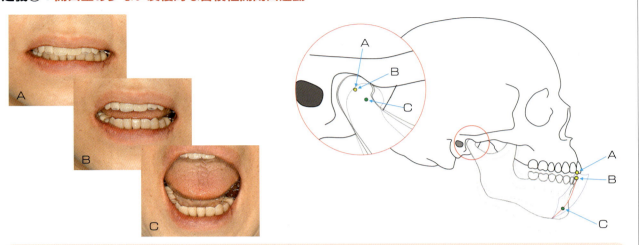

臨床的には，咬頭嵌合位の歯の接触部位や早期接触部位の検出，顎運動経路の検査，診断に利用される．タッピング運動の範囲内では，下顎頭はほぼ移動しない．A：咬頭嵌合位．B：タッピング運動での開口量．C：タッピング運動の範囲を逸脱した大きな開口量

**定義②：ゴシックアーチ描記板上に記録される複数の点（タッピングポイント）を記録するための下顎反復小開閉口運動**

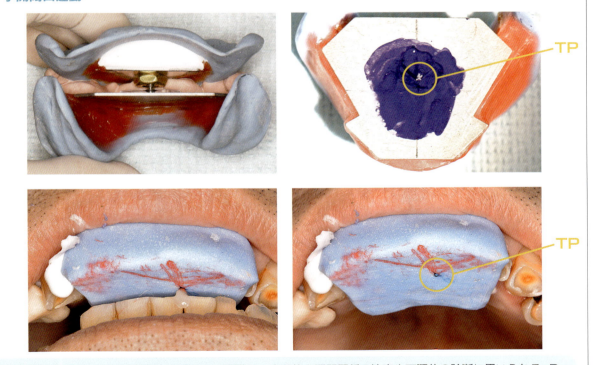

下顎反復小開閉口運動は，歯や顎関節に依存しない運動で，水平的な顎間関係の決定や下顎位の診断に用いられる．D，E：ゴシックアーチ描記板上に印記されたタッピングポイント（TP）．F，G：アンテリアジグ上に印記されたタッピングポイント（TP）

図5-1 タッピング運動は，JGPT-6 [5-1]において2つの定義で説明されている．

## タッピングポイントの描記範囲および咬頭嵌合位とタッピングポイントの一致

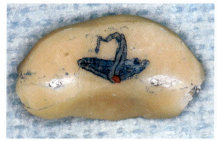
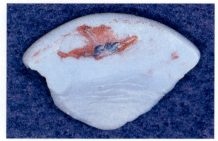

図5-2 a, b　タッピングポイントの描記範囲（描記面積）は，タッピング運動の安定の度合いに影響を受ける．a：タッピング運動が安定している患者のタッピングポイントは1点に収束する．b：タッピング運動が不安定な患者のタッピングポイントはばらついて，描記範囲は広くなる．

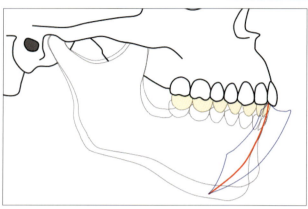

図5-3　正常咬合者では，タッピングポイントは咬頭嵌合位とほぼ一致すると考えられる[5-2]．

## "中心咬合位＝咬頭嵌合位"の場合のタッピング運動

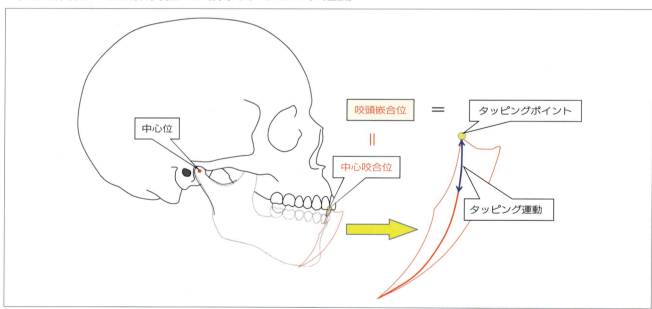

図5-4　安定したタッピング運動を行っている時，下顎頭が中心位にあると仮定すると，収束したタッピングポイント（咬頭嵌合位）は"中心咬合位"である．実際には，このような患者はほとんどいないと考えられる．

静位から閉口することによって得られる咬合位"を筋肉位と呼んだ．正常咬合者であれば，"タッピングポイントが収束する咬合位＝筋肉位"と捉えることができ，Brillらは筋肉位で咬頭嵌合位を確立することが望ましいと

## Trivia 8 "タッピングポイント＝咬頭嵌合位"?

川口[5-7]は，習慣的閉口運動時に下顎が直接咬頭嵌合位に閉口することは比較的少なく，多くの場合，約0.18mm後方に閉口した後，前方に滑走して咬頭嵌合位に復位することを報告している．開閉口の速度は明記されていないが，被験者は20〜30代で，「開いて，閉じて，自由に続けてください」と指示されていることから，タッピング運動に準じているものと考えられる．本研究ではデータ採得時の頭位をカンペル平面が水平となるようにしており，下顎安静位が咬頭嵌合位の後下方に位置する条件となっている．

一方，フランクフルト平面を水平とした頭位では，下顎安静位は咬頭嵌合位の前下方に位置するとされている[5-8]．前述のカンペル平面を基準とした場合（咬頭嵌合位のやや後方に閉口）と比較すると，閉口時の終末位は前方若干にズレるため，"タッピングポイント＝咬頭嵌合位"として治療を行う本法では，フランクフルト平面を水平とする頭位でタッピングポイントを記録するべきであろう（後述）．また，川口は本研究において，「咬耗の少ない被験者では測定機器の精度（50μm程度）範囲内（面積としては0.01mm²以下）で安定して収束した」と述べている．

しかし，他の研究でスプリントやゴシックアーチ描記板上に記録されたタッピングポイントの収束範囲は，タッピング運動が安定している有歯顎者であっても平均して直径0.6〜0.7mm程度の円形〜楕円形[5-8]であるとも報告されており，筆者らは「咬頭嵌合位はタッピングポイントの収束範囲（タッピングエリアと呼ぶ場合もある）内に存在する」あるいは「タッピングポイントの収束範囲内に咬頭嵌合位を設定すべき」という理解でよいと考えている．下顎安静位は中心位や顆頭安定位と同様，上下顎歯列接触の有無によらず存在する下顎位であり，本法においてはとくに重要な下顎位といえる．なお，"筋肉位"，"顆頭安定位"，"下顎安静位"のいずれも"中心位"とは異なり，"術者が誘導する（できる）下顎位ではない"ことに注意されたい．

---

した．また，正常咬合者では，咬頭嵌合位において下顎頭は関節窩内でもっとも安定する位置に収まり，15°前後の比較的小さな開閉口運動中は下顎頭の偏位は生じず，下顎頭を中心とした蝶番様運動を呈したことから，大石[5-11]はその下顎頭位を"顆頭安定位"と定義した．

初期のナソロジー学派がターミナルヒンジアキシスを下顎の純粋な回転運動の中心として求めていた時代にも，hinge locatorで規定できるターミナルヒンジアキシスは複数点見つかることがしばしば観察されており，その後，中心位の定義（中心位における下顎頭の位置）は，"回転中心"という意義を保ちながら時代とともに変化した[5-12]．

さらに，河野の提唱した全運動軸にいたっては，ほぼすべての前後的な下顎頭の運動範囲において回転中心としての下顎頭の位置が求められることを示している[5-13]．これらの事実は，"中心位だけが唯一，下顎の純粋な回転運動の中心としての下顎頭の位置を規定しているわけではない"ことを意味しているのは明白であろう．

タッピング運動の安定性の評価は，タッピングポイントの収束と，その際の顎関節や関連筋の問題所見の有無によるものであり，下顎頭の位置を直接評価するものではない．一方で，不快症状なくタッピング運動が安定するとき，筆者らを含む多くの臨床家は，（意識しているか否かはさておき）「下顎頭はおよそ下顎の純粋な回転運動の中心にある」と想定している．そして，下顎位に関する重要な各用語の意義や成立の背景（1章参照）に鑑みれば，"不快症状のないタッピング運動の安定"は，"咬合位（＝タッピングポイント）＝筋肉位"および"下顎頭位＝顆頭安定位"を満たすように下顎位が安定したことを意味すると考えて差し支えないと

---

**Important**

タッピング運動の安定性は，タッピングポイントの収束と，顎関節や関連筋の問題所見の有無で評価する！

咬合挙上　その意思決定と臨床手技

## 安定したタッピング運動を行える時の下顎頭位

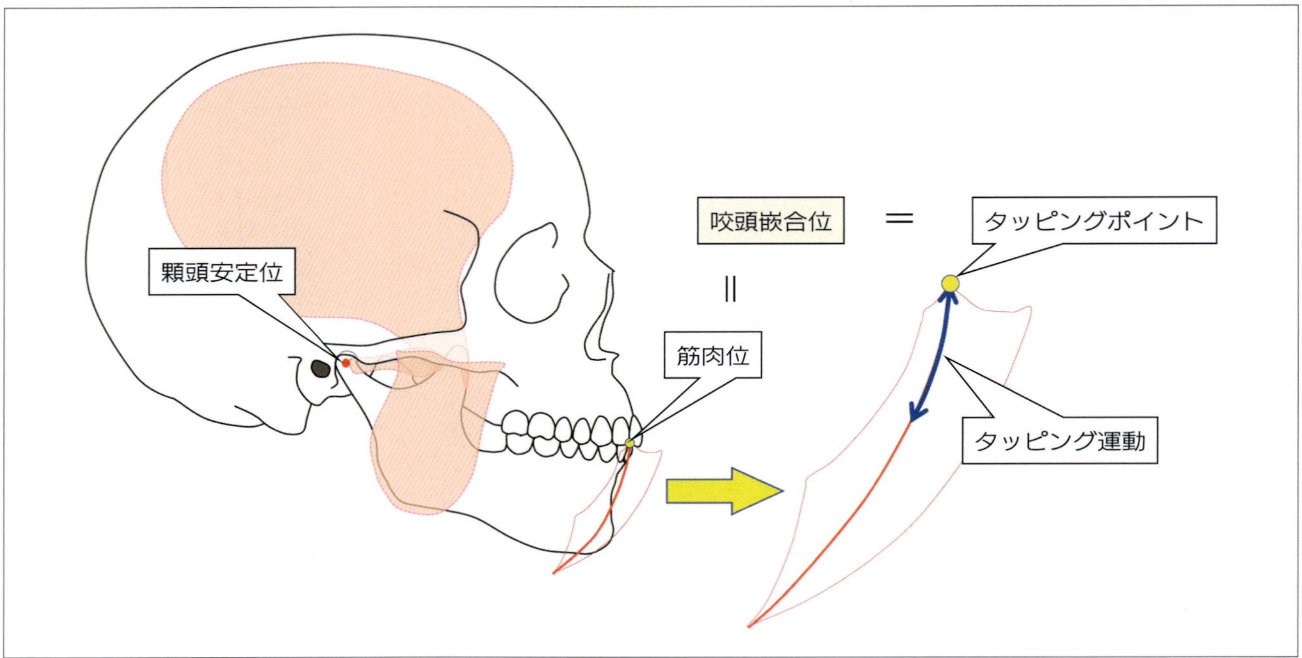

図5-5　咬合状態や顎運動に異常を認めない多くの患者において，"安定したタッピング運動"を行っている際の下顎頭は顆頭安定位にあり[5-11]，タッピングポイント（咬頭嵌合位）は筋肉位[5-10]であると捉えることができる．

筆者らは考える（図5-5）．したがって，この下顎位が"咬合位＝中心咬合位"および"下顎頭位＝中心位"をも満たしている場合もあれば，若干の差異がある場合もあるが，いずれにせよ，"不快症状をともなわず収束したタッピングポイント"は，咬合挙上後の咬頭嵌合位を設定する下顎位として適切と考えて差し支えないだろう．

> **Important**
> 不快症状をともなわず収束したタッピングポイントは筋肉位と捉えられ，咬頭嵌合位を再構築するのに適した下顎位である！

## 5-3．本法でオクルーザルスプリントを用いる目的

どの方法で咬合挙上を行うにしても，固定性暫間装置（プロビジョナルレストレーション）による最終的なトライアルの前に可撤性装置（オクルーザルスプリントやスプリント義歯）を用いて挙上量の妥当性の確認を行うことが推奨される[5-14,15, Trivia 9]．これに加えて，タッピング運動を基準として咬合挙上する本法では，次に述べる特徴的な目的でオクルーザルスプリントを"診断用スプリント"として活用する．

### 5-3-1）咬合接触の影響を排除して水平的な下顎位を決定できる

不安定なタッピング運動の要因として，早期接触や不適切な咬頭嵌合が挙げられる．早期接触は外側翼突筋の過緊張と関連し，下顎頭を中

114

## 5章　タッピングポイントを基準とした咬合挙上法

> **Trivia 9**　「いきなり固定性暫間装置」はNG？
>
> 　咬合挙上を行う際は，咬合挙上後に咬頭嵌合位を設定すべき咬合位を可撤性暫間装置を用いて"可逆的に"試す方法が安全であるという考えが一般的である．一方で，咬合挙上の初期段階で生じる筋痛や咀嚼困難などの異常所見は"一時的なもの"である可能性が高く，可撤性暫間装置を用いたトライアルの最中であっても，すぐに元の咬合位に戻したりしないのもまた事実である．
>
> 　3章3-2（63ページ～）で紹介したAbduoのシステマティックレビュー[5-16]では，咬合挙上に際して咬合位のトライアルを行う際，「固定性暫間装置を用いるほうが可撤性暫間装置よりも成功率が高いと考えられる」と述べている（可撤性暫間装置の失敗理由に，装着時の異物感や発語障害に対して，患者が適応できないことを挙げている）．
>
> 　筆者らの日常臨床においても可撤性暫間装置を用いてのトライアルを選択することがほとんどだが，患者の反応を見ながら早期に（あるいは最初から）固定性暫間装置を用いることもある．しかしその際には，不可逆的な方法を選択するリスクについて，患者と術者の双方が理解していることが重要である（8章8-1-2）〔168ページ～〕も参照）．

### 早期接触および不適切な咬頭嵌合位における正中のズレ

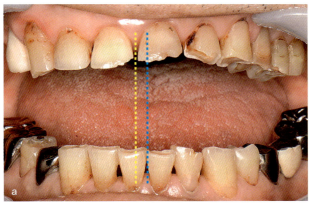
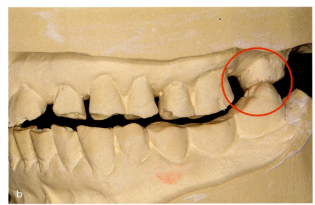
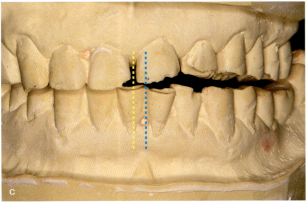
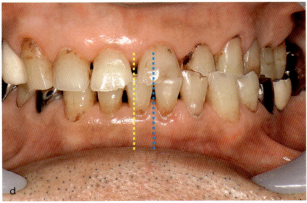

図5-6 a～d　大開口時（a）の上顎正中（黄色破線）と下顎正中（水色破線）の距離は，早期接触時（b：左側側方面観，c：正面観）までは維持される（bの赤丸が早期接触部位）が，咬頭嵌合位では下顎はさらに左側にシフトする（d）．本症例の実際の治療は，図5-19～31に示す．

心位から偏位させる（図5-6）[5-3]．また，不適切な咬頭嵌合位の確立は，タッピングポイントの信頼性を低下させる[5-4]．一般的な咬合挙上では，水平的な下顎位の決定後，オクルーザルスプリントで挙上量の妥当性の確認を行うが，本法ではあらかじめオクルーザルスプリントを装着し，問題のある咬合接触を排除した状態で適切な水平的な下顎位を模索する．

　一方で，Uenoら[5-17]はタッピングポイントの収束に対して，適正な前

咬合挙上　その意思決定と臨床手技

## 収束したタッピングポイントに対する前方および後方誘導部

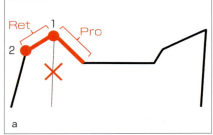 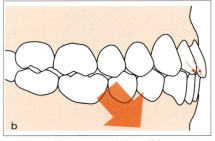 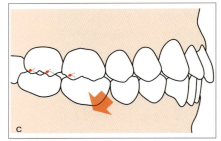

図5-7a～c　収束したタッピングポイントに対する前方および後方誘導部．a：下顎切歯点の運動域を描記した図（ポッセルトの図形，図2-7）の上縁部分の拡大．タッピングポイントは，下顎安静位（×部）を通る図内1の習慣性開閉口路の終末点として表され，下顎切歯点は下顎の前方滑走運動にともない，タッピングポイント（正常咬合者における咬頭嵌合位）から切歯路に沿って前下方に向かう．この経路（Pro）を規定する咬合接触が前方誘導部となる．一方，タッピングポイントから強制的に下顎を後方に牽引すると，下顎切歯点は後下方に向かい図内2の下顎最後退接触位（RCP）に到達する．このタッピングポイントからRCPの経路（Ret）を規定する咬合接触が後方誘導部である．b：臼歯部離開（ディスクルージョン）が達成されている健常歯列者において前方誘導部のなす経路は矢状切歯路であり，一般的には，前方誘導（アンテリアガイダンス）に寄与する前歯部がその名のとおり前方誘導部となる．c：多くの場合，上顎大臼歯機能咬頭の近心斜面と下顎大臼歯機能咬頭の遠心斜面の接触が，後方誘導部として機能する．なお，前方誘導は"歯による誘導"，後方誘導は"顎関節による誘導"の意味で用いられる場合もあるため，注意が必要である．

方誘導部の存在が重要であると報告している．また，三好[5-18]は後方誘導部（後退位から咬頭嵌合位までの上下顎歯列の誘導部）が下顎頭の後方偏位を防いでいる可能性を示唆している（図5-7a）．"前方誘導部"は，その名のとおりアンテリアガイダンスを担う部位であるが（図5-7b），"後方誘導部"はあまり聞き覚えがない用語かもしれない．

図5-7cに示すように，タッピングポイント（正常咬合者においては咬頭嵌合位）から下顎を強制的に後方に牽引すると，多くの場合，上顎大臼歯機能咬頭の近心斜面と下顎大臼歯機能咬頭遠心斜面が接触しながら，下顎は後下方の下顎最後退接触位（RCP）に到達する．このタッピングポイントからRCPに至る下顎の後方滑走運動を誘導する部位を"後方誘導部"と呼ぶ．後方誘導は4章で解説した中心位を基準とした咬合挙上の術式では登場しなかった（する必要のなかった）概念であり，ともすれば"早期接触部"と捉えかねないため，咬合挙上に限らず，咬合再構成の際には安易に咬合調整の対象としないように注意が必要である．本法は中心位への誘導が困難で，かつ術前の咬頭嵌合位に問題がある場合に採用する術式であるため，既存のタッピング運動およびタッピングポイントを信頼しないことが前提となる．そして，治療初期には後述のように前方および後方誘導部を有さないフラットな咬合面を付与したオクルーザルスプリント（診断用スプリント）を装着して経過観察を行う．

したがって，咬頭嵌合位に問題のない患者への本法の適用は，タッピング運動の不安定化（ひいては下顎位の不安定化）を招くおそれがあると考えられるため，厳に避けるべきである．

本法の適用は，①中心位への誘導が困難であること，②術前の咬頭嵌合位に問題があること，が前提となる！

本法は，術前の咬頭嵌合位，タッピング運動に問題がない患者に適用すると，顎運動の不安定化を招くおそれがある！

## 歯の欠損による顎口腔系の変化

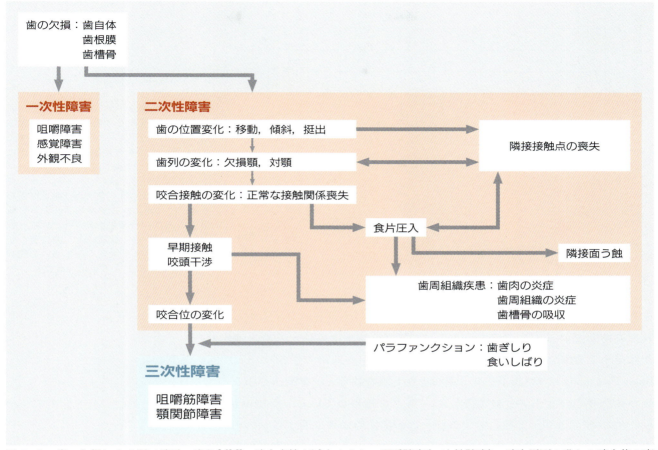

図5-8　歯の欠損による顎口腔系の変化[5-19,20]．咬合支持が減少すると，咀嚼障害（一次性障害），咬合平面の乱れや咬合位の変化（二次性障害）が生じ，顎機能障害（三次性障害）に発展する例がある．

### 5-3-2）顎関節の異常に対するアプローチを兼ねることが可能

　咬合支持域が減少すると，咀嚼障害（一次性障害）や咬合平面の乱れ，あるいは咬合位の変化（二次性障害）が生じ，顎機能障害（三次性障害）に発展する例がある（図5-8）[5-19,20]．小池ら[5-21]は，健常者に実験用オクルーザルスプリントを装着し，前歯の接触を維持した状態で臼歯部咬合支持を減少させ，クレンチング時の下顎頭の偏位量を測定した．その結果，咬合支持が減少するほど下顎頭の偏位量と被験者間の偏位量のバラツキが大きくなる傾向を認めた（図5-9）．これらの知見を参考にすると，咬合支持や咬合高径の減少が認められる患者のなかには，下顎頭が偏位し，顎関節に異常をきたしたものが含まれることが想像される．このような患者には，オクルーザルスプリント装着後の経過観察期間中に顎関節[5-22,23]，咀嚼筋[5-24]障害に対する治療効果が認められる場合がある．
　ちなみに米国歯科研究会（AADR）は顎関節症に対する対応として保

オクルーザルスプリント装着は顎関節症状の改善を期待しているわけではないことを，患者と術者双方が理解する必要がある！

## 歯の欠損による顎口腔系の変化

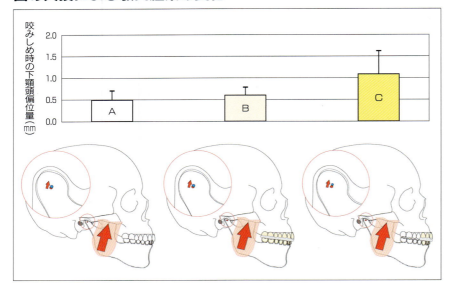

図5-9 小池ら[5-21]は，健常歯列者19名に対して，咬みしめ時の下顎頭の偏位量をオクルーザルスプリント（前歯部で2mm挙上）の咬合接触域をさまざまに変えて評価した（A：オクルーザルスプリント非装着時．B：オクルーザルスプリントで大臼歯部まで咬合接触を付与した時．C：オクルーザルスプリントで前歯部のみに咬合接触を付与した時）．咬合接触域が少なくなるほど，偏位量の平均値とばらつきが大きくなる傾向を認めた（参考文献5-21より引用・改変）．

存的で可逆的な治療法を強く推奨しており[5-25]，日本補綴歯科学会もこれを支持している[5-26]．Trueloveら[5-27]は"スプリントを使用しない，より保存的な治療でもスプリント療法と同様の効果が期待できる"こと，Baad-Hansenら[5-28]は"スプリント療法よりも患者教育と理学療法を組み合わせた対応のほうが治療成績が良い"ことを報告している．Kelemenら[5-29]は，筋原性顎関節症に対する種々の治療法の効果に関するシステマティックレビューのなかで，理学療法とスプリント療法の併用が理学療法単独と比較して治療効果が高いとはいえないと結論づけており，やはりスプリント療法の積極的な適用に懐疑的な見解を示している．また，関節円板の前方転位に対しては，復位をともなうか否かにかかわらず，オクルーザルスプリントの使用有無による治療成績の差はないことが示されている[5-30～32]．

そもそも，顎関節症と咬合状態との明確な相関関係は示されていない．したがって，咬合挙上をともなう咬合再構成によって，顎関節や咀嚼筋の症状の改善をかならずしも期待すべきではない[5-33]．Dawsonは[5-34]，「顎関節に何らかの構造的な変形を認め，"中心位"に必要な要件を満たしていなくても快適に機能する場合があり，そのような下顎頭は"適応中心位（adapted centric posture，図5-10）"にあると考えられる」としており，本法でも，「あくまで下顎位の模索を目的としてオクルーザルスプリントを装着した結果，副次的な効果として顎関節症状の改善も認める場合がある」という認識が望ましいだろう．

しかしながら，前述のとおり治療初期にオクルーザルスプリントを装着したことにより結果的に顎関節の障害が改善する例もあるため，咬合

そもそも顎関節症と咬合状態の明確な相互関係は示されておらず，咬合再構成にともなう顎関節症状の改善を期待すべきではない！

## Dawsonによる適応中心位の定義

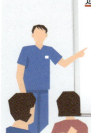

図5-10 Dawson[5-34]による適応中心位(adapted centric posture)の定義．Dawsonは，「関節円板が完全に転位していても，骨に支えられて下顎頭は関節窩の最中央(midmost position)に安定するだろう」と述べている．「関節結節に対してもっとも高い位置」という表現は，「内側翼突筋の収縮により内側極が最中央に支持される際，同時にもっとも高い位置に牽引される」こと(Trivia 5内図T5b〔58ページ〕も参照)を根拠にしていると考えられる．

本法は，顎関節症状を有する患者に対して，比較的適用しやすい方法である！

挙上に踏み切る前に顎関節の異常をコントロールしきれない症例では，他の咬合挙上の術式と比較して本法は適用しやすいという見方もできる．

## 5-4．タッピングポイントを基準とした咬合挙上の術式

前述したように，本法では可撤性暫間装置が担う役割が大きい．ここでは，診断用の可撤性暫間装置(診断用スプリントや診断用義歯)の製作法を中心に本法の術式を解説する．

### Step 1：治療計画立案と可撤性暫間装置装着側(上顎／下顎)の決定

"上下顎のどちらにオクルーザルスプリントを装着するか？"は治療計画に左右される(図5-11)．

a．義歯による補綴が必要となる広範な欠損を有する症例

上下顎ともに欠損がある場合には，患者の感じる異物感の程度を考慮して，上下顎のどちらをスプリント義歯(または診断用義歯)とするかを決定する[5-35]．一般的には，異物感が少ないとされる下顎に装着する(図5-11A)．欠損が上下顎の片方にしかない場合は，欠損を有する側に診断用義歯を製作する(図5-11B)．

b．欠損が少数である症例あるいは欠損がない症例

上下顎のうち，治療計画上，より歯冠形態修正の必要がある歯の数が多いほうにオクルーザルスプリント(診断用スプリント)を装着する(図5-11C)．上下顎とも歯冠形態修正が同程度必要な場合には，①前方および後方誘導路(の角度)は主に上顎歯列に依存するため，治療中盤で可撤性または固定性暫間装置に誘導路を付与する際は，下顎にオクルーザ

ルスプリントを用いるほうが患者固有の誘導路の角度を維持しやすい，②下顎に対するオクルーザルスプリントの装着は，その上顎への装着と比較して異物感が少ない，といった理由から，原則として下顎に装着する（図5-11D）．

### Step 2：可撤性暫間装置製作用の印象採得および咬合採得

印象採得では，前歯部の舌側および口蓋側や最後臼歯の遠心面に気泡が入りやすい（図5-12a）ので，あらかじめ手指で印象材を圧接してから印象トレーを挿入する．

咬合採得は咬合採得材に厚みをもたせて行い，①水平的な咬合位，②可撤性暫間装置の厚み，を大まかに仮決定する．バイトワックスを上下顎歯列間に介在させタッピング運動が安定する場合は，タッピングポイントで咬合採得（図5-12b）を行う．咬合採得の際は，患者のフランクフルト平面が地面と平行になるようにするとよい．さらに，背もたれから背中を離して地面に対して垂直とし，膝を約90°に曲げ足裏が楽に地面につく状態が望ましい（1章1-5〔30ページ〜〕，6章6-3〔144ページ〜〕も参照）．このため筆者らは，患者の膝が曲げられない仕様のデンタルチェアの使用は，咬合再構成をともなう治療には不向きであると考えている．また，タッピング運動が不安定な場合は，片手誘導法などの簡易的な誘導法を用いて，下顎頭が安定して下顎の回転中心となるような位置で咬合採得（図5-12c）を行う．咬合採得材の厚みは，可撤性暫間装置を製作できる最低限の挙上量を目安に決定する．なお，丸山[5-8]は切歯点において3mmを越える挙上を行った場合，3mm以下の場合と比較してタッピング運動の不安定化が顕著であったことを報告している．本法において，可撤性暫間装置装着後のタッピングポイントの安定化（**Step 5**）をスムーズに得るために，筆者らは原則として咬合採得材の切歯点での挙上量は3mm以下とするのが望ましいと考えている．

### Step 3：フラットテーブルを有する診断用の可撤性暫間装置の製作

平均値咬合器に上下顎模型を咬合採得材を介在させて装着し，咬合採得材の厚みに従って診断用の可撤性暫間装置を製作する．診断用スプリント（または診断用義歯）の咬合面は，凹凸（誘導部）をつけず，対合歯の機能咬頭と点接触し，対合歯に対して側方力を生じさせない形態（フラットテーブル），とする（図5-13a, b）[5-36]．タッピング運動を基準とした本法は，他の方法と比べて可撤性暫間装置の調整量が大きいため，加熱重合レジンを用いて製作することが求められる．ワイヤークラスプあるいはボールクラスプを使用すると可撤性暫間装置の維持力を簡単に調整できるため，治療を円滑に進めるうえで便利である（図5-13c）．

特別な理由がなければ，オクルーザルスプリント（またはスプリント義歯）は下顎に装着するのが原則である！

診断用スプリント（または診断用義歯）の挙上量は，3mm以下に設定するのが望ましい！

> **Important**
> 本法では，原則24時間のオクルーザルスプリント装着が求められるため，インフォームドコンセントがとくに重要である！

### Step 4：診断用の可撤性暫間装置装着と使用法の指導（図5-14）

クラスプで維持力を確保できる可撤性暫間装置が残存歯と干渉して装着が困難な場合は，その内面を大胆に削合しても問題はない（クラスプを付与していなくても，即時重合レジンで維持力の調整は可能）．

本法は，ブラッシング時を除き24時間の可撤性暫間装置装着と2～3か月の経過観察が前提となるため，患者の治療に対するコンプライアンスが重要である．Abduo[5-37]は，可撤性暫間装置では患者の異物感や発語障害が強く，治療がスムーズに進まない可能性があることを指摘しており，他の方法と比較して患者の負担が大きいことが本法の弱点といえる．プラークコントロールの徹底と，可撤性暫間装置装着による異物感や食事困難についてのインフォームドコンセントが治療を成功に導く鍵である[5-36]．

### Step 5：タッピングポイントが安定するまで咬合調整を行う

一般的なスタビライゼーションスプリントは，適切な犬歯誘導を与えることで，顎関節の安定化と閉口筋の弛緩の促進を期待するものである[5-38,39]．一方，本法で使用する診断用スプリント（または診断用義歯）は，誘導部を除去し咬合面をフラットな形態として下顎の自由な動きを促し，筋肉位を求めることが目的である（図5-15a, b）．とくに，下顎頭の後上方への押し込みが疑われる症例では，下顎頭が顆頭安定位まで戻るよう促すことを意識して咬合調整を行う（図5-15c）．その際には，後上方に押し込まれた下顎頭が顆頭安定位に戻る経路は前下方（ただし，下方への移動量はごくわずかと考えられる）に向いていることを留意する．すなわち，（患者を左側から見た矢状面における）時計回りの下顎の前方への回転を妨げないよう前歯部の接触を弱め，必要に応じて臼歯部に即時重合レジンを添加する．2～3か月の経過観察期間中は，1～2週間ごとに咬合調整を行う（図5-15d）．正常咬合者に対する実験では，オクルーザルスプリント上でのタッピングポイントの収束範囲は直径0.6～0.7mm程度の楕円形であることが報告されている[5-8,17,18]．タッピングポイントの収束範囲は円形～楕円形を描くことから，前後および左右幅1.0mm程度以下のバラツキは許容範囲と考えるべきであろう．

顆頭安定位を実験的にポジショニングする際，タッピングポイントの記録にはカンペル平面が地面と水平となる頭位[5-40~43]，速いタッピング（3回／秒）[5-41,44]とすることを推奨する報告がある．一方で，下顎安静位を求める際には，自然頭位（背を地面と垂直にし，フランクフルト平面が地面とほぼ平行となるような頭位）が推奨されている[5-45]．さまざまな頭位でタッピングポイントにおける咬合圧の荷重方向を比較した筆者らの調査[5-46]でも，自然頭位においてタッピング運動時の閉口路の方向と咬合

圧の荷重方向がもっとも近似することが明らかとなっている．

さらに，顆頭安定位を基準とした咬合再構成においても，下顎安静位の評価については自然頭位を採用している[5-47]．これらを総合すると，本法における咬合採得の際の頭位はカンペル平面ではなくフランクフルト平面を水平とするような自然頭位が望ましいと思われる．また，池田ら[5-41]は30mm開口させることを推奨しているが，実際の臨床では患者によって開口量の調整が必要である（図5-16）．

なお，われわれは日常生活（とくに食事中に）において頭位を意識することはない．Kohnoら[5-42]は，頭位をあえて拘束せずにタッピング運動時の頭部の動きを観察し，開口時には頭部は後方に，閉口時には前方にそれぞれ回転するように運動することを報告した．咬合採得時の頭位を議論することは臨床上重要だが，日常生活における機能時の頭位を再現しているわけではないことに留意したい．

作為的に変化させたタッピング運動の回復期間はおおよそ1～2週間であることから[5-17,18,43]，タッピングポイントが収束しているかの確認に際しては，1～2週間の間隔を空けた2回の診察において同じ位置でタッピング運動が安定するかを評価したい．そのためには，診断用スプリント（または診断用義歯）上でタッピングポイント（咬合接触点）がわかりやすい場所を選び，位置情報を記録しておくのがよい（図5-17）．

Tooth wearで咬頭が喪失し，咬合面がフラットとなっている患者では，図5-1Fに示すようなコンポジットレジン製の円錐状の突起を付与して評価するとよい．なお，咬合紙で印記された対合歯尖頭の接触点は，収束している場合でも患者の咬合力や唾液の性状，咬合紙の種類によっては直径1mm程度の円として印記される．したがって，咬合紙による印記部位を評価するだけでなく，下顎運動自体の安定性を視診でよく観察することが重要である．なお，3か月を経過しても一向にタッピング運動が安定しない場合は，本法の適応症ではないと判断する．

### Step 6：収束したタッピングポイントでの咬合再構成

タッピング運動が安定したら，タッピングポイントで咬合再構成を行う．この際，挙上量をあらためて検討するが，この時点で臨床所見に問題がなく，可撤性暫間装置分の挙上量で適切な咬合再構成が可能であれば，その咬合高径を踏襲した固定性暫間装置の装着に移行する．

診断用ワックスアップは，Spearの推奨する咬合挙上法（**4章4-3-2**）**c**〔88ページ～〕および図4-15〔90ページ～〕参照）に準じて行う[5-15]．

1～2週間の間隔を空けた2回の診療で，タッピングポイントに変化がなければ，タッピングポイントが収束したと判断できる！

5章　タッピングポイントを基準とした咬合挙上法

## タッピングポイントを基準とした咬合挙上の術式

### Step 1：治療計画立案と可撤性暫間装置装着側（上顎／下顎）の決定

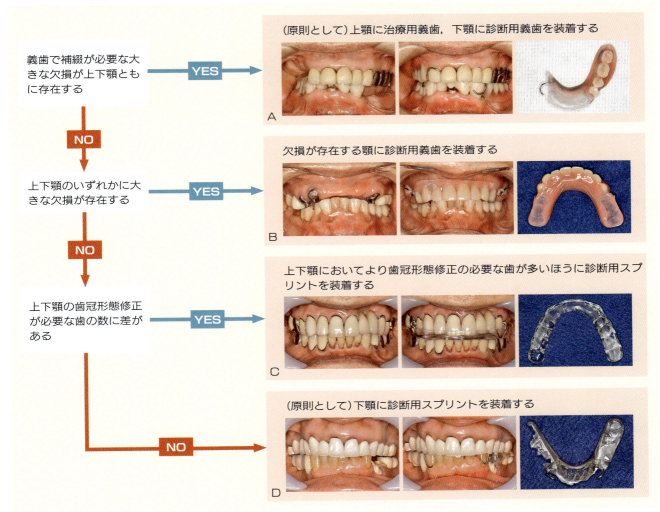

図5-11　診断用の可撤性暫間装置（診断用スプリントや診断用義歯）を上下顎のどちらに装着すべきかを判断するためのフローチャート．

### Step 2：可撤性暫間義歯製作用の印象採得および咬合採得

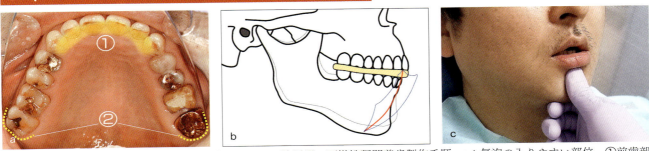

図5-12a～c　咬合挙上の際の咬合位を決定するための診断用の可撤性暫間義歯製作手順．a：気泡の入りやすい部位．①前歯部の口蓋側（舌側），②最後臼歯の頰側面～遠心面．b：タッピング運動が安定する場合は，タッピングポイントで咬合採得する．c：タッピング運動が不安定な場合は，片手誘導法による簡易的な下顎の誘導を行う．

123

## Step 3：フラットテーブルを有する診断用の可撤性暫間装置の製作

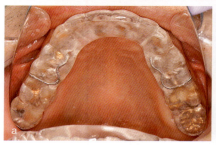
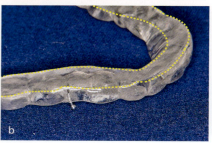
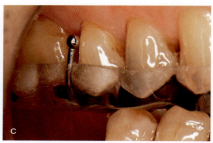

図5-13a〜c　フラットテーブルを有する診断用スプリント．a：口腔内に装着した診断用スプリント（上顎）．b：前方および後方誘導部を付与せず水平な面をもつ咬合面（黄色破線に囲まれた部分）．c：クラスプを付与して診断用スプリントの維持力を得る（写真はボールクラスプ）．

## Step 4：診断用の可撤性暫間装置装着と使用法の指導

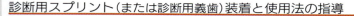

診断用スプリント（または診断用義歯）装着と使用法の指導

- ブラッシング時を除き，24時間装着する必要がある
- 装着後，平均して2〜3か月の経過観察を行う
- タッピング運動が安定した後も，咬合再構成には相応の時間が必要である
- 咬頬や咬舌，顎関節や咀嚼筋の不調が一時的に生じる可能性がある
- う蝕，歯周炎のリスクが上がるので，プラークコントロールの徹底が必須である
- 毎食後に診断用スプリント（または診断用義歯）を外し，口腔清掃と装置の洗浄をかならず行う（装置の洗浄は義歯の洗浄法に従う）
- 食事がしづらくなるので，料理法などを工夫していただく
- 装置の装着は異物感が大きく，問題なく会話をするためには練習と順応が重要である

図5-14　タッピングポイントを基準として咬合挙上を行う時に，診断用スプリント（または診断用義歯）装着に際して患者に説明しなくてはならない内容．

## Step 5：タッピングポイントが収束するまで咬合調整を行う

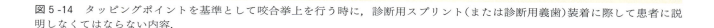
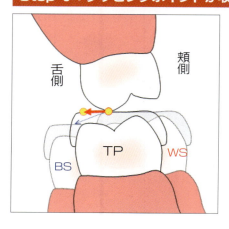
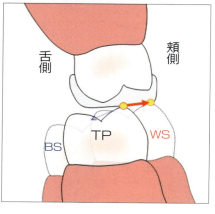

a | b

図5-15a, b　診断用スプリント（または診断用義歯）のフラットテーブルに対して，対合歯の機能咬頭が作業側（WS）のみで点接触し続けるのが理想である．a：下顎に装置を装着した場合，タッピングポイント（TP）から舌側方向にWSの接触が印記され，平衡側（BS）では離開する．b：上顎に装置を装着した場合，TPから頬側方向にWSの接触が印記され，BSでは離開する．

5章 タッピングポイントを基準とした咬合挙上法

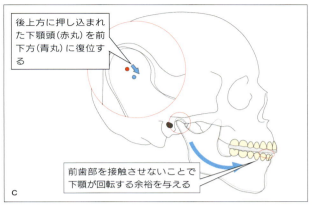
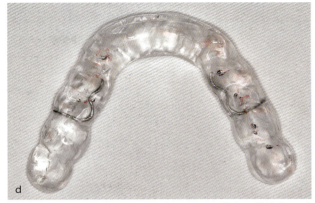

図5-15c, d　c：咬合高径の低下により下顎頭が後上方に押し込まれ，顎関節症状が生じていると考えられる場合，前歯部を咬合接触させないことで，下顎頭の前下方への復位を促す．d：前歯部に接触を与えないように調整された診断用スプリント．咬合調整の際に前歯部の接触が生じている場合には，前歯部の削合あるいは臼歯部への即時重合レジンの添加を行う．

### 下顎頭の顆頭安定位へのポジショニングに推奨される条件
- 頭位：フランクフルト平面が地面と平行となる頭位（自然頭位）
- タッピングの速度：3Hz（1秒間に3回のペース）
- 開口量：患者ごとに調整する

### タッピングポイントの収束の判断基準
- 位置の安定性：前後および左右的に幅1mm程度の範囲内に収まっている
- 位置の再現性：1～2週間の間隔を空けた2回の診療において，同じ位置でタッピングできる
- その他：視診でタッピング時の下顎運動が安定していることが確認できる

図5-16　タッピングポイントを記録する際のポイント．著者らは，3Hzの速度で軽く両手を叩くことで，患者にタッピング速度を伝えている．また，開口量は10～15mm程度とすることが多い．

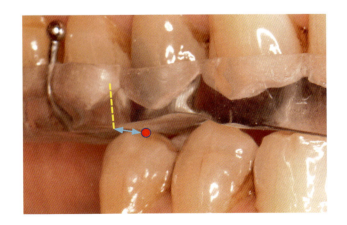

図5-17　タッピングポイントにおける対合歯咬頭の接触点の記録法．接触点（赤丸）の頰側に，細いグルーブを付与し，近遠心的な基準とする（黄色破線）．グルーブから接触点までの距離（水色矢印）をポケット探針で測定する．

### Step 6：収束したタッピングポイントでの咬合再構成

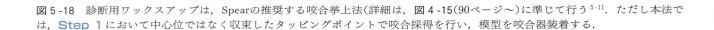

図5-18 診断用ワックスアップは，Spearの推奨する咬合挙上法（詳細は，図4-15（90ページ～）に準じて行う[5-11]．ただし本法では，Step 1 において中心位ではなく収束したタッピングポイントで咬合採得を行い，模型を咬合器装着する．

## 5-5．タッピングポイントを基準とした咬合挙上の実際

次に，タッピングポイントを基準として咬合挙上を行った症例を紹介し，これまでの教科書的知識を臨床的に解説していく（図5-19～27）．

# 5章 タッピングポイントを基準とした咬合挙上法

## Case タッピングポイントを基準として咬合挙上を行った症例

### 症例概要

**患者**：73歳，男性．
**主訴**：右上の歯を抜いたので食事がしづらい．左側の耳のあたりにときどき痛みを感じることがある．
**既往歴**：内科で逆流性食道炎の指摘を受けたものの通院歴なし，酸性飲食物の習慣性摂取なし．睡眠同伴者の歯ぎしり音の指摘なし．

7|の歯根破折にともない，近医で⑦６５④ブリッジを除去し，7|を抜歯した．

重度tooth wearを認めることから大学病院の受診を勧められ，当院受診．７６５|の喪失に加えて，咬合平面の乱れを認めた（図5-19）．

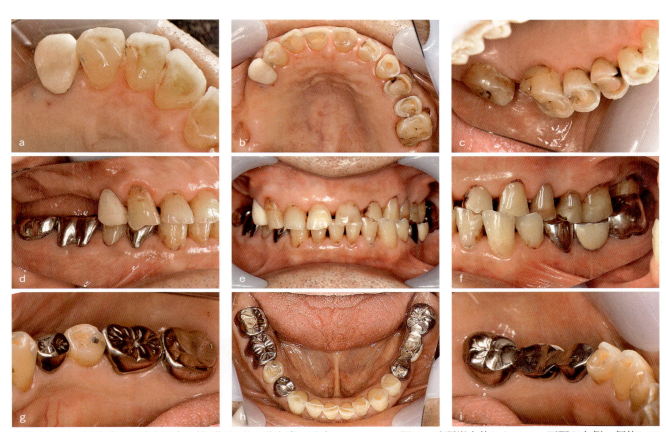

図5-19a〜i 初診時の口腔内写真．被覆冠以外の残存歯に重度tooth wearを認め，咬頭嵌合位において，下顎が左側へ偏位していることが疑われた．

### 1．初診時の検査・診断

#### ①初診時の咬合高径評価

チェアサイドで簡易的に最低限必要な咬合挙上量を検討する（図5-20）．

#### ②下顎位の評価

大開口時と比較し，咬頭嵌合位では下顎正中の左側への偏位が認められた（図5-6〔115ページ〕）．

左側顎関節部の復位性円板前方転位を認め，中心位への誘導時に顎関節部の不快感を訴えたことから，本法を適用することとした．

咬合挙上　その意思決定と臨床手技

③その他の検査

　プラークコントロールは良好で，全顎的に歯周ポケットは3mm以下であった．う蝕の他，tooth wearによる象牙質露出が多数の残存歯に認められた．咬筋が発達しており，咬合力が強いことが想像された．

　逆流性食道炎はtooth wearの増悪因子であることから，消化器内科での精査ならびに必要に応じた加療を指示した．なお，患者は保険適用内での治療を希望した．

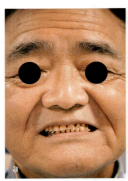 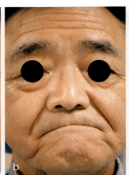 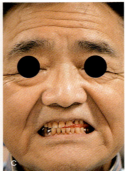 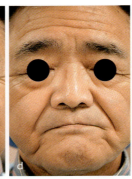

図5-20a〜d　初診時の顔貌写真．a, b：咬頭嵌合位で咬合した状態．口唇は薄く，Willis法では咬合高径の減少が疑われた．c, d：とくに摩耗が進んだ歯の歯冠形態の回復のために，最低限必要な厚みの量のパラフィンワックスを咬合した状態．bとdを比較すると，dのほうが自然な印象を受ける．

## 2．診断用義歯（診断用のスプリント義歯）の装着

　図5-10に則り，上顎に診断用義歯を装着することとした（図5-21a）．義歯装着時には，①偏心運動可能範囲をスムーズに移動でき，②診断用義歯の対合歯に側方力がかからない，ことを目標として咬合調整を行った．本症例では，上下顎の正中が一致する位置が，義歯装着時の患者の運動限界であった（図5-20b）．

　形態的評価に基づけば，上下顎の正中が一致する位置を目標のタッピングポイントとしたいが，機能的に許容できるかの判断には2〜3か月の経過観察が必要となる．診断用義歯装着日の調整完了後の口腔内写真（図5-22）と顔貌写真（図5-23）から，診断用義歯による挙上量は，最終的な挙上量としても許容範囲内にあると考えられた．

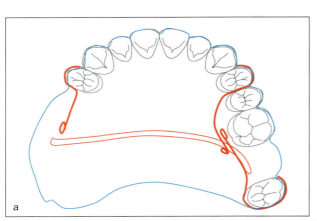 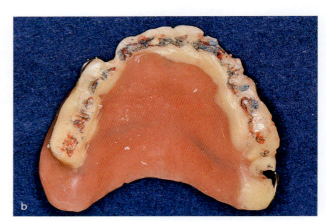

図5-21a, b　a：診断用義歯の設計線．支台装置は，維持力を求めるための最低限のワイヤークラスプのみとした．また，オクルーザルスプリント部を分離（図5-27）後にも十分な粘膜支持を得られるように，口蓋を義歯床で広く被覆した．b：咬合調整後の状態．タッピング運動は不安定で，上下顎の正中が一致する咬合位（赤）をタッピングポイントとした場合，患者は自力で右側側方運動，前方滑走運動が行えず，左側側方運動に相当する接触経路（青）のみが印記された．タッピング運動が不安定な患者では，診断用義歯装着時の側方運動可能範囲（赤および青の咬合紙で印記された接触範囲全体）をスムーズに移動できるように調整し，経過観察を開始する．

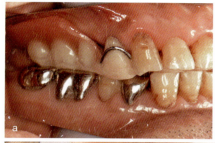
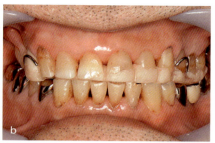
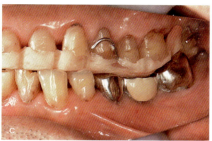
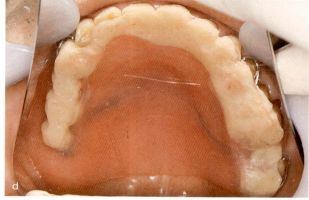
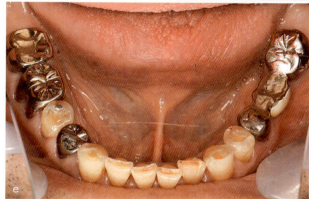

図5-22a〜e　診断用義歯装着時の口腔内写真．上下顎の正中がほぼ一致した位置（目標の咬合位）を含め，残存歯に側方力が生じず，下顎が自由に移動できるように調整を完了した．

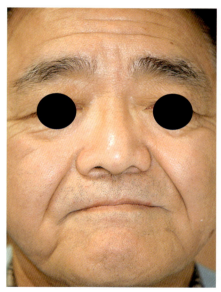
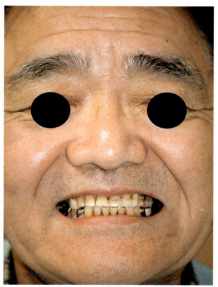

a | b

図5-23a, b　診断用義歯装着後の顔貌．a：初診時（図20b）と比較して，口唇の厚みや顔貌のバランスは改善している．したがって，診断用義歯による挙上量は最終的な挙上量としても許容範囲と考えられ，タッピング運動の安定を待ちながら，挙上量も同時に確認することが可能である．b：前歯部切縁の位置，角度はほぼ理想的であることが確認できる．

## 3．タッピングポイント収束の確認

　義歯装着後，1〜2週間ごとに，計5回の調整を行い，2か月後にタッピングポイントの収束とタッピング運動の安定が確認された（図5-24）．収束したタッピングポイントでは，下顎の正中は上顎と比較して左側に位置していたが，初診時と比較すると約1.5mm右側に戻った．

　また，左側顎関節のクリックは消失し，開閉口運動がスムーズに行えるようになった（図5-25）．歯髄壊死が判明した|5の根管治療は診断用義歯の経過観察と並行して開始した．

咬合挙上　その意思決定と臨床手技

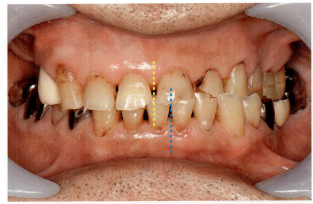
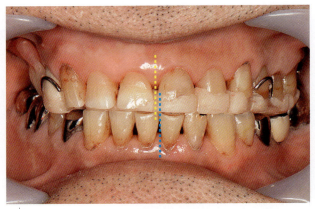
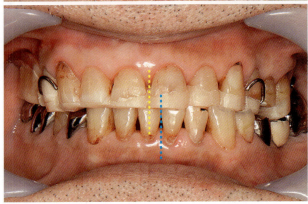

| a | b |
|---|---|
| c |   |

図5-24a〜c　診断用義歯装着後の咬合位の変化(上顎正中〔黄色破線〕，下顎正中〔青破線〕)．a：初診時の咬頭嵌合位．b：診断用義歯装着時の目標の咬合位(上下顎の正中がほぼ一致する位置)．c：2か月の経過観察後の収束したタッピングポイントでの咬合位．初診時(a)より1.5mm右側にシフトしたものの，上下顎の正中は一致しなかった．

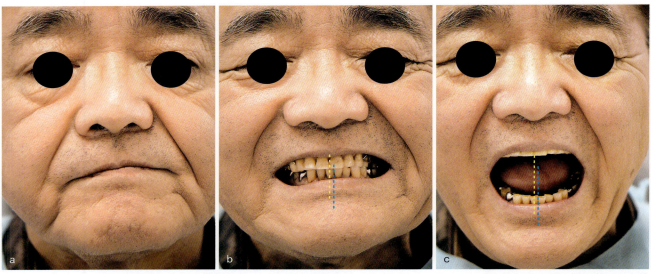

図5-25a〜c　タッピング運動安定後の顔貌写真．a：左右の非対称性は残るものの，図5-19bと比較して口唇の幅が増え，自然な印象を受ける．b：タッピングポイントでの咬合時(上顎正中〔黄色破線〕，青破線〔下顎正中〕)．c：大開口時．術前(図5-6)は開閉口路の乱れを認めたが，タッピング運動安定後はスムーズに真下に向かって開口が可能となった．

5章　タッピングポイントを基準とした咬合挙上法

## 4．固定性暫間装置への置換

　診断用義歯上でタッピング運動の安定が確認されたら，収束したタッピングポイントで咬頭嵌合するように固定性暫間装置へと置換する（図5-26）．すべての固定性暫間装置を同時に装着するのが望ましいが，手間と時間がかかるため，本症例のような保険治療で適用するには限界がある．

　そこで，筆者らはまずオクルーザルスプリント部を診断用義歯から分離し，これを固定性暫間装置として残存歯に固定することにしている（図5-27）．

このようにすることで，手間をかけずに義歯非装着時にも診断用義歯で決定したタッピングポイントで咬合可能となる．その後は，順次，プロビジョナルレストレーションに置換すればよい．

　なお，収束したタッピングポイントを保持するためには，まず前方誘導部から置換するのが望ましい[5-17]．プロビジョナルレストレーションに置換後，審美性，機能性に問題がないことを再度1か月程度確認した後，最終補綴装置へ置換する．

**プロビジョナルレストレーション製作，装着の手順の例**
① 診断用スプリント（または診断用義歯）を装着した状態の歯列および対合歯列の印象採得
② フェイスボウトランスファーおよびチェックバイトの採得
③ 模型を調節性咬合器に付着し，顆路を調整する
④ 模型上で口腔内を想定した支台歯形成を行う
⑤ プロビジョナルレストレーションを製作（a．インサイザルエッジポジションと口唇の適切な位置関係，b．偏心運動時の臼歯部離開，を基準とする）
⑥ 咬合位がズレないように，オクルーザルスプリント部を適宜分割し，ブロックごとに診断用スプリント（または診断用義歯）をプロビジョナルレストレーションに置換する

図5-26　診断用スプリント（または診断用義歯）でタッピング運動の安定を確認した後，収束したタッピングポイントで咬頭嵌合する固定性暫間装置（プロビジョナルレストレーション）を製作し，口腔内に装着する手順の一例．本法では，この段階で補綴的な理由（適切な歯冠形態の付与，咬合平面の是正，など）により，咬合器上で多少の咬合高径の変更をともなう場合がある．咬合高径の変更が許容されるようにフェイスボウトランスファーを行い，アルコン型（顆頭球が下顎についているタイプ）の半調節性咬合器を用いることが推奨される．

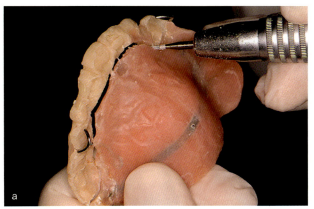
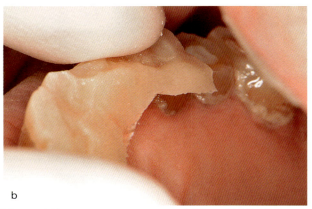

図5-27a～f　診断用義歯のオクルーザルスプリント部を残存歯に固定する方法．a：フィッシャーバーを用いて診断用義歯からオクルーザルスプリント部を分離する．なお，有歯顎者に対し診断用スプリントを適用した症例では，bのステップから開始する．b：ある程度，歯列に合う形態となるまで口腔外で形態修正を行う．（次ページへ続く）

咬合挙上　その意思決定と臨床手技

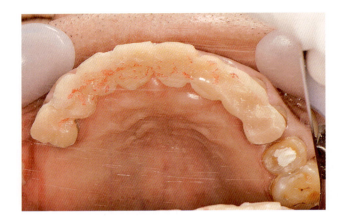
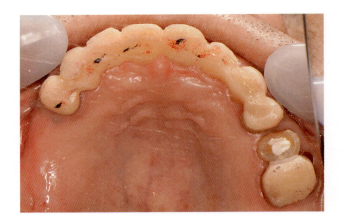
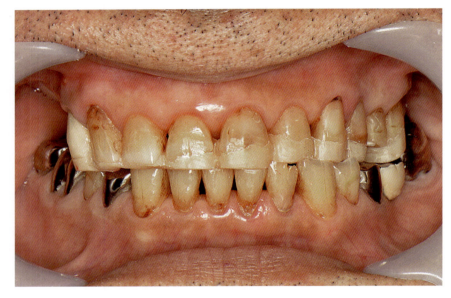
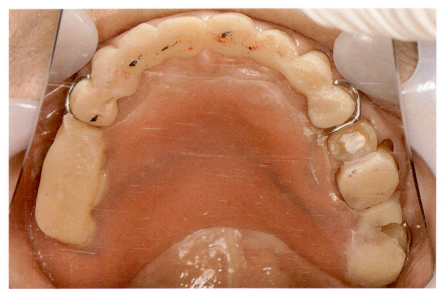

| c | d |
|---|---|
| e ||
| f ||

図5-27c〜f　c：口腔内にセメントを用いて装着する．この際，カルボキシレートセメントを用いると，除去が比較的容易のため，"可逆的な"固定が可能である．本症例は，この段階では可逆的に進める必要がなかったため，接着性レジンセメント（スーパーボンド，サンメディカル）を用いた．d：セメント固定後，ダイヤモンドポイントやカーボランダムポイントで残存歯との段差を形態修正し，シリコーンポイントで研磨する．最終的な辺縁部の擦り合わせをセメント固定後に口腔内で行うのがポイントである．e：形態修正後の正面観写真．f：分離したあとの義歯を装着した状態．|5は歯髄壊死のため根管治療が開始されている．この状態で機能することをイメージした診断用義歯の設計が求められる（図5-21a）．

## 5．プロビジョナルレストレーションへの置換

タッピングポイントの収束後，オクルーザルスプリント部を残存歯に固定したことで，①咬頭嵌合位（を設定すべき咬合位），②最終的な咬合高径，が決定されたことになる（図5-28a〜c）．この段階から最終補綴装置へ移行するまでの間に，③前方誘導部の経路（角度），④（必要がある場合には）咬合平面の是正，を行う．

本症例は骨格性Ⅲ級症例であり，前方誘導（アンテリアガイダンス）の付与は難しく，最終的なタッピングポイントは上顎歯列に対して下顎歯列が若干左側に偏位した位置で収束したため，3+1 にのみ前方誘導部を付与することが可能であった．

この時期から，患者が体調不良を繰り返し，数回の治療中断を余儀なくされた．また，認知能力が低下し始め，セルフケアが不十分となった．そこで，治療回数を減らし，速やかに最終補綴治療を完了後，間隔を短めに設定したリコールで咬合位を含む口腔状態の維持を目指す方針に切り替えた．これにともない，前歯部を含む一部の残存歯はプロビジョナルレストレーションを介さずに，直接，コンポジットレジンによる歯冠修復を行うことで最終治療をいったん完了とした．メインテナンス期間中に必要性が生じた場合には，個々の残存歯に対して全部被覆冠による歯冠補綴を再度検討する．

本症例では咬合平面の乱れが下顎運動を制限し，咬合干渉を呈している残存歯に対する過度な咬合負担が疑われた．そこで，プロビジョナルレストレーションに置換するタイミングで咬合平面の是正を行った（図5-28d〜f，咬合平面の是正方法については**7章7-4**〔162ページ〜〕で詳述）．

なお，key tooth（戦略的価値の高い歯）と考え，根管治療後に経過観察を行っていた 4| に歯根破折が確認され，この段階で抜歯となった．また，|8 についてはプラークコントロールがとくに難しく，戦略的価値が低いと考えられたため抜歯を行った．

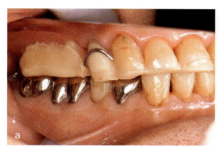 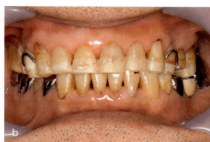 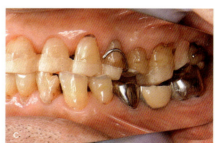
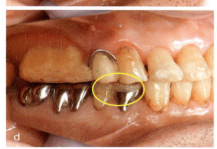 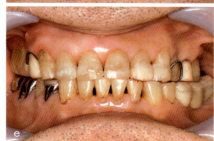 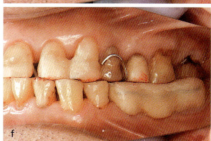

図5-28a〜f　タッピングポイントが収束したら，診断用義歯から分離したオクルーザルスプリント部を上顎残存歯に固定する．この段階では，咬合平面の乱れは解消されていない（a〜c）．本症例では，咬合平面の乱れが下顎運動を制限し，咬合干渉を呈している残存歯に対する過度な咬合負担が疑われた．そこで，プロビジョナルレストレーションに置換するタイミングで，咬合平面の是正を行った（d〜f）．5 4|（黄色丸）は咬合平面是正時に歯冠高径が不足していたため，一時的に即時重合レジンを用いて，歯冠長を回復させた．咬合干渉のあった 4| には初診時より瘻孔が確認されており，根管治療を試みたものの歯根破折が判明し，残念ながら最終補綴治療前に抜歯となった．

## 6．最終的な歯冠修復と補綴処置

　適切な下顎位で装着されたプロビジョナルレストレーションを用いて付与した前方誘導と咬合平面が客観的な問題を生じさせず，患者の主観的な不満もないことが確認されたら，最終補綴治療を速やかに進める．

　本症例では，5|，|4全部被覆冠，|5アンレー，ならびに⑤⑥⑦ブリッジのみが最終補綴治療の対象であったが，患者のプラークコントロールレベルが下がり，う蝕リスクが高くなってしまったため，治療を行いながら，う蝕好発部位に対してはフッ化ジアンミン銀製剤（サホライド，東洋製薬化成）を塗布して経過観察を続けた．上顎右側の遊離端欠損部に装着した部分床義歯は，支持域を広く被覆することで十分な粘膜支持を獲得し，連結強度の高い間接支台装置と剛性の高いパラタルバーで義歯の回転沈下を最小化できるように設計を行った（図5-29）．

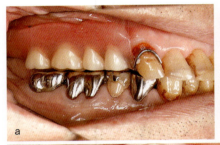
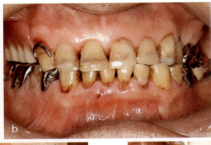
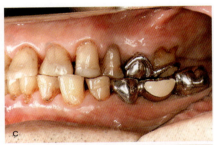
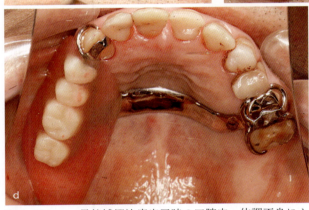
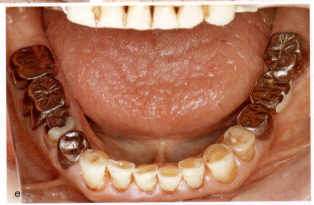

図5-29a〜e　最終補綴治療完了時の口腔内．体調不良による数回の治療中断を経て，最終補綴治療を完了した．通院困難のため，本来，歯冠補綴装置（クラウン）で修復を行うべき残存歯の一部は，コンポジットレジンによる歯冠修復のみで治療をいったん完了した．治療期間の終盤，患者の認知能力が徐々に低下し，口腔ケアの不足によるう蝕リスクが顕在化した．可及的にう蝕治療を行うとともに，リコールごとにクリーニングおよびフッ化物塗布を行い経過観察を続けている．上顎義歯の最後方人工歯は咬合接触をさせず，その他の人工歯はリンガライズドオクルージョンで排列を行い，義歯への側方力を最小化するよう工夫している．

## 7. 治療後の経過

最終的に，咬合高径は前歯部で3mm挙上され，水平的には左側に1.5mm移動した位置で咬頭嵌合位を再構築した．左側の関節円板は前方転位したままであるものの，初診時に訴えていた断続的な左側顎関節部の不快症状は，診断用義歯上でタッピングポイントが収束して以降は軽快し，最終補綴治療後は完全に消失した（図5-30）．

一方で，体調不良により治療中に数回の通院中断が生じ，さらに認知能力の低下によるセルフケア不足が問題化した．今後，下顎位を保持し口腔機能を維持するためには，患者家族（あるいは介護者）との連携，短い間隔でのリコール，さらには，通院困難の場合の訪問歯科への情報提供，などを検討する必要がある．

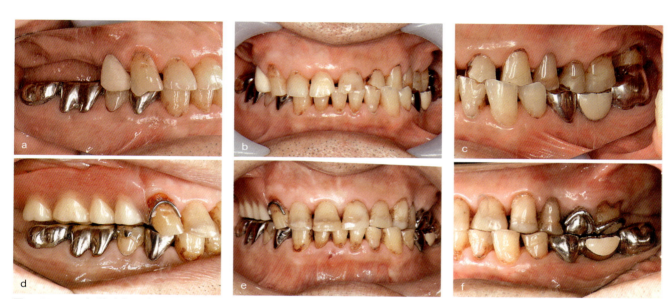

図5-30 a〜f　初診時（a〜c）および最終補綴治療完了時（d〜f）の口腔内写真．咬合に関する問題はひと段落したものの，治療後の状態を長期的に維持していくためには，認知能力低下（セルフケア困難）によるう蝕リスクの増加，過大な咬合力，といったリスク因子が残されている．これらのリスク因子は根本解決ができないため，患者家族（あるいは介護者）との連携，短い間隔でのリコール，さらには，通院困難の場合の訪問歯科への情報提供などを検討する必要がある（協力：小越友季先生〔間瀬デンタルクリニック〕，李彬先生〔東京科学大学病院生体補綴歯科学分野〕）．

## 咬合挙上時に用いる水平的な下顎位の設定基準を決めるためのdecision tree

[decision treeフロー図]

- 顎関節および関連筋群の異常を認める
  - Yes → コントロール可能な範囲まで治療が可能である
    - No → 下顎位をCRに誘導可能である
      - No → 患者のコンプライアンスが良好である※2
        - Yes → **タッピングポイント（5章で解説）**
        - No※3 → **咬頭嵌合位（6章で解説）**
      - Yes → 患者のコンプライアンスが良好である※2 へ合流
    - Yes → ・タッピングポイントとIPの一致，・タッピング運動の安定，の両方が確認できる へ戻る
  - No → ・タッピングポイントとIPの一致，・タッピング運動の安定，の両方が確認できる
    - No → **中心位（4章で解説）**
    - Yes → COとIPがズレている※1
      - No → **咬頭嵌合位（6章で解説）**
      - Yes → 患者のコンプライアンスが良好である※2
        - Yes → **中心位（4章で解説）**
        - No※3 → **咬頭嵌合位（6章で解説）**

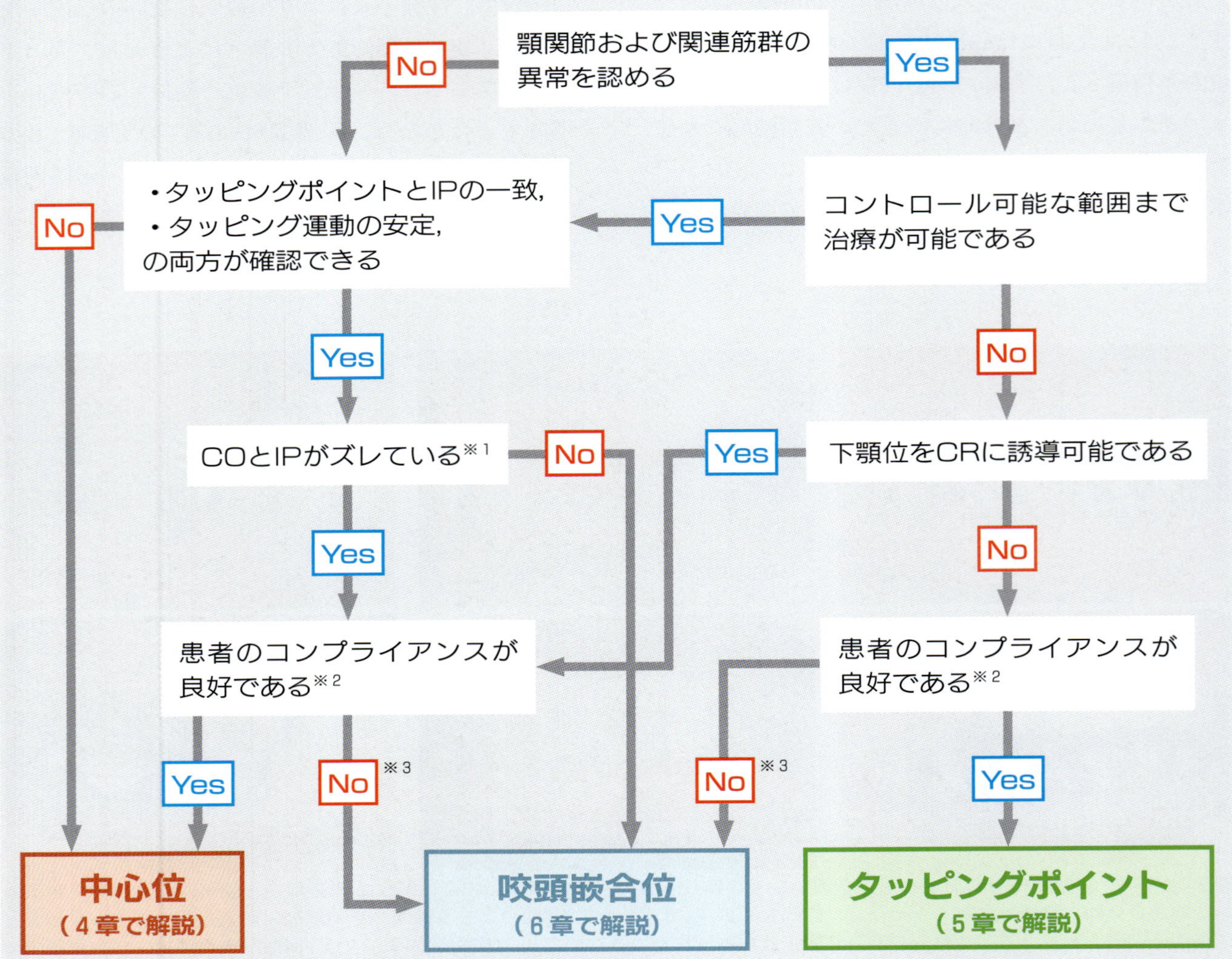

IP：咬頭嵌合位，CR：中心位，CO：中心咬合位
※1：0.75mm以内の前後的なズレについては「ズレていない」と評価することも可能であるため，術者判断に委ねられる
※2：治療内容の理解，治療に対するモチベーションが十分であり，時間的，経済的な面を含め，術者の指示に従うことができる状態であれば「コンプライアンス良好」とする
※3：妥協的に咬頭嵌合位を基準とした咬合挙上を試みることになるため，最終補綴時には，ナイトガードの製作やロングセントリックの付与などを検討する必要がある

図5-31　咬合採得を行う際に用いる水平的な下顎位の設定基準を決定するためのdecision tree.

## 5-6．"3つの水平的な下顎位の設定基準"のいずれを採用するのか？

　咬合挙上における水平的な下顎位の設定基準として，4章で"中心位"，本章で"タッピングポイント"について解説した．これらの基準と比較して，6章で解説する"（術前の）咬頭嵌合位"は，治療がシンプルに行える点で有利である．咬合挙上に際しては，図5-31に示したdecision treeに従い，適切な基準を用いるようにしたい．

**参考文献**

5-1. 公益社団法人日本補綴歯科学会(編). 歯科補綴学専門用語集. 第6版. 東京:医歯薬出版, 2023.

5-2. Brill N, Tryde G. Physiology of mandibular positions. Front Oral Physiol 1974;1:199-237.

5-3. McHorris WH. Centric relation:Defined. J Gnathology 1986;5(1):5-21.

5-4. Nishigawa K, Suzuki Y, Ishikawa T, Bando E. Effect of occlusal contact stability on the jaw closing point during tapping movements. J Prosthodont Res 2012;56(2):130-135.

5-5. 川口豊造. 電気的測定装置による習慣的閉口運動および嚥下運動時の歯牙接触位に関する研究. 補綴誌 1968;12(2):398-423.

5-6. The Academy of Prosthodontics. The Glossary of Prosthodontic Terms:Ninth Edition. J Prosthet Dent 2017;117(5S):e1-e105.

5-7. Cohen S. A cephalometric study of rest position in edentulous persons:Influence of variations in head position. J Prosthet Dent 1957;7(4):467-472.

5-8. 丸山雅昭. 種々な下顎位における下顎の急速反復開閉運動に関する研究. 補綴誌 1973;17(3):308-332.

5-9. Celenza FV. The centric position:replacement and character. J Prosthet Dent 1973;30(4 Pt 2):591-598.

5-10. Brill N, Lammie GA, Osborne J, Perry HT. Mandibular positions and mandibular movements. Brit Dent J 1959;106(26):391-400.

5-11. 大石忠雄. 下顎運動の立場からみた顎関節構造の研究. 補綴誌 1967;11(2):197-220.

5-12. Morgano SM, VanBlarcom CW, Ferro KJ, Bartlett DW. The history of The Glossary of Prosthodontic Terms. J Prosthet Dent 2018;119(3):311-312.

5-13. 河野正司. 下顎の矢状面内運動に対応する顆頭運動の研究. 第2報 マルチフラッシュ装置による矢状面運動軸の解析. 補綴誌 1968;12(2):350-380.

5-14. Turner KA, Missirlian DM. Restoration of the extremely worn dentition. J Prosthet Dent 1984;52(4):467-474.

5-15. Spear, FM. Approaches to vertical dimension. Adv Esthet Interdisciplinary Dent 2006;2(3):2-14.

5-16. Abduo J. Safety of increasing vertical dimension of occlusion:a systematic review. Quintessence Int 2012;43(5):369-380.

5-17. Ueno T, Baba K, Fueki K, Ai M, Ohyama T. Influence of protrusive tooth contact on tapping point distribution. J Oral Rehabil 2000;27(11):1004-1011.

5-18. 三好光平. 下顎後方運動誘導部の変化が習慣性開閉口運動の閉口終末位に及ぼす影響. 口病誌 1995;62(3):416-436.

5-19. 藍 稔. 小部分床義歯学. 東京:学建書院, 1994;15.

5-20. 野首孝祠, 五十嵐順正(編著). 現代のパーシャルデンチャー. 欠損補綴の臨床指針. 東京:クインテッセンス出版, 2000;33.

5-21. 小池秀行, 山下秀一郎, 橋井公三郎, 中塚佑介, 溝上真也, 富田美穂子, 浅沼直和. 咬みしめ時の下顎頭偏位と矢状顆路傾斜角との関連性. 補綴誌 2007;51(3):546-555.

5-22. Mejersjö C, Wenneberg B. Diclofenac sodium and occlusal splint therapy in TMJ osteoarthritis:a randomized controlled trial. J Oral Rehabil 2008;35(10):729-738.

5-23. Machon V, Hirjak D, Lukas J. Therapy of the osteoarthritis of the temporomandibular joint. J Craniomaxillofac Surg 2011;39(2):127-130.

5-24. Ekberg E, Vallon D, Nilner M. The efficacy of appliance therapy in patients with temporomandibular disorders of mainly myogenous origin. A randomized, controlled, short-term trial. J Orofac Pain 2003;17(2):133-139.

5-25. Policy statement(science policy)for temporomandibular disorders(TMD). American Association for Dental Research. https://www.aadronline.org/i4a/pages/index.cfm?pageid=3465(2024年12月1日アクセス)

5-26. 日本補綴歯科学会. 米国歯科研究学会(AADR)によるTMD基本声明に対する社団法人日本補綴歯科学会の基本姿勢. https://www.hotetsu.com/s/doc/aadr1.pdf(2024年12月1日アクセス)

5-27. Truelove E, Huggins KH, Mancl L, Dworkin SF. The efficacy of traditional, low-cost and nonsplint therapies for temporomandibular disorder:a randomized controlled trial. J Am Dent Assoc 2006;137(8):1099-1107;quiz 1169.

5-28. Baad-Hansen L, Jadidi F, Castrillon E, Thomsen PB, Svensson P. Effect of a nociceptive trigeminal inhibitory splint on electromyographic activity in jaw closing muscles during sleep. J Oral Rehabil 2007;34(2):105-111.

5-29. Kelemen K, König J, Czumbel M, Szabó B, Hegyi P, Gerber G, Borbély J, Mikulás K, Schmidt P, Hermann P. Additional splint therapy has no superiority in myogenic temporomandibular disorders:A systematic review and meta-analysis of randomized controlled trials. J Prosthodont Res 2024;68(1):12-19.

5-30. Poluha RL, De la Torre Canales G, Costa YM, Grossmann E, Bonjardim LR, Conti PCR. Temporomandibular joint disc displacement with reduction:a review of mechanisms and clinical presentation. J Appl Oral Sci 2019;27:e20180433.

5-31. Minakuchi H, Kuboki T, Matsuka Y, Maekawa K, Yatani H, Yamashita A. Randomized controlled evaluation of non-surgical treatments for temporomandibular joint anterior disk displacement without reduction. J Dent Res 2001；80（3）：924-928.

5-32. Haketa T, Kino K, Sugisaki M, Takaoka M, Ohta T. Randomized clinical trial of treatment for TMJ disc displacement. J Dent Res 2010；89(11)：1259-1263.

5-33. Carlsson GE. Some dogmas related to prosthodontics, temporomandibular disorders and occlusion. Acta Odontol Scand 2010；68（6）：313-322.

5-34. Dawson PE. New definition for relating occlusion to varying conditions of the temporomandibular joint. J Prosthet Dent 1995；74（6）：619-627.

5-35. Jahangiri L, Jang S. Onlay partial denture technique for assessment of adequate occlusal vertical dimension：a clinical report. J Prosthet Dent 2002；87（1）：1-4.

5-36. Satokawa Y, Minami I, Wakabayashi N. Short-term changes in chewing efficiency and subjective evaluation in normal dentate subjects after insertion of oral appliances with an occlusal flat table. J Oral Rehabil 2018；45（2）：116-125.

5-37. Abduo J. Safety of increasing vertical dimension of occlusion：a systematic review. Quintessence Int 2012；43（5）：369-380.

5-38. Klasser GD, Greene CS. Oral appliances in the management of temporomandibular disorders. Oral Surg Oral Med Oral Pathol Oral Radiol Endod 2009；107（2）：212-223.

5-39. de Leeuw R, Klasser GD. Orofacial Pain：Guidelines for Assessment, Diagnosis, and Management. 6th. Chicago：Quintessence Pub, 2018.

5-40. Helkimo M, Ingervall B, Carlsson GE. Variation of retruded and muscular position of mandible under different recording conditions. Acta Odontol Scand 1971；29（4）：423-437.

5-41. 池田圭介，河野正司，土田幸弘，松山圃士，大竹博之．顆頭安定位の立場からみたタッピング運動による水平的下顎位の検索．補綴誌 1996；40（5）：964-971.

5-42. Kohno S, Kohno T, Medina RU. Rotational head motion concurrent to rhythmical mandibular opening movements. J Oral Rehabil. 2001 Aug；28（8）：740-7.

5-43. Nakamura K, Minami I, Wada J, Ikawa Y, Wakabayashi N. Head position affects the direction of occlusal force during tapping movement. J Oral Rehabil 2018；45（5）：363-370.

5-44. Naeije M, Honée GL. The reproducibility of movement parameters of the empty open-close-clench cycle in man and their dependency on the frequency of movements. J Oral Rehabil 1979；6（4）：405-415.

5-45. Ohmure H, Miyawaki S, Nagata J, Ikeda K, Yamasaki K, Al-Kalaly A. Influence of forward head posture on condylar position. J Oral Rehabil 2008；35(11)：795-800.

5-46. Nakamura K, Minami I, Wada J, Ikawa Y, Wakabayashi N. Head position affects the direction of occlusal force during tapping movement. J Oral Rehabil 2018；45（5）：363-370.

5-47. 石原寿郎，井上昌幸，河野正司，川口豊造，坂東永一，丸山雅昭，小沢実，真柳昭紘，中尾勝彦．オーラル・リハビリテーションの1症例における下顎位の診断．補綴誌 1969；13（2）：204-211.

# 6章

# 咬頭嵌合位を基準とした咬合挙上法

**Vertical dimension increase based on "preoperative maximal intercuspal position"**

　これまで紹介してきた"中心位"あるいは"(収束した)タッピングポイント"を基準とした咬合挙上は，手技が複雑であるため患者の負担が大きく，術者にも相応の知識と技術が求められる．加えて，これらの方法は，患者の良好なコンプライアンスが得られなければ，治療の完遂はより厳しいものとなる．

　一方で，本章で解説する"咬頭嵌合位を基準とした咬合挙上法"は，これまでの方法と比較すると簡便であり，日常臨床に応用しやすいという利点がある．本法を利用して，患者の負担を抑えつつ安全に咬合挙上を行うには，適応症の見極めが重要である．

## 6-1. 咬頭嵌合位を基準とした咬合挙上

　咬合挙上の対象となる患者でも，咬頭嵌合位を終末位としてタッピング運動が安定し，咬合挙上の理由となるような問題（補綴空隙の不足や審美不良など）以外に治療介入すべき問題（為害性のある早期接触など）が見当たらない患者は多い．前述のとおり，正常咬合者ではタッピングポイントが咬頭嵌合位と一致し（このような患者では，咬頭嵌合位＝筋肉位[6-1]と捉えられる），習慣性開閉口運動を行っている最中の下顎頭位は"顆頭安定位"[6-2]にあると考えられる（図5-5）[6-3]．

　川畑[6-4]は，顆頭安定位が前後的に約0.3mm程度の許容範囲を有していることを報告しており，回転中心としての顆頭点を平均的顆頭点として捉えても，"生体の柔軟性"によってエラーは自然と擦り合わせられるのだろう．このような患者では，習慣性開閉口路に沿って，咬頭嵌合位から必要な量だけを簡単に咬合挙上する方法も許容されると著者らは考える．また，兒玉[6-5,6]は日本補綴歯科学会の専門医症例をひも解き，咬合再構成を行った症例を，①すれ違い咬合，②低位咬合，③重度歯周炎による咬合崩壊，に分類し，下顎位の修正が行われたかの確認を行った．その結果，低位咬合の症例報告22報のうち，下顎位の水平的な修正を行ったことが明記されているものはわずか4報であったとしている．同学会のすべての専門医症例は3年以上の安定した経過が確認できたものに限定されていることから，水平的な咬合位の修正を行わなくとも咬合挙上の術後経過が良好な患者が多いことがうかがえる．さらに，同じく兒玉[6-5,6]の調査では，明らかな咬合高径の減少を認めた患者も含まれているものの，咬合挙上量は最大8mmであったと報告している．

　ただし，咬合挙上を検討する際は原則としてAbduo[6-7]のレビューで示された最大5mmを挙上量の限界とし，必要最小限の挙上量とするのが安全であろう．

タッピングポイントが咬頭嵌合位に収束し，補綴空隙不足や審美不良以外の問題を認めない患者は，本法を適応できる可能性がある！

水平的な咬合位の修正を行わなくとも咬合挙上の術後経過が良好な患者は多い！

## 6-2. 咬頭嵌合位を基準とした咬合挙上の禁忌症

　咬合挙上が必要だと判断された場合，他の方法と比べて簡便な本法を適用したいと考えるのは当然である（少なくとも筆者らはそう考える）．前述のとおり，多くの患者において本法が適用できる可能性が示唆されるからこそ，禁忌症（避けるべき症例）の見極めが本法のポイントとなる（図6-1）．本項では，①タッピング運動の安定，②中心咬合位と早期接触，③著しい顎変形や運動障害，の観点から禁忌症について整理したい．

## 咬頭嵌合位を基準とした咬合挙上法が禁忌となる条件

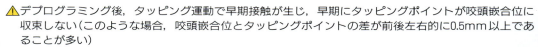

図6-1　咬頭嵌合位を基準とした咬合挙上法が禁忌となる条件．

### 6-2-1）タッピング運動の安定

不適切な咬合接触状態でもタッピング運動は容易に安定するため[6-8]，咬頭嵌合位を終末位としてタッピング運動が安定しているかを評価するだけでは不十分である．そこで，①簡易的な筋記憶の解除（以下，デプログラミング，図6-2a），②タッピング運動を指示，のステップを踏んで"咬頭嵌合位とタッピングポイントが一致しているか"を確認する．②を行う際に最初の1ストローク目に注目し，"特定の歯に早期接触した後，水平的に偏位して咬頭嵌合位に収まるか"，"患者が最初にどこか1か所だけぶつかってから咬み合う感覚を覚えるか（主観的な早期接触の確認）"を確認する．水平的なシフトがわずかであれば，本法は適用可能と考えられる．

一方で，顆頭安定位の許容範囲は前後的に約0.3mm[6-4]，左右的に約0.5mm[6-9]であることが示唆されており[3-10]，許容範囲内の下顎頭の偏位による歯列の偏位は三次元的である．歯列上での偏位量は下顎頭のそれよりも大きい傾向があることを加味すると，歯列上でおおよそ前後左右的に0.5mmを超える偏位量であれば（図6-2b, c），本法は避けたほうが無難であろう．また，デプログラミング後，即座にタッピングポイントが収束しない患者には本法の適用は避けるべきだろう．

### 6-2-2）中心咬合位と早期接触

次に，"中心咬合位と咬頭嵌合位のズレ"と"中心咬合位での早期接触の有無"を評価する．筆者らは術前の咬頭嵌合位に大きな問題がないと見受けられる場合，まずは片手誘導法（図3-4〔53ページ〕参照）を用いて簡易的に中心咬合位および早期接触の有無を評価している．

#### a. 中心咬合位と咬頭嵌合位のズレ

中心咬合位と咬頭嵌合位のズレ（Trivia 4〔50ページ〜〕も参照）は，しば

デプログラミング後にタッピング運動が不安定になったり，明らかな早期接触を認める場合は，本法の適用は避けるべきである！

咬合挙上　その意思決定と臨床手技

## 咬頭嵌合位とタッピングポイントの一致の確認

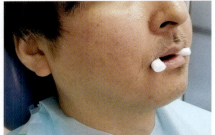

| a | |
|---|---|
| b | c |

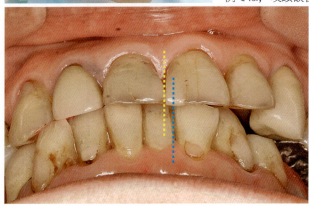
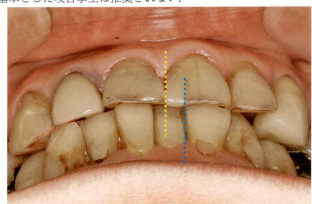

図6-2 a〜c　簡易的なデプログラミング（ロールワッテを両側小臼歯部で軽く咬んでもらい，5〜10分放置〔a〕）の後，タッピング運動を行い，早期接触部から咬頭嵌合位までの偏位量が前後左右的に0.5mmを超える場合は，咬頭嵌合位を基準とした咬合挙上は避けたほうがよい．本症例はタッピング運動の終末位で早期接触し，bの位置から左側に1mm偏位したcの位置で下顎が咬頭嵌合位に収まる．このような症例では，咬頭嵌合位を基準とした咬合挙上は推奨されない．

しば問題視される[6-11]．これは，咬頭嵌合位での下顎頭の位置が不安定な場合は下顎頭が容易にズレて咬合干渉が生じ，歯周組織や補綴装置，顎関節や咀嚼筋に悪影響が生じることを危惧していると捉えられる．このズレをなくそうと試みるのが，中心位を基準とした咬合再構成である．一方で，多くの患者で中心咬合位と咬頭嵌合位はズレており[6-12]，正常咬合者の咬頭嵌合位は中心咬合位からおおよそ0.5mm前方にあるとされている．加えて，正常咬合者では咬頭嵌合位における下顎頭位は顆頭安定位であり，関節窩内で0.3mm程度の幅のなかで安定している[6-2, 4]．

したがって，仮に中心咬合位と咬頭嵌合位が前後的に1mm近くズレていても，パラファンクションがなければ正常と考えて差し支えない場合もある．このように，大きなズレがあっても問題所見を認めない患者の咬合挙上を行う場合，水平的にどの位置に咬頭嵌合位を設定すればよいのか判断に迷う．筆者らは，中心咬合位と咬頭嵌合位のズレが1mmを超えるような大きな値の場合には，本法以外の方法を検討するようにしている．

中心咬合位と咬頭嵌合位が1mm以上ズレている場合は，本法以外の方法を検討したほうがよい！

### b. 早期接触

中心咬合位と咬頭嵌合位がズレている場合，ほとんどの患者で中心咬合位における早期接触が確認される．この早期接触はタッピング運

## 5̄ に歯根破折が生じた症例

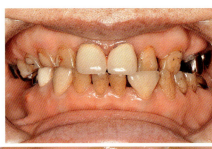

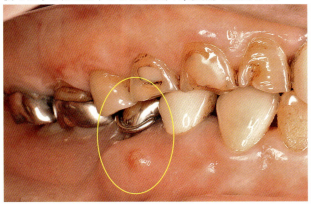
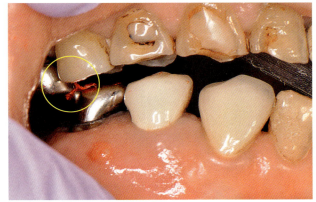

図6-3a〜c 5̄ に歯根破折が生じた症例．a：咬頭嵌合位では緊密に咬合接触が得られており，安定したタッピング運動が可能である．b：歯根破折した5̄（黄色丸部）．最後方残存歯であり，負担過多が疑われた．c：リーフゲージを用いて中心位に誘導すると，5̄ に早期接触（黄色丸部）を認めた（咬合紙の一部が残存している）．このような患者では，咬頭嵌合位を基準とした咬合挙上は適用できないため，本症例では中心位を基準とした方法（4章参照）を適用した．

> **Important**
> 早期接触に起因する可能性のある問題（咬合性外傷，補綴装置の破損，など）が観察される場合は，本法は避けるべきである！

動の経路上での早期接触（図6-2b）とは異なり，下顎頭を顆頭安定位に安定させる後方誘導部としての役割を担っている可能性がある[6-13,14]（図5-7c）．また，本法が奏功せず，中心位を基準とした咬合挙上を検討する場合には，この早期接触部が新たな咬合位の基準となる可能性もある[6-15]（4章4-3-1）カテゴリー2〔81ページ〜〕，図4-6〔81ページ〕参照）．

一方，歯の動揺や破折，セラミックスのチッピング，顎関節や咀嚼筋の不調が早期接触に起因する可能性がある場合には，咬頭嵌合位への習慣性開閉口路とは別に，早期接触部を通過する頻繁な閉口運動またはグラインディングの存在が疑われる（図6-3）．これらの原因として，①不適切な咬頭嵌合位，②睡眠時ブラキシズムなどのパラファンクションの存在，が考えられる．①と②の鑑別は容易ではなく，また両方が原因である可能性もあるため，このような症例では本法の適用は避けるべきである．

### 6-2-3）著しい顎変形や運動障害

リウマチや先天性の顎変形などによって，下顎運動範囲が規制されている場合，開閉口運動は制限されると同時にタッピングポイントは収束する傾向を認めることが多い（図6-4）．このような症例では中心位への誘導はほとんど無意味であり，習慣性開閉口路の偏位があっても患者

## 先天性の右側顎関節部の形態異常が認められる症例

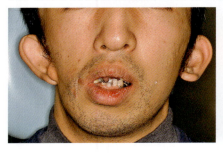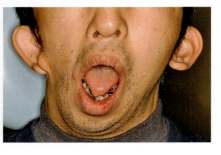

a|b

図6-4 a, b　先天性の右側顎関節部の形態異常が認められる症例（a：咬頭嵌合位，b：開口時）．習慣性開閉口路は，異常側（右側）に偏位するものの，タッピングポイントは収束しており，ほとんどグラインディングが行えない．本症例の実際の治療は，図6-8～10に示す．

## Tangerud & Carlssonによる治療的咬合の定義

### 治療的咬合の定義

- 治療後の顔面高が許容範囲内である
- 下顎安静位における上下顎歯列間の距離が許容範囲内である
- 後方閉口路と同様に，咬頭嵌合位に向かうリラックスした閉口時にも両側で咬合接触し，下顎が安定している
- 咬頭嵌合位からあらゆる方向に滑走運動が開始できるゆとりがある
- 側方または前方滑走運動時に，いかなる乱れた為害性のある咬合接触も存在しない
- 咬合接触している間はいかなる軟組織も侵害されない

図6-5　Tangerud & Carlsson[6-16]による治療的咬合（therapeutic occlusion）の定義．

が主観的な問題を感じていなければタッピング運動は安定していると捉えて差し支えないことも少なくない．この場合，本法以外の方法による咬合挙上は現実的ではない．

　Tangurudら[6-16]は，補綴治療において術者が新たに設定する咬合を"治療的咬合（therapeutic occlusion）"と定義し（図6-5），理想咬合とは別の"許容できる咬合"であるとしている．教科書どおりの治療が難しい患者に対しては，"適応中心位[6-17]"や"治療的咬合"といった概念を参考にして，個々の状況に見合った治療目標を設定することになる．

他の方法（中心位基準，タッピングポイント基準）がいずれも適用外の場合，消去法的に本法を適用せざるを得ない！

## 6-3．咬頭嵌合位を基準とした咬合挙上の概要

　本法で咬合挙上を行う際には，咬合採得材を用いてチェアサイドで挙上量を仮決定し，暫間装置でその確認を行う．本法でも原則として可撤性暫間装置を用いて挙上量の妥当性を確認するが，下顎頭の位置の変更をともなわないため，患者の負担が大きければスプリントを夜間は外しても構わないと筆者は考えている．兒玉[6-6]の調査によれば，咬合挙上

## 咬頭嵌合位を基準とした咬合挙上におけるバイトワックスを用いた咬合採得

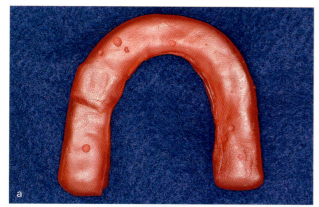
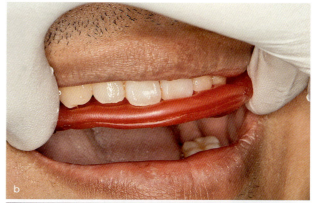
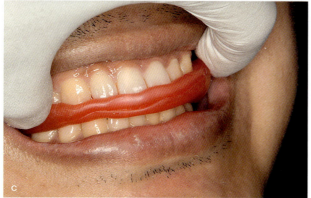
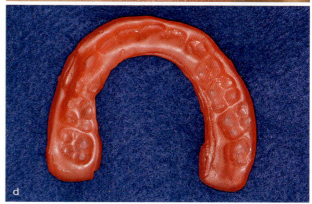

図6-6a〜d 咬頭嵌合位を基準とした咬合挙上におけるバイトワックスを用いた咬合採得．a：ぬるま湯で軟化したバイトワックス．b：上顎歯列の圧痕を印記する．c：再度，ぬるま湯で軟化した後，軽く咬合してもらう．この際，患者のフランクフルト平面を水平にし，患者が自然に閉口せず咬合位を探るようであれば，片手誘導法に準じて下顎を簡易的に誘導しながら咬合採得を行うとよい．d：咬合採得後のバイトワックスの状態．

睡眠時ブラキシズムを有する患者では，ナイトガード装着が推奨される！

を行い補綴治療終了後3年以上の良好な経過を確認できた日本補綴歯科学会専門医症例のなかで，義歯が必要でなかったと考えられる11症例のうち4症例では可撤性暫間装置を介さず，直接，固定性補綴装置を装着している．睡眠時ブラキシズムを有する患者では，日中のオクルーザルスプリントとは別にナイトガードを製作するのが好ましい．

一般的に，咬合採得には咬合時の抵抗が小さく，寸法変化の少ない材料が推奨されるが，挙上量の記録も含めた本法での咬合採得ではある程度の厚みを確保できるバイトワックスを用いるのが一般的である（図6-6）．バイトワックスは，軟化不十分だと咬合時に抵抗が大きくなり，容易に下顎を偏位させてしまう[6-18]．また，軟化しすぎると深く咬合してしまい，期待どおりの挙上量で咬合採得することが難しい．ぬるま湯（40〜50℃）でゆっくり全体を軟化させるのがよい．

さらに，本法における咬合採得は習慣性開閉口路上での咬合位の記録であるため，患者のフランクフルト平面が地面に平行となるように設定

咬合挙上　その意思決定と臨床手技

## カスタムインサイザルテーブルの利用法

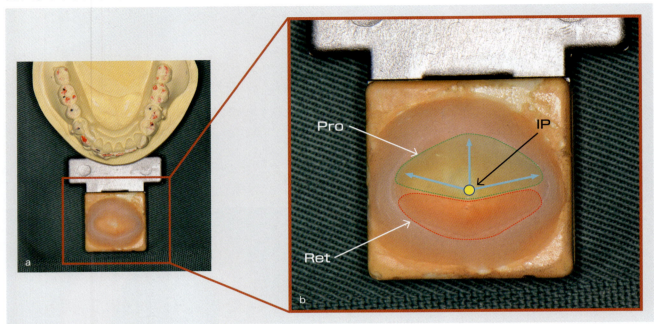

図6-7a,b　カスタムインサイザルテーブルの利用法．①上下顎模型を咬頭嵌合位で咬合させ咬合器装着する．②咬合器のインサイザルテーブル部にトレーレジンを団子状に乗せ，咬合器の上弓を模型上の前方および後方誘導部に合わせて前後左右にグラインディングさせる．③切歯指導ピンの軌跡がトレーレジン上に印記される（a）．咬頭嵌合位（IP）を中心に，ゴシックアーチ様に前方誘導部（Pro）が三次元的に印記される．後方誘導部（Ret）の印記は一般的な咬合器では行えないので，チェアサイドでの調整で対応する（b，図5-7〔116ページ〕も参照）．④図6-6で採得した咬合採得材の厚みを参考に咬合器上で切歯指導ピンを挙上後，カスタムインサイザルテーブルの誘導路を参考に，オクルーザルスプリントのワックスアップを行う．

　することが重要である．本法を選択できる患者では，簡易的なデプログラミング後の片手誘導法で，ほぼ咬頭嵌合位に近似した位置に誘導可能であることがほとんどである．

　筆者らは，咬合採得に際して軟化したバイトワックスを上顎歯列に軽く圧接し，誘導を行う手と反対の手指にて上顎歯列に固定したうえで，片手誘導法に準じて簡易的に下顎を誘導している．この際，"中心位に誘導する"という意識ではなく，"咬頭嵌合位に向かう習慣性閉口路に沿って閉口させる"という意識で行っている．

　オクルーザルスプリント製作に際しては，タッピング運動が安定するように咬合面に前方および後方誘導部を付与する．誘導部の付与にはカスタムインサイザルテーブル（図6-7）を利用するのが簡便である．

　なお，咬合器上でさらなる挙上量の変更を行う予定であれば，フェイスボウトランスファーを行い，調節性咬合器に装着するのが望ましい．本法では中心位に誘導していないものの，下顎頭が顆頭安定位にあると見立てて，調節性咬合器上で下顎頭を中心に咬合高径の変更を行うことができる[6-2]．

**Important**
咬合採得時に挙上量を決定すれば，平均値咬合器でオクルーザルスプリントが簡単に製作できる！

## Trivia10 フェイスボウトランスファーについて

JGPT-6において，フェイスボウトランスファーは「フェイスボウによって，2つの後方基準点と1つの前方基準点からなる平面で位置づけられた上顎模型を咬合器に付着する一連の操作．これにより，生体の下顎頭の開閉軸と咬合器の開閉軸とが一致することになる」と定義されている[6-19]．

一般的に用いられているフェイスボウの多くは後方基準点として左右の外耳道を用いるもので，「イヤーボウ」と呼ばれる（図T9a）．これに対して，左右の顆頭自体を後方基準点とするものを「ヒンジボウ」と呼ぶが，多くのヒンジボウでは，平均的顆頭点を後方基準点としている．

平均的顆頭点についての画一的な定義は存在しないが，Gysiによる「耳珠上縁と外眼角を結ぶ線上で外耳道から前方13mm」という位置づけが広く知られている．ただし，その後のさまざまな定義を踏まえると，Gysiの顆頭点より3〜5mm程度下方に設定するのがよさそうである[6-20]．

イヤーボウや平均的顆頭点を用いている時点で，フェイスボウトランスファーによる上顎歯列と顆頭の位置関係の再現が厳密さに欠けることはいうまでもないものの，臨床的に許容できる程度の再現度（フェイスボウトランスファーを行う臨床的な意味は十分ある）と考えるのが一般的であろう．実際には，生体の柔軟性や暫間装置による経過観察時の微妙な下顎位の偏位によって擦り合わされているものと考えられる．

「咬合器上における上顎歯列と顆頭の位置を，生体内の位置関係に近似させること」は，JGPT-6での定義にもあるように，「咬合器上で開閉口する際の回転中心（開閉軸）を生体と一致させること」である．こうすることで，咬合器上で便宜的に咬合高径を変更したとしても，変更後の上下顎歯列の位置関係を生体内とほぼ一致させることができる（図T9b）．

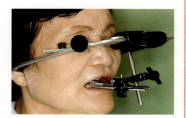

図T9a 一般的なイヤーボウ（デナー・スライドマチック・フェースボウ，Denar社，ヨシダ）．後方基準点記録のため，イヤーピースを外耳道に挿入して使用する．デナーマークⅡ咬合器（Denar社，ヨシダ）の使用説明書では，前方基準点を上顎中切歯（または側切歯）の切縁から43mm上方の点に設定するよう指示している．咬合器装着時の基準平面（咬合器の基底面と平行になる平面）を大まかにフランクフルト平面またはカンペル平面のいずれかに分類するとすれば，カンペル平面を基準平面としていることになる（**7章 7-4-1**）〔162ページ〕，図7-15〔163ページ〕参照）．

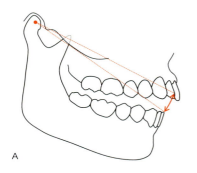
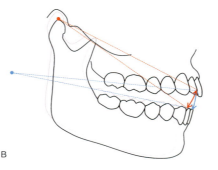
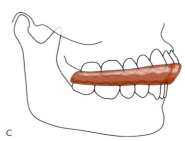

A　　　　　　　　　　　B　　　　　　　　　　　C

図T9b A：生体内における回転中心（開閉軸，赤丸）に従って咬合挙上を行った場合のシェーマ．B：生体内と異なる回転中心（青丸）に従ってAと同じ挙上量で咬合挙上した場合のシェーマ（フェイスボウトランスファーを行わなかった場合がこれに相当する）．上顎歯列に対する下顎歯列の位置だけではなく，挙上後の顆頭の位置もAからズレてしまうことがわかる．C：一方，口腔内で挙上量を決めて，咬合採得材を用いて記録した下顎位で咬合器装着を行い，咬合器上では挙上量を変更しないのであれば，咬合器内のどこに歯列模型を装着したとしても上顎歯列に対する下顎歯列の位置はAと一致する（ただし，顆路角は一致しないことに注意）．

## 6-4．咬頭嵌合位を基準とした咬合挙上の実際

次に，咬頭嵌合位を基準として，先天性疾患により右側顎関節に運動障害がある患者の咬合再構成を行った症例（図6-8〜10）を紹介し，これまでの教科書的知識を臨床的に解説する．

咬合挙上　その意思決定と臨床手技

## Case　咬頭嵌合位を基準として咬合挙上を行った症例

**症例概要**

**患者**：26歳，男性．

**主訴**：むし歯がたくさんあり，食事がしづらい．

**既往歴**：10年以上歯科治療を受けておらず，全顎的にう蝕が進行していた．

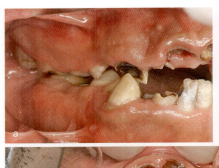
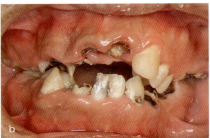
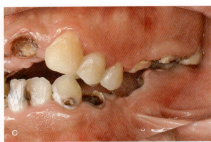
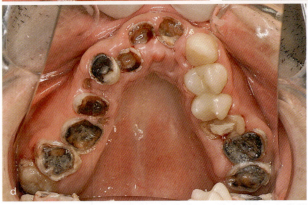
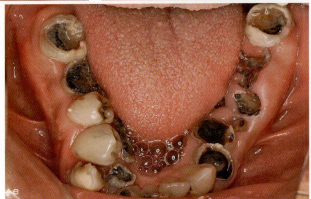

図6-8 a〜e　図6-2の患者の初診時の口腔内写真．臼歯部の補綴空隙は皆無であった．

**治療の実際**

　臼歯部の補綴空隙は皆無であり（**図6-8 a〜e**），顎変形症に対する外科的矯正治療も提案したが患者は希望しなかったため，補綴治療で可及的に対応することになった．本症例は中心位への誘導が行えないものの習慣性開閉口運動は安定し，タッピングポイントの収束も確認できたことから，咬頭嵌合位を基準として最小限の咬合挙上を行うこととした．本症例は，Turnerら[6-21]の重度tooth wearのカテゴリー分類における"カテゴリー3"（**4章4-3**〔77ページ〜〕参照）に準じた対応が求められる．

　さらに，本症例は下顎が小さく下顎角が大きい．そのため，挙上により大臼歯部の補綴空隙を確保しようとすると前歯部の被蓋関係を著しく損なうことから，咬合挙上量は最小限とし歯冠長延長術を併用した（**図6-9**）．

　オクルーザルスプリントの使用が困難であったため，早期に平均値咬合器で製作したプロビジョナルレストレーションを装着し，根管治療，臼歯部の歯冠長延長術の術後経過を確認できるまで約1年間，経過観察を行った．

　その後，最終補綴装置へ移行した（**図6-10**）．挙上量は，第一大臼歯部で2 mmとした．

6章　咬頭嵌合位を基準とした咬合挙上法

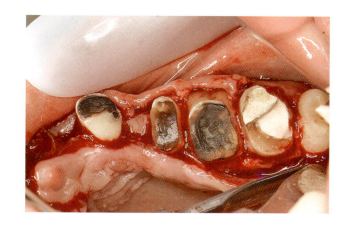

図6-9　ほぼすべての臼歯部に対して歯冠長延長術を施行した．

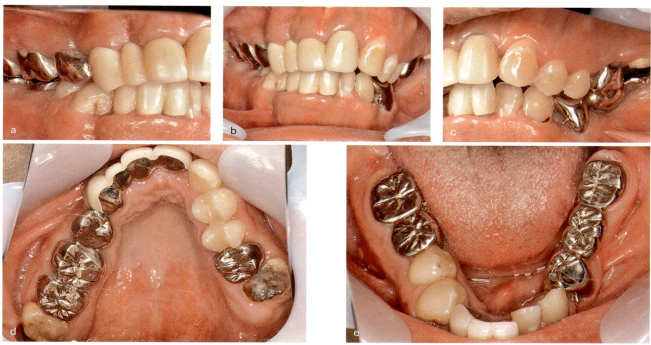

図6-10a〜e　術後の口腔内写真．臼歯部で2mmの咬合挙上を行った．なお，|7 は最終補綴治療の際の歯髄診によって歯髄壊死を認めたため，その他の歯の最終補綴治療完了を待って歯髄処置を行った．

149

## 参考文献

6-1. Brill N, Lammie GA, Osborne J, Perry HT. Mandibular positions and mandibular movements. Brit Dent J 1959;106(26):391-400.

6-2. 大石忠雄．下顎運動の立場からみた顎関節構造の研究．補綴誌 1967;11(2):197-220.

6-3. 池田圭介，河野正司，土田幸弘，松山圃士，大竹博之．顆頭安定位の立場からみたタッピング運動による水平的下顎位の検索．補綴誌 1996;40(5):964-971.

6-4. 川畑博昭．矢状面における各種顆頭位の研究，特に顆頭安定位について．補綴誌 1971;15(2):403-426.

6-5. 兒玉直紀．咬合再構成のエビデンスを探る．補綴誌 2020;12(129回特別号):59.

6-6. 兒玉直紀．欠損歯列における咬合再構成．タイプに応じた補綴歯科治療戦略．デンタルダイヤモンド 2020;45(16):41-55.

6-7. Abduo J. Safety of increasing vertical dimension of occlusion: a systematic review. Quintessence Int 2012;43(5):369-380.

6-8. Nishigawa K, Suzuki Y, Ishikawa T, Bando E. Effect of occlusal contact stability on the jaw closing point during tapping movements. J Prosthodont Res 2012;56(2):130-135.

6-9. 笛木賢治．咬合位の側方的な変化が習慣性開閉口運動の終末位に及ぼす影響．補綴誌 1996;40(6):1111-1122.

6-10. 藍 稔．真実を求めて．とくに咬頭嵌合位に関して．補綴誌 2018;10(3):190-195.

6-11. Becker CM, Kaiser DA, Schwalm C. Mandibular centricity: centric relation. J Prosthet Dent 2000;83(2):158-160.

6-12. Celenza FV. The centric position: replacement and character. J Prosthet Dent 1973;30(4 Pt 2):591-598.

6-13. 三好光平．下顎後方運動誘導部の変化が習慣性開閉口運動の閉口終末位に及ぼす影響．口病誌 1995;62(3):416-436.

6-14. 西山暁．下顎後方滑走運動誘導部の傾斜が下顎位および咀嚼筋筋活動におよぼす影響．口病誌 1999;66(1):20-32.

6-15. Spear, FM. Approaches to vertical dimension. Adv Esthet Interdisciplinary Dent 2006;2(3):2-14.

6-16. Tangerud T, Carlsson GE. Jaw registration and occlusal morphology. In: Karlsson S, Nilner K, Dahl BL, editors. A textbook of fixed prosthodontics. The Scandinavian approach. Stockholm: Gothia, 2000;209-230.

6-17. Dawson PE. New definition for relating occlusion to varying conditions of the temporomandibular joint. J Prosthet Dent 1995;74(6):619-627.

6-18. 嶋村清次，呉本晃一，井上宏．咬合採得材の介在が咬頭嵌合位に及ぼす影響．補綴誌 2002;46(1):44-53.

6-19. 公益社団法人日本補綴歯科学会(編)．歯科補綴学専門用語集．第6版．東京:医歯薬出版，2023.

6-20. Shafiullah RS, Ravichandran M, Sundar MK, Kamakshi V. Posterior Reference Points: A Simplified Classification. Journal of Scientific Dentistry 2019;9(1):9-12.

6-21. Turner KA, Missirlian DM. Restoration of the extremely worn dentition. J Prosthet Dent 1984;52(4):467-474.

# 7章

# 咬合挙上にともない
# 咬合平面を修正する際の判断基準

"To correct the occlusal plane, or not to correct it, that is another question."

　咬合挙上をともなう咬合再構成において，しばしば議論に挙がるのが「咬合平面の修正を行うか否か」である．乱れた咬合平面に起因する審美不良や下顎運動制限を解消するには咬合平面修正が必須だが，通常，多くの残存歯に対する介入（侵襲）がともなう．症例ごとに咬合平面修正の必要性を見極め，不要な場合に咬合平面修正を回避することで，侵襲が少なく患者にとって負担の少ない咬合挙上や咬合再構成が可能である．
　本章では，咬合挙上にともない咬合平面を修正する際の判断基準を考察していく．

## Tangerud & Carlssonによる治療的咬合の定義

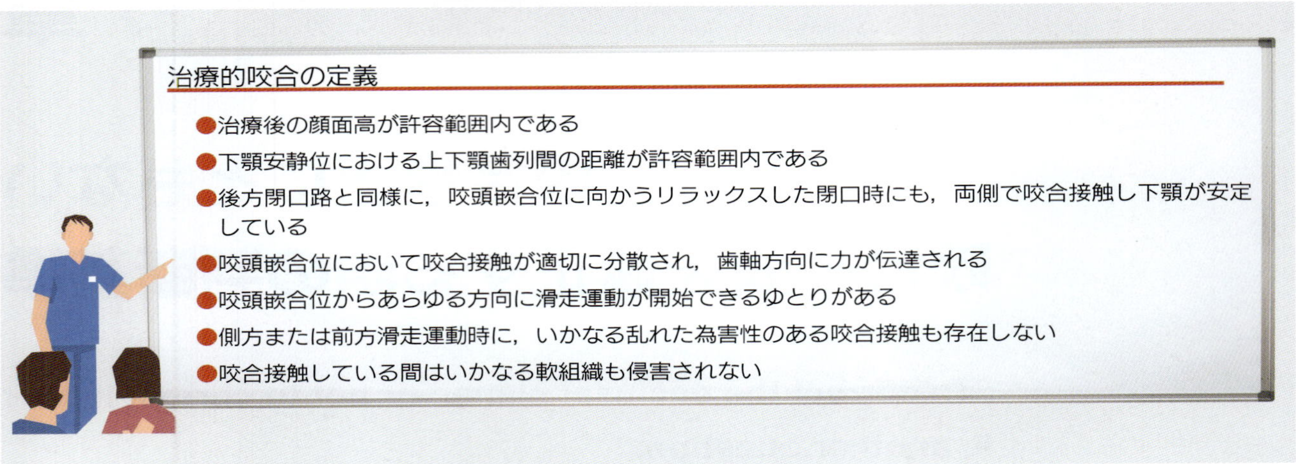

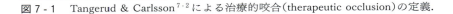

図7-1　Tangerud & Carlsson[7-2]による治療的咬合(therapeutic occlusion)の定義.

## 7-1. 咬合平面の修正は必須か？

　これまでに3つの咬合挙上法を紹介してきたが，咬合挙上をともなう咬合再構成における重要なテーマが手つかずとなっている．それは，"咬合平面の修正は必須か？"についてである．Spearが紹介している咬合挙上法[7-1]（4章4-3-2）c〔88ページ〜〕および図4-15〔90ページ〜〕参照）であれば，咬合高径と前歯部の形態が確定した後，診断用ワックスアップで臼歯部の咬合平面を整え，固定性暫間装置（プロビジョナルレストレーション）に置換していく．この方法は，理想的な審美性，咬合接触，前方誘導（および後方誘導）を確保するうえで有用であるが，しばしば残存歯すべての歯冠形態の変更をともなう．

　一方，Tangerudら[7-2]は，咬合治療における目的となる咬合を"治療的咬合(therapeutic occlusion)"と定義し（図7-1），理想咬合とは別の「許容できる咬合」であるとの考えを示した．咬合平面が乱れたままでも治療的咬合の定義を満たす場合に，「咬合平面の修正は必要ない」と言えそうだが，図7-1の内容はいささか概念的で，臨床での判断材料としては使いづらい．

咬合平面を修正する際，しばしば残存歯すべての歯冠形態の変更が必要となる！

## 7-2. 咬合平面の修正を検討する際のチェックポイント

　6章6-1（140ページ）でも紹介した兒玉[7-3,4]による日本補綴歯科学会の専門医症例の分析によると，低位咬合の患者に対して咬合挙上を行っ

## 審美性を回復する際の前歯部の形態の決定方法

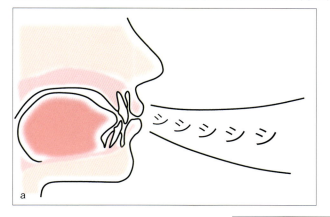
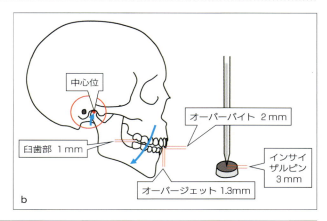
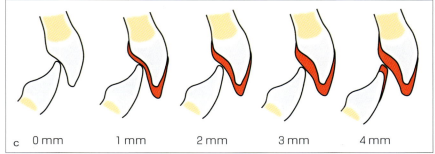
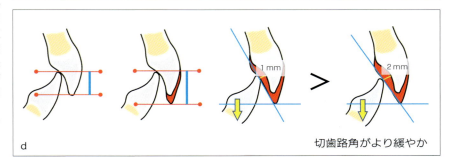

図7-2a〜d　審美性を回復する際の前歯部の形態の決定方法（参考文献13より引用・改変）．a：発音評価（とくにサ行）で空気の流れが適切かを確認し，下顎中切歯に対する上顎中切歯切縁の垂直的な位置を決定する．b：咬合高径の変更を検討する場合は，垂直的および水平的な咬合関係を交互に評価しながら，咬合高径を決定する．c：咬合挙上を行った場合，上顎前歯口蓋側の形態修正を行うが，時にカントゥアが強くなりすぎる場合もあるため，必要に応じて下顎前歯切縁の長さの変更を検討する．長さを変更する際には，年齢に応じた審美性の配慮が必要である．d：上顎切歯切縁の延長が下顎切歯の運動（下顎運動）の経路を妨害する場合，機能的あるいは構造的な問題が生じるリスクを増加させる．このリスクを最小化するために，機能運動中の下顎運動の制限や臼歯部の干渉を避けられる範囲で，小さめの切歯路角を目指す．

> **Important**
> 咬合平面の修正を行う主な目的は，審美性の確立，補綴空隙の確保，下顎運動障害の解消である！

たことが明記されているものが16症例確認された．そのなかで，咬合平面を修正したことを明記しているものは5症例，行わなかったことを明記しているものが2症例あった．

　咬合平面の修正を行う主な目的は，審美性の確立[7-5]，補綴空隙の確保[7-6]である．また，筆者らの所属分野の前教授である五十嵐[7-7]は，咬合平面の乱れが下顎の滑走運動を障害し，顎機能障害を招いた症例を日本補綴歯科学会誌に寄稿している．

### 7-2-1）審美性の改善が求められているか？

　審美性の改善が求められる症例では，望ましい位置や大きさの歯冠補綴処置が求められるため，おのずと咬合平面の修正が行われる[7-8〜10]．審美性を回復する際の咬合平面の修正の方法については，Dawson[7-11]，

咬合挙上 その意思決定と臨床手技

## 咬合挙上のみで補綴空隙を確保した症例

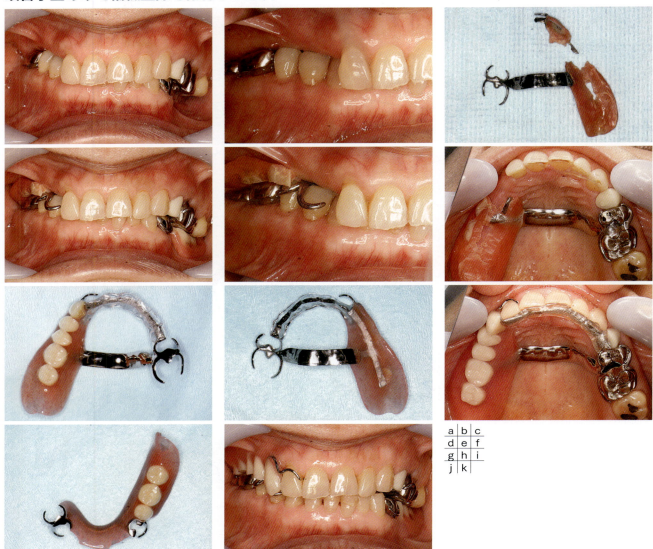

| a | b | c |
|---|---|---|
| d | e | f |
| g | h | i |
| j | k | |

図7-3 a～k　a～f：義歯の破折を繰り返すということで来院した患者．補綴空隙の不足は明らかであるが，残存歯の咬合調整は一切拒否された．g～k：残存歯の切削が許されなかったため，咬合挙上のみで補綴空隙の確保を図った．既存の前処置を利用して，上顎にスプリント義歯を製作した．上顎前歯部のオクルーザルスプリント部には，補強線の役割も兼ねる形で連続レストを設置し，構造の補強を図った．もともとわずかに補綴空隙が存在していた下顎は，上顎義歯装着で咬合挙上されることにより十分なスペースが確保されたため，一般的な設計のレジン床義歯を装着した．

Spear[7-1,12]やCalamita, Koisら[7-13]によって詳細に解説されている（図7-2）．このような方法はSmile Designコンセプトと呼ばれており，近年ではデジタル技術を応用したDigital Smile Designとしても臨床応用されている[7-14～16]．

### 7-2-2）補綴空隙は十分か？

補綴空隙の不足に対しては，咬合挙上のみでもスペース確保が可能で

7章 咬合挙上にともない咬合平面を修正する際の判断基準

## 補綴空隙の不足に対して，義歯の強度を増強することで対応した症例

| a | b |
|---|---|
| c | d | e |

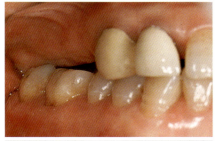
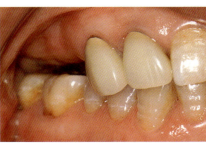
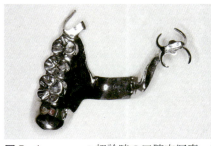
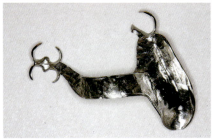
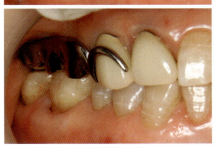

図7-4a～e　a：初診時の口腔内写真．補綴空隙（デンチャースペース）は皆無である．b：対合歯の咬合調整を行ったものの，十分な補綴空隙を得ることができなかった．c, d：コバルトクロム合金単体で製作された部分床義歯．e：義歯装着時の口腔内写真．咬合高径を維持した状態で補綴治療が完了できた（症例担当：上野剛史先生〔東京医科歯科大学［現・東京科学大学］生体補綴歯科学分野元准教授，現・東京都開業，渋谷宮益坂歯科］，写真は参考文献7-17より版元の許可を得て引用）．

補綴空隙確保の観点では，咬合平面の修正を行うことで，咬合挙上量を抑えることが可能である！

ある（図7-3）．しかし，咬合高径の変更をともなわない方法が選択できれば，そちらを優先するべきである（図7-4）[7-17]．また，咬合挙上する場合にも挙上量は最小限とすべきである[7-18～20]．

したがって，咬合平面の乱れをともない補綴空隙が不足している症例に対しては，咬合平面の修正を併用して対応したほうが"治療が苦しくならない"といえるだろう．

### 7-2-3）剪断応力が問題となっているか？

補綴装置に"剪断応力"が加わると，破折リスクが高まる[7-21]．剪断による破壊の原因は，補綴装置の咬合面側に圧縮が，粘膜側（義歯粘膜面やポンティック基底面）に引っ張りが生じることである（図7-5）．また，ブリッジの片側脱離や支台歯の歯根破折なども，ポンティックの断面積が小さい部分に剪断応力が生じることによって起こっている場合がある（図7-6）．

剪断応力は補綴装置のたわみを惹起し，装置破損や支台歯の負担過多の原因となる！

そもそも，補綴空隙が少ない症例では潜在的に補綴装置の破折リスクが高い．剪断による破壊を防ぐには，補綴装置の強度を高めることに加え咬合平面の修正が有効である．咬合平面の修正を行う際は，対合歯の咬合調整のみでの対応から全顎的な咬合再構成まで，症例のシチュエーションによって最適な方法を選ぶことが重要である（図7-7, 8）．

155

## 義歯破折に剪断応力の関与が強く疑われた症例

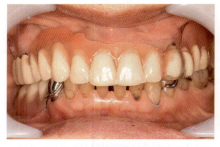
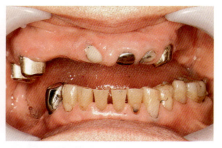

a | b

図7-5 a, b　義歯が破折したとのことで来院した患者の初診時の口腔内写真．左右すれ違い咬合に対して，上顎にオーバーデンチャー（$\underline{7}$と$\underline{5}$ はコーヌステレスコープ）が装着されていた．

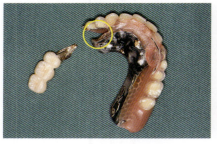
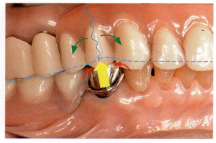

c | d

図7-5 c, d　破折部位は，下顎歯列の欠損に面した最後方残存歯相当部であった．オーバーデンチャーの咬合平面がアンチモンソン（上に凸）を呈しており（青破線），$\overline{4}$ が義歯を加圧（黄矢印）することで咬合面に圧縮（赤矢印），粘膜面に引っ張り（緑矢印）が生じたものと考えられた．

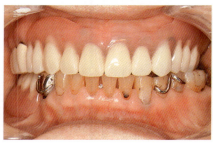
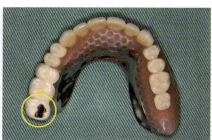

e | f

図7-5 e　義歯修理後の口腔内写真．咬合挙上を併用して咬合平面を修正した．
図7-5 f　コーヌステレスコープ部分は旧義歯の外冠に可及的に咬合調整（黄色丸）を行って流用し，コバルトクロム合金による大連結子を増設して強度を増強した．

## 剪断応力によってブリッジの支台歯に外傷が生じたと考えられる症例

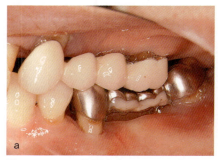
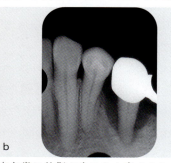
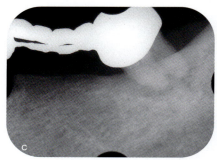

図7-6 a〜c　剪断応力によってブリッジの支台歯に外傷が生じたと考えられる症例の口腔内写真（a）とエックス線写真（b, c）．咬合平面の乱れを修正せず，断面積の小さなブリッジが装着されていた．

### 7-2-4）顎機能障害と咬合平面不正の関連が疑われるか？

　歯の欠損による顎口腔系の変化について，藍は障害の時系列および深刻度から，一次性障害〜三次性障害に分類した（図7-9）[7-22, 23]．咬合平面の乱れは，図7-9内の"①歯の位置変化"が起点となり生じるが，咬合平面の乱れた症例のすべてが，"⑥三次性障害"に発展するとは限ら

## 咬合挙上と咬合平面の修正を併用した症例

a|b
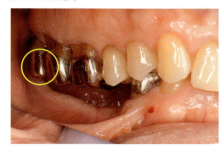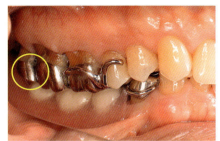

図7-7a,b　部分的な咬合調整のみで対応した症例．8|（黄色丸）を咬合調整した（a：術前．b：術後）．

a|b
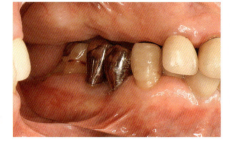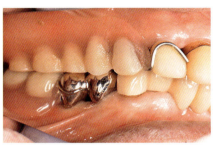

図7-8a,b　全顎的な咬合平面の修正を行った症例（a：術前．b：術後）．

## 歯の欠損による顎口腔系の変化

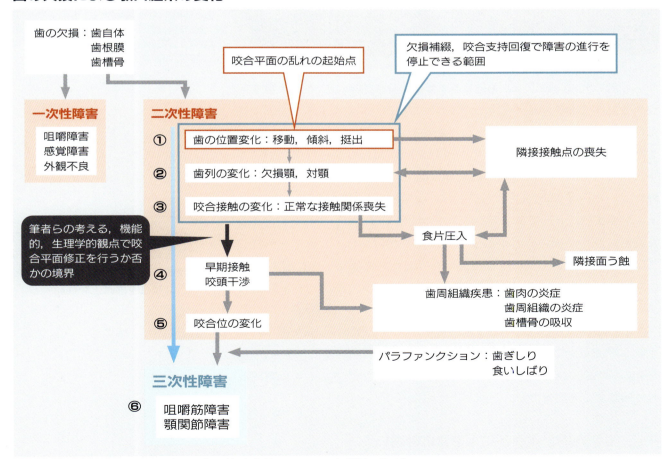

図7-9　歯の欠損による顎口腔系の変化（参考文献7-22, 23より引用・改変）．

## 咬頭嵌合位を確立するうえで望ましい2つの咬合位

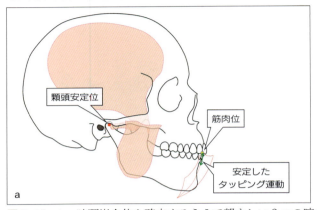
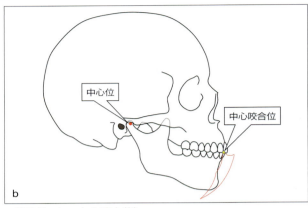

図7-10a, b　咬頭嵌合位を確立するうえで望ましい2つの咬合位（a：筋肉位，b：中心咬合位）．

## 咬合平面の修正が必要だと判断する2つの条件（早期接触と咬頭干渉）

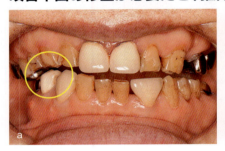
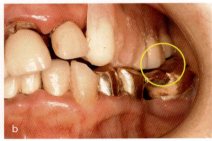

図7-11a, b　審美性や補綴空隙の不足が問題にならない前提で，咬合平面の修正が必要だと判断する2つの条件．a：望ましい咬頭嵌合位に対する閉口路上の早期接触（黄色丸）．下顎頭を中心位に誘導して閉口すると6|近心辺縁隆線と|5遠心辺縁隆線が早期接触する．b：下顎の偏心運動時の咬頭干渉（黄色丸）．前方滑走運動時に|7近心頬側咬頭と|6（人工歯）遠心頬側咬頭が干渉する．

ない．歯の欠損（あるいは広範囲に及ぶ歯質欠損）を補綴し，咬合支持を回復するだけで障害の進行を食い止められる症例に対して，咬合平面の修正はオーバートリートメントとなりかねない．

筆者らは，審美性や補綴空隙の不足が問題にならない症例において"咬合平面の修正を行うか？"の境界は図7-9内の❸と❹の間にあると捉えている．すなわち，ⅰ）望ましい咬頭嵌合位（図7-10）への閉口路上の早期接触，ⅱ）下顎の偏心運動時の咬頭干渉，のいずれかが存在した場合，咬合平面の修正が必要と判断する（図7-11）．これらを無視して咬合平面を修正せずに咬合再構成を行えば，治療完了後に図7-9内の"❺咬合位の変化"，"❻咀嚼筋や顎関節障害"へと障害がさらに進行するおそれがある．

なお，咬合挙上を行うことで早期接触や偏心運動時の咬頭干渉は除去可能な症例が少なくないため，咬合挙上後もこれらが残るかどうか（咬合平面の修正が必要かどうか）は，診断用ワックスアップあるいは暫間装置で確認する必要がある．

①望ましい咬頭嵌合位に対する閉口路上の早期接触，②偏心運動時の咬頭干渉，のいずれかを認めた場合は咬合平面修正を検討する！

### 7-2-5）咀嚼サイクルによる対応の違い

著しい咬合平面の乱れを呈していても，患者の咀嚼サイクルによって

7章　咬合挙上にともない咬合平面を修正する際の判断基準

は図7-11に示す条件を満たさない症例が存在する．咀嚼サイクルは中枢のパターンジェネレーター（central pattern generator；CPG）によって制御され，歯，筋肉や顎関節，周囲組織にとって障害が最小限となる効果的な咀嚼パターンが発見されると学習されプログラミング（筋記憶）される[7-24]．咀嚼運動中，下顎は三次元的に運動するものの，矢状断での咀嚼サイクルはほぼ垂直的であり，開閉口時の前後的な幅は前歯部の咬合様式や咀嚼の進行状況によって影響を受けるとされている[7-25]．

前頭断での咀嚼サイクルは，"涙粒型（tear-drop shape）"と呼ばれる形状をしている（図7-12a）．この咀嚼サイクルの形状は，同一患者においても食物が固いほど閉口時の側方運動が大きくなることが知られており，一定の形状で完全に安定するものではない[7-26]．また，性別[7-27,28]，年齢[7-29]，残存歯の有無[7-30]の影響を受けることが知られている．

一方，Horioら[7-31]は食物の性状が変化しても咀嚼サイクルが変化しないという患者がいることを報告している．Okeson[7-32]は，Horioらの報告を引用し，「CPGが感覚入力よりも筋記憶に影響を受けやすい患者がいるということを示唆している」と述べている．

たとえば，湿らせた小さなコットン球を擬似食物として咀嚼運動を指示した際，コットン球の大小にかかわらず咀嚼サイクルがリズミカルで安定し，左右的な動きがほとんど認められない患者がいる（図7-13）．一方で，咀嚼サイクルが左右的に幅広い患者もいる．前者を"Chopping（チョッピング）タイプ"（図7-12b），後者を"Grinding（グラインディング）タイプ"（図7-12c）と呼ぶ．一般的には，咬耗をほとんど認めず理想的な犬歯誘導を有している場合にはchoppingタイプを呈し，グループファンクションでは咀嚼サイクルの左右的な幅が広がりgrindingタイプを呈すると考えられているが，西尾ら[7-33]は「咬合様式よりも，側方位における上下顎臼歯の離開度が，ヒトの咀嚼パターン認識に影響を及ぼしている可能性がある」と述べている．

図7-13のような患者では，図7-11に示すような兆候は認められない．見方を変えると，過蓋咬合により偏心運動が自由に行えない，とも捉えられるが，顎関節や咀嚼筋に異常は認められず，前方誘導を担うはずの犬歯，小臼歯尖頭に一切の摩耗が認められないことから，歯列に欠損が生じる以前からchoppingタイプであった可能性が高い．筆者らは，①choppingタイプで，②顎関節や咀嚼筋に異常を認めず，③タッピング運動が安定し，④現在の咬頭嵌合位の水平的な位置が適切な患者に対しては，たとえ咬合平面が著しく乱れていても，咬合挙上を行う際に咬合平面を修正し，理想的な（教科書的な）前方誘導（および後方誘導）を付与する必要はないと考えている（表7-1）．

ただし，チェアサイドでの擬似咀嚼運動による咀嚼サイクルの評価は

湿らせたコットン球を用いて擬似咀嚼運動を指示することで，咀嚼サイクルの大まかな確認が可能である！

咀嚼サイクルは，choppingタイプとgrindingタイプに分類される！

一般的に，grindingタイプよりもchoppingタイプのほうが早期接触や咬頭干渉のリスクが低く，望ましい咀嚼サイクルである！

159

## 咀嚼運動の1ストロークの前頭断における経路

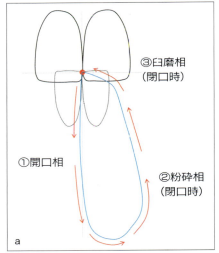
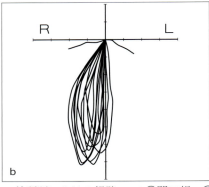
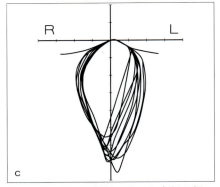

図7-12a〜c　咀嚼サイクルの1ストロークの前頭断における経路．a：①開口相，②閉口時の粉砕相，③閉口時の臼磨相を経て咬頭嵌合位に戻る．b：Choppingタイプの咀嚼ストローク．c：Grindingタイプの咀嚼ストローク（b, cともに参考文献33より引用・改変）．

## Choppingタイプのストロークを呈した患者

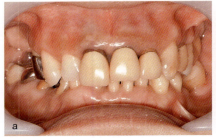
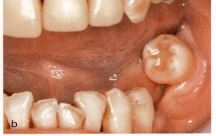
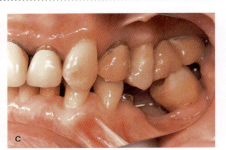

図7-13a〜c　咬合平面の乱れが著しいものの，湿らせたコットン球を食物と見立てて咀嚼運動を指示すると，安定的でリズミカルなchoppingタイプのストロークを呈した患者の例．咀嚼筋，顎関節に異常は認められず，一般的に前方誘導を担う犬歯，小臼歯の尖頭はほとんど咬耗していない．

不正確である．したがって，暫間装置による経過観察が必須であり，途中で異常所見（暫間装置の破損や顎関節症状の出現など）が確認されれば，咬合平面の修正を再検討する．また，choppingタイプであっても，タッピングポイントである術前の咬頭嵌合位が不適切であれば，いったん暫間装置で適切な咬頭嵌合位（図7-10）を設定してから，再度，咬合平面の修正の必要性を検討する．

## 7-3．咬合平面の修正を行う判断基準

　前項を総括すると，咬合平面の修正を行う判断基準は次のようにまとめることができる（図7-14）．

7章 咬合挙上にともない咬合平面を修正する際の判断基準

### 表7-1 機能的（生理的）な観点で，咬合平面の乱れをあえて修正しない判断基準

| チェックポイント | 修正しない基準（条件） |
| --- | --- |
| 咀嚼サイクルのパターン | Choppingタイプである |
| 顎関節，咀嚼筋 | 臨床的，生理的な異常を認めない |
| タッピング運動 | リズミカルで安定している |
| 咬頭嵌合位 | 筋肉位あるいは中心咬合位に準じた理想的な位置（図7-10） |

## 咬合平面の乱れを修正する判断基準

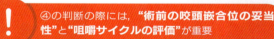

咬合平面の乱れを修正する判断基準
① **審美的要求** に対して咬合平面の修正が必要なとき
② 咬合挙上や補綴装置の設計，材料の工夫だけでは，**補綴装置の十分な強度を得られるスペース** が確保できないと判断されるとき
③ **剪断応力** による補綴装置破損の懸念があるとき
④ 咬合平面の乱れが，早期接触や咬頭干渉を引き起こしており，修正しなければ **三次性障害（顎関節，咀嚼筋障害）に発展する** と考えられるとき

④の判断の際には，"術前の咬頭嵌合位の妥当性"と"咀嚼サイクルの評価"が重要

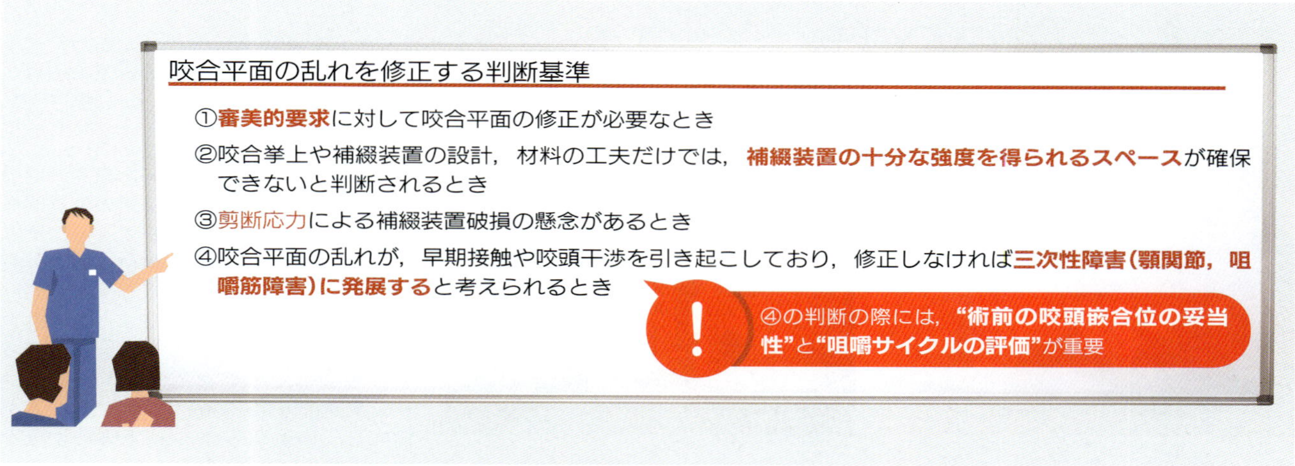

図7-14 咬合平面の乱れを修正する判断基準．④の判断の際には，"術前の咬頭嵌合位の妥当性"（図7-10）と"咀嚼サイクルの評価"（表7-1）が重要である．

咬合挙上だけでは，①審美的要求，②補綴空隙不足，③剪断応力，④早期接触や咬頭干渉が解決できない場合には，咬合平面修正を検討する！

①審美的要求に対して咬合平面の修正が必要なとき．
②咬合挙上や補綴装置の設計，材料の工夫だけでは，補綴装置の十分な強度を得られる補綴空隙が確保できないと判断されるとき．
③剪断応力による補綴装置破損の懸念があるとき．
④咬合平面の乱れが，早期接触や咬頭干渉を引き起こしており，修正しなければ三次性障害（顎関節，咀嚼筋障害）に発展すると考えられるとき．
　ただし，④の判断の際には，見た目上の咬合平面の乱れの程度だけでなく，"術前の咬頭嵌合位の妥当性"（図7-10）と"咀嚼サイクルの評価"（表7-1）が重要である．

## 7-4．咬合平面の設定方法

咬合平面の設定方法には，大きく分けて，①カンペル平面を基準とす

咬合挙上　その意思決定と臨床手技

## カンペル平面に準じた前方基準点とその利用方法

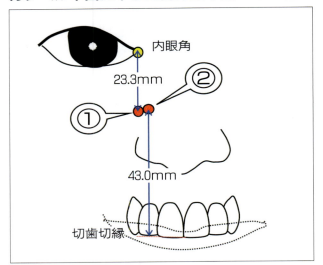

図7-15a　フェイスボウトランスファーにおけるカンペル平面に準じた前方基準点．①内眼角から23.3mm下方の点，②中切歯または側切歯切縁から43.0mm上方の点（参考文献7-34より引用・改変）．

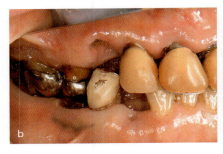
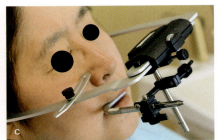

図7-15b　咬合平面の乱れた患者の口腔内写真（初診時）．上唇と前歯の位置関係の評価から，初診時の切縁よりも，下方1.5mmの位置が適切な上顎前歯切縁の設定位置であると判断された．

図7-15c　前方基準点を図7-15aの②としてフェイスボウトランスファーを行っている様子．インサイザルエッジポジションが上方に1.5mmズレていることを加味し，切縁から41.5mm上方の位置を前方基準点とした．

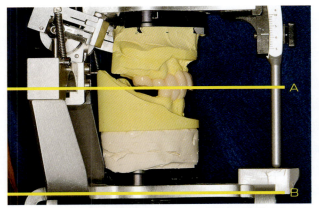

図7-15d　咬合器の基底面がカンペル平面と平行であるため，基底面と平行になるように暫間ブリッジを製作した．A：仮想咬合平面．B：咬合器の基底面．

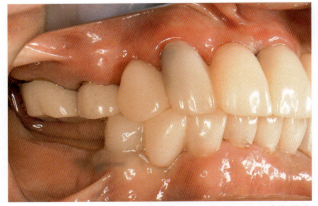

図7-15e　暫間ブリッジを装着した口腔内写真．咬合挙上と同時に咬合平面が修正されている．

る方法，②モンソン球面説に基づく方法，の2つの方法がある．

### 7-4-1）カンペル平面を基準とする方法

　正常有歯顎者において，カンペル平面（鼻聴道線：鼻翼下縁と耳珠上縁を結ぶ線）は咬合平面とほぼ平行であるとされており，咬合平面の傾斜

## 咬合平面の傾斜度

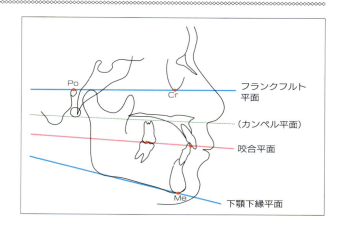

図7-16 フランクフルト平面と下顎下縁平面に対する咬合平面の傾斜度には個人差があるが，傾斜度はフランクフルト平面より強く，下顎下縁平面より弱い．奥田ら[7-36]の報告によれば，下顎下縁平面の傾斜度が強いほど，咬合平面の傾斜度も強くなると考えられる（参考文献7-35より引用・改変）．

咬合平面設定の基準には，①カンペル平面，②モンソン球面，の2つがある！

度を決定するうえでもっとも一般的に利用され，全部床義歯における咬合床と咬合平面板を用いた咬合平面の設定が代表的である．

一方で，咬合平面が乱れた有歯顎者では，咬合平面と鼻聴道線の関係性を確認することが難しい．このような場合，フェイスボウトランスファーを行い，カンペル平面に準じた前方基準点を利用することで，咬合器の基底面が患者のカンペル平面と平行となり，咬合器上でのカンペル平面を基準とした咬合平面の評価が可能となる（図7-15）[7-34]．

DiPietroら[7-35]は，患者のFMA（フランクフルト平面と下顎下縁平面のなす角度）の大小によって，補綴装置の製作の際に配慮すべきことが異なることを述べている．咬合平面の傾斜度は，フランクフルト平面と下顎下縁平面の傾斜度の間の値をとる．これは，患者ごとに異なるため，すべての患者がカンペル平面と平行であるとは限らない（図7-16）．

奥田ら[7-36]は，個性正常咬合を有する男性を対象としてセファロ分析を行い，下顎下縁平面の傾斜度と咬合平面の傾斜度の間に相関が認められたことを報告している．咬合平面の設定の際にカンペル平面だけを基準とするのではなく，側貌写真やセファロ分析から，下顎下縁平面の傾斜度も評価しながら個々に調整すべきと考える（図2-9,10〔42ページ〕参照）．

### 7-4-2）モンソン球面説に基づく方法（ブロードリックの咬合平面分析法）

正常有歯顎者の咬合平面は，"平面"ではなく"曲面"であり，Speeの彎曲（矢状面）[7-37]およびWilsonの彎曲（前頭面）[7-38]として広く知られている．これらを包含する考えとして，モンソン球面説（図7-17a）[7-39]があり，JGPT-6[7-40]では「Speeの彎曲をすべての下顎運動の範囲まで拡大すると，1つの球面が形成され，その中心は歯の長軸と下顎頭の中心から始ま

## モンソン球面説

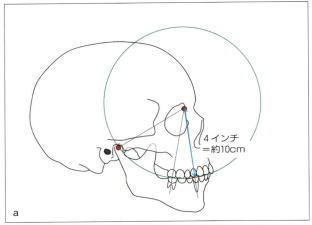 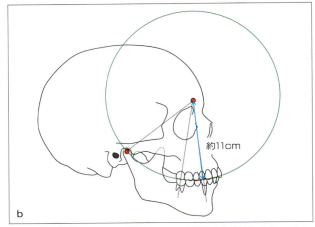

図7-17a, b　モンソン球面説．正常有歯顎者の咬合平面と下顎頭の中心は，半径4インチ（約10cm）の球面上に位置する，というもの（a）．Kagayaら[7-41]は，日本人の成人においては半径が約11cmだと報告している（b）．

垂線との交点に一致し，半径は4インチ（約10cm）となる」と定義されている．

　モンソン球面説に基づく咬合平面の決定法としてブロードリック法がある．フェイスボウトランスファーを行い咬合器装着した模型上で，図7-2に準じて前歯部を適切な位置に決定した後，コンパスを用いて①下顎犬歯尖頭，②下顎第二大臼歯遠心頬側咬頭頂，③咬合器の顆頭球の中心，のいずれか2点から半径4インチの円弧を描記する．すると，2つの円弧の交点をモンソン球の中心とみなすことができる（図7-18）．専用の咬合平面分析装置には，アナライジングロッドと呼ばれる半径4インチの円弧の一部を模った装置が含まれ，これを咬合面にあてがうことで，簡単にモンソン球面上にワックスアップできる．なお，Kagayaら[7-41]は，日本人の成人を対象としてモンソン球の半径を算出したところ，平均約11cmであったと報告している（図7-17b）．

　したがって，4インチで規格化された装置を用いて設定した彎曲は，日本人の患者に対してはやや彎曲度が強い可能性がある．五十嵐[7-7]は，ブロードリック法で咬合平面を修正するには多くの症例で咬合挙上しなければ実施できないとし，「咬合挙上に安易に手を出すのではなく，術者も覚悟し，患者へもメリットとリスクを十分に説明したうえで取り組む必要がある」と述べている．本法については，五十嵐らの著書[7-42]のなかで詳しく解説されているので，ぜひ参照いただきたい．なお，モンソン球面説に基づく咬合彎曲の付与は，咬合再構成の術式としてナソロジーと双璧をなす"P.M.S.テクニック" 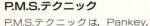で重視されている．

　余談になるが，全部床義歯に付与する咬合彎曲は，"調節彎曲"と呼

日本人におけるモンソン球の半径は，平均約11cmであり，Speeの彎曲，Wilsonの彎曲は，欧米人と比較して緩い傾向がある！

### Term 14　P.M.S.テクニック

P.M.S.テクニックは，Pankey, Mann, Schuylerによって提唱された咬合再構成の術式である．P.M.S.テクニックでは，①モンソン球面説に基づく下顎歯列への咬合彎曲の付与，②適切な彎曲を付与された下顎歯列に対して犬歯誘導を確立できる上顎歯列の再構成，というステップで咬合再構成を行う．

## ブロードリック法専用の咬合平面分析装置を用いた咬合平面の検査

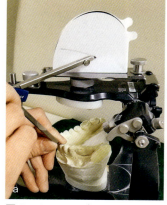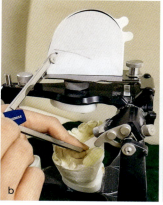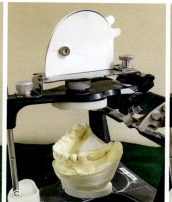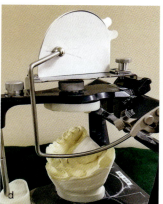

図7-18a〜d　ブロードリック法専用の咬合平面分析装置（プロアーチオクルーザルプレーンアナライザー，松風）を用いた咬合平面の検査．フェイスボウを用いて，上顎模型を咬合器に付着し，上顎模型に対して中心位あるいは適切な咬頭嵌合位で下顎模型を付着した状態．a：咬合器上部に装着した描記プレートに|3尖頭から半径4インチ（約10cm）の円弧を描記する．b：同様に|7遠心頬側咬頭頂部（本症例は|8も残存）から半径4インチの円弧を描記する．c：a，bで描記した円弧の交点をモンソン球の中心とし，専用マグネットを設置する．d：cで設置したマグネットにアナライジングロッドの先端を固定し，咬合平面の分析を行う．ロッドの曲線部分はモンソン球の中心から4インチの円弧と一致する．なお，左右のモンソン球の中心はかならずしも一致しない．

ばれ，"偏心運動時に平衡側（とくに前方滑走運動時の大臼歯部）のクリステンセン現象による上下顎咬合面間の離開を防ぎ，平衡咬合を確立するため"に付与するが，本法で付与する咬合彎曲は偏心運動時に平衡側の上下顎咬合面同士が離開することが前提であり，混同しないように注意が必要である．

**参考文献**

7-1．Spear, FM. Approaches to vertical dimension. Adv Esthet Interdisciplinary Dent 2006；2(3)：2-14.

7-2．Tangerud T, Carlsson GE. Jaw registration and occlusal morphology. In：Karlsson S, Nilner K, Dahl BL, editors. A textbook of fixed prosthodontics. The Scandinavian approach. Stockholm：Gothia, 2000；209-230.

7-3．兒玉直紀．咬合再構成のエビデンスを探る．補綴誌 2020；12(129回特別号)：59.

7-4．兒玉直紀．欠損歯列における咬合再構成．タイプに応じた補綴歯科治療戦略．デンタルダイヤモンド 2020；45(16)：41-55.

7-5．鳥巣哲朗．咬合挙上を応用して咬合平面の不正を改善した症例．補綴誌 2010；2(3)：201-204.

7-6．渡部悠介．咬合高径が低下した患者に対し補綴装置を用いて咬合挙上した一症例．補綴誌 2018；10(3)：239-242.

7-7．五十嵐順正．乱れた咬合平面を有する歯列欠損患者の補綴．補綴誌 2015；7(4)：314-318.

7-8．Vig RG, Brundo GC. The kinetics of anterior tooth display. J Prosthet Dent 1978；39(5)：502-504.

7-9．Tjan AH, Miller GD, The JG. Some esthetic factors in a smile. J Prosthet Dent 1984；51(1)：24-28.

7-10．Misch CE. Guidelines for maxillary incisal edge position-a pilot study：the key is the canine. J Prosthodont 2008；17(2)：130-134.

7-11．Dawson PE. Functional occlusion. from TMJ to smile design. St. Louis：Mosby, 2007.

7-12．Spear F. The maxillary central incisal edge：a key to esthetic and functional treatment planning. Compend Contin Educ Dent 1999；20(6)：512-516.

7-13．Calamita M, Coachman C, Sesma N, Kois J. Occlusal vertical dimension：treatment planning decisions and management considerations. Int J Esthet Dent 2019；14(2)：166-181.

7-14. Coachman C, Calamita MA. Digital smile design : a tool for treatment planning and communication in esthetic dentistry. In : Duarte S Jr.(Edt). Quintessence of Dental Technology 2012. Hanover Park : Quintessence Publishing, 2012 ; 103-111.

7-15. Tak On T, Kois JC. Digital Smile Design Meets the Dento-Facial Analyzer : Optimizing Esthetics While Preserving Tooth Structure. Compend Contin Educ Dent 2016 ; 37(1) : 46-50.

7-16. Coachman C, Calamita MA, Sesma N. Dynamic Documentation of the Smile and the 2D/3D Digital Smile Design Process. Int J Periodontics Restorative Dent 2017 ; 37(2) : 183-193.

7-17. 上野剛史．クリアランスが不足した上顎遊離端欠損部に金属床義歯を応用した症例．補綴誌 2013 ; 5(2) : 216-219.

7-18. Turner KA, Missirlian DM. Restoration of the extremely worn dentition. J Prosthet Dent 1984 ; 52(4) : 467-474.

7-19. Kois JC, Phillips KM. Occlusal vertical dimension : alteration concerns. Compend Contin Educ Dent 1997 ; 18(12) : 1169-1174, 1176-1177.

7-20. Abduo J. Safety of increasing vertical dimension of occlusion : a systematic review. Quintessence Int 2012 ; 43(5) : 369-380.

7-21. Seaton P. Mechanics of tensile and shear stress generation in fixed partial denture retainers. J Prosthet Dent 1994 ; 71(3) : 237-244.

7-22. 藍 稔．小部分床義歯学．東京：学建書院，1994 ; 15.

7-23. 野首孝祠，五十嵐順正．現代のパーシャルデンチャー．欠損補綴の臨床指針．東京：クインテッセンス出版，2000 ; 33.

7-24. Dellow PG, Lund JP. Evidence for central timing of rhythmical mastication. J Physiol 1971 ; 215(1) : 1-13.

7-25. Nishigawa K, Nakano M, Bando E, Clark GT. Effect of altered occlusal guidance on lateral border movement of the mandible. J Prosthet Dent 1992 ; 68(6) : 965-969.

7-26. Lundeen HC, Gibbs CH. Advances in occlusion, Boston : Wright, 1982.

7-27. Agerberg G. Maximal mandibular movements in young men and women. Sven Tandlak Tidskr 1974 ; 67(2) : 81-100.

7-28. Neill DJ, Howell PG. Computerized kinesiography in the study of mastication in dentate subjects. J Prosthet Dent 1986 ; 55(5) : 629-638.

7-29. Karlsson S, Carlsson GE. Characteristics of mandibular masticatory movement in young and elderly dentate subjects. J Dent Res 1990 ; 69(2) : 473-476.

7-30. 鹿野洋一．総義歯装着者の咀嚼機能評価に関する臨床的研究．正常有歯顎者と総義歯装着者の咀嚼運動の比較について．補綴誌 1990 ; 34(2) : 318-332.

7-31. Horio T, Kawamura Y. Effects of texture of food on chewing patterns in the human subject. J Oral Rehabi 1989 ; 16(2) : 177-183.

7-32. Okeson JP(著)，矢谷博文，和嶋浩一(監訳)．Okeson TMD．原著第5版．東京：医歯薬出版，2006.

7-33. 西尾公一，宮内修平，丸山剛郎．咀嚼運動に関する臨床的研究．咬合様式との関連について．補綴誌 1986 ; 30(4) : 806-816.

7-34. 石上也澄志，小出馨，旗手敏．補綴学的水平基準面に関する研究．トランスファーされる歯列模型との位置的関係．補綴誌 2001 ; 45(1) : 161-172.

7-35. DiPietro GJ, Moergeli JR. Significance of the Frankfort-mandibular plane angle to prosthodontics. J Prosthet Dent 1976 ; 36(6) : 624-635.

7-36. 奥田眞夫，石井弘二，石垣尚一，赤西正光，丸山剛郎．頭部側面X線規格写真による顎顔面形態と咬合平面の関連性について．補綴誌 1988 ; 32(6) : 1268-1274.

7-37. Spee FG, Biedenbach MA, Hotz M, Hitchcoch HP. The gliding path of the mandible along the skull. J Am Dent Assoc 1980 ; 100(5) : 670-675.

7-38. Wilson GH. A manual of dental prosthetics. Philadelphia : Lea and Febiger, 1911 ; 2-37.

7-39. Monson GS. Occlusion as applied to crown and bridgework. J Nat Dent Assoc 1920 ; 7 : 399-413.

7-40. 公益社団法人日本補綴歯科学会(編)．歯科補綴学専門用語集．第6版．東京：医歯薬出版，2023.

7-41. Kagaya K, Minami I, Nakamura T, Sato M, Ueno T, Igarashi Y. Three-dimensional analysis of occlusal curvature in healthy Japanese young adults. J Oral Rehabil 2009 ; 36(4) : 257-263.

7-42. 五十嵐順正，増田裕次．咬合挙上をうまくなりたい．どうする？ 咬合高径・咬合平面・咬合崩壊症例．東京：クインテッセンス出版，2017.

# 8章

# 本書で紹介した咬合挙上法を臨床応用する際の注意点

## Limitation and clinical consideration of vertical dimension increase

　これまで安全で確実な咬合挙上を遂行するために必要な知識，臨床手技について解説してきた．これらの情報に則れば，理論上はどのような患者に対しても咬合挙上をともなう咬合再構成が可能と考えられる．

　しかし，実際の臨床では十分な知識，技術を備えた臨床家が誠意をもって対応しても残念ながら治療が成功しない場合もある．

　最終章となる本章では，臨床で咬合挙上を試みる際の注意点と，咬合挙上に関する臨床実感と限界について，筆者らの見解を述べていく．これらの情報は，前章までの情報と同じように，咬合挙上を検討する際の意思決定の際の道標となるはずである．"理想"と"現実"を見据えながら，個々の患者に最適な治療計画を立案することが重要である．

## 8-1. 咬合との関連が不明な"主観的"低位咬合や全身症状への対応

　残念なことに，歯科治療を受けた後，「噛み合わせがおかしい」，「歯の治療をしてから肩こりがひどくなった」といった主訴で来院される患者がいる．このような患者はしばしば，「噛み合わせが低いから高くしてほしい」と懇願する．言うなれば，「"主観的"低位咬合」というべき状態である．**2章2-6**(45ページ)において，"患者の感覚(快適性)"を利用した咬合高径の評価について触れ，患者が快適だと感じる咬合高径には4〜5mmの幅があり，これを"comfortable zone"[8-1, 2]と呼ぶこと，また，患者の感覚に従い決定した咬合高径は低く設定される傾向があることを述べた[8-3]．これは，"患者が主観的に咬合高径の減少を不快に感じることは稀"であることを意味している．

　このような背景から，筆者らは咬合高径の減少が明らかでない状況で，患者から「咬合高径を高くしてほしい」と訴えがある場合には，患者の感覚異常を疑うべきであると考えている．こういった患者の多くは，一般的には，"咬合感覚異常"(器質的な問題が認められないにもかかわらず，患者が長期的に自覚する咬合時の不快感)[8-4]であることが疑われる．咬合感覚異常は身体表現性障害との関連が指摘され，精神医学的アプローチが有効な場合もある[8-5, 6]．

### 8-1-1) "主観的"低位咬合の原因

　"主観的"低位咬合には，①咬合感覚異常(非器質的)と，②器質的な咬合高径の減少，の2つの原因が考えられ，両者が混合している場合もある．医学的に咬合挙上が必要だとしても，治療完了までは"咬合感覚異常"か否かの鑑別診断はできない(図8-1)．このような患者に対しては，咬合挙上によって不快症状が消失するとは限らないことを含め，入念なインフォームドコンセントが必要である．また，必要性(危険性)を感じた場合には，補綴治療を中断し(中断が難しいようであれば補綴治療と並行して)，精神医学的アプローチを検討すべきであろう．

### 8-1-2) 全身症状との関連

　肩こりや頭痛といった全身症状と咬合高径の減少，咬合平面の乱れの関連も指摘されている[8-7〜11]．これらの全身症状も，咬合要因が影響している場合と，そうでない場合があると考えられる．

　過去の歯科治療と関連させて全身症状の改善を訴える患者に対し，咬合挙上や咬合平面の修正を行う場合にも，「治療目的は全身症状の改善ではない(治療の結果，全身状態が改善するとは限らない)」ことを十分に説明し，インフォームドコンセントを行うことが重要となる．

咬合高径の減少が明らかでない状況で，患者自身が「噛み合わせの低さ」を訴えている場合，咬合感覚異常の疑いがある！

主訴が①主観的な低位咬合，②咬合状態に関連づけた全身症状，である場合，入念なインフォームドコンセントが求められる！

## "主観的"低位咬合の患者

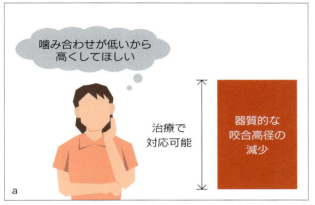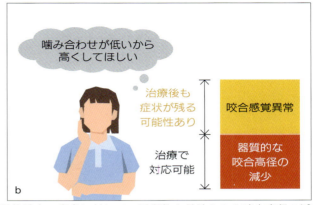

図8-1a,b 「噛み合わせを高くしてほしい」と懇願する"主観的"低位咬合の患者に対して，医学的な見地からも咬合高径の減少が疑われる場合，"咬合感覚異常"を併発しているかどうかの鑑別診断は難しい．a：咬合高径の減少のみが原因の場合，適切に咬合挙上を行うことで患者の"主観的"低位咬合は消失する．b：咬合高径の減少に加えて，"咬合感覚異常"を併発している場合には，咬合挙上後も感覚異常が残ることもある．

## 8-2. 咬合挙上の臨床実感と限界

最後に，筆者らの日々の"臨床実感"と"咬合挙上の限界"について触れたいと思う．

### 8-2-1) 理想的な治療計画が受け入れられるとは限らない

咬合挙上が必要な患者に対して立案した理想的な治療計画には，外科的治療，矯正歯科治療，保険適用外の治療が含まれることがある．これらの治療計画を説明し，患者がその必要性を理解したとしても，身体的理由，経済的理由，時間的理由，あるいは歯科治療に対する恐怖心から，術者の提案を受け入れられない患者は多い．

治療開始前のインフォームドコンセントでは，患者に可及的に寄り添いながら，理想的な治療計画から引き算をしていくことで，現実的な治療計画へと折り合いをつけることになる[8-12]．

治療計画立案に際しては，理想的な治療計画から，個々の患者に合わせて引き算をしていくことで折り合いをつける必要がある！

### 8-2-2) 可撤性暫間装置の使用は多くの患者にとって難しい

咬合挙上には，術者の知識と技術だけでなく，治療に対する患者の理解と協力が必要である．とくに，Turner[8-13]やAbduoら[8-14]が指摘する「可撤性暫間装置(オクルーザルスプリントやスプリント義歯)に対する患者の順応の難しさ」は，咬合挙上のたびにほぼ毎回向き合うことになる．

可撤性暫間装置による挙上量の妥当性の評価には，「中心位あるいは咬頭嵌合位を基準にした場合で1〜2か月，フラットテーブル形態のオ

## 患者にオクルーザルスプリントを使用してもらえない際の方策

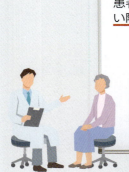

図 8-2　患者にオクルーザルスプリントを使用してもらえない際の 2 つの方策.

クルーザルスプリントを用いた場合で 2 〜 3 か月の経過観察期間を要する」というのが多くの研究者，臨床家の共通認識のようである．仮決定した挙上量の安全性を確認するには，咬頭嵌合位を基準とした咬合挙上を除き，オクルーザルスプリントを装着した状態で食事を行い，食後に洗浄したうえで昼夜問わず装着することが望まれる（図 5-14〔124 ページ〕参照）．

　しかし，多くの患者にとって，術者の意図どおりにオクルーザルスプリントを使用することは難しい．治療を安全に遂行するため，"まずは可逆的な方法で，挙上量を評価するのが望ましい"ことは確かだが，患者がオクルーザルスプリントを使ってくれなければ治療が進まない．患者にオクルーザルスプリントを使用してもらえないとき，筆者らは 2 つの方策で対応する（図 8-2）．

①オクルーザルスプリントの重要性を再度説明し，「一時的な使用であって，永久的な処置ではないこと」を強調して，あらためて使用してもらう．

②オクルーザルスプリントの使用をあきらめて固定性暫間装置に移行する．ただし，患者には不可逆的な処置にともなうリスクを理解してもらう．

　医療安全管理の観点では，インフォームドコンセントは「"医療行為の不確実性"によるリスクを患者に引き受けてもらうこと」である．とくに，②の方針で進める場合，これまでの病歴から，トラブルに発展するおそれを感じる時には，書面での説明と同意を得たことを証明する署名を取得するのが望ましい．もちろん，同意書への署名が得られれば，その後は好き勝手に治療を進めてよいわけではなく，折に触れて，何度も同じ説明を繰り返す必要がある．

可撤性暫間装置の使用が困難な患者では，検査および診断の後，固定性暫間装置による咬合位の確認を直接行う場合もある！

## Koisらが提案しているデプログラマー

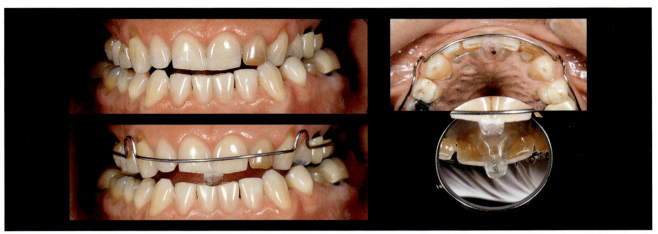

図8-3 Koisらが提案しているデプログラマー（参考文献8-15より版元の許可を得て引用）．誘導に時間がかかる場合には，あらかじめデプログラマーを渡すことで，来院前にデプログラミングを完了する方法もある．

### 8-2-3）中心位への誘導と早期接触の信頼性

　本書では**1章**(21ページ～)で用語の定義づけを行い，中心位で重要なことは"再現性が高いこと"であると強調した．よくある「適切に中心位に誘導できているのか」という問いに対する1つの解が，デプログラマーの使用であり，「一定の使用法を順守すれば，術者の技量によらず，再現性高く中心位に誘導できる」とされている．中心位を基準とした治療に際しては，咬頭嵌合位が中心咬合位と一致して安定するまで，診療のたびに中心位への誘導を行う．誘導に時間がかかる場合には，あらかじめデプログラマーを患者に渡すことで，来院前にデプログラミングを完了する方法もある（図8-3）[8-15]．何度も繰り返し誘導を行い，診療回数を重ねていくうちに定位置に誘導可能となるのが一般的である．

　下顎頭位が毎回同じ位置（中心位）に誘導されているかは，スプリットキャスト法により確認することができる（図8-4）．最近はSNSや動画配信サイトで，中心位への誘導法についてのわかりやすい情報を簡単に確認できる．これらを利用して練習を積むことも効果的である．

　また，中心位を基準とした方法において，後方歯の咬合接触（見た目上の早期接触）を咬合再構成の基準とする方法（Turnerらの分類におけるカテゴリー2〔図8-5〕に対する方法）を**4章4-3-1）**（81ページ）で紹介したが，この後方歯の咬合接触の信頼性は定かでない．Spear[8-16]やKoisら[8-17]の考えでは，咬筋や内側翼突筋の長さが不変であれば問題を生じないとしているが（図8-6），筋電図がない診療室ではこれらの筋肉の長さが生理学的に変わっていないかどうかの確認はできないため，患者の感覚や見た目の変化の有無を頼りに治療を進めることになる．この考

中心位への誘導が正確に行われているかの確認方法として，スプリットキャスト法が有用である！

中心咬合位に新たな咬頭嵌合位を確立する際，既存の早期接触部を基準に利用できるか否かについて慎重な判断が求められる！

## スプリットキャスト法による中心位咬合採得の精確度（繰り返し精度）の評価

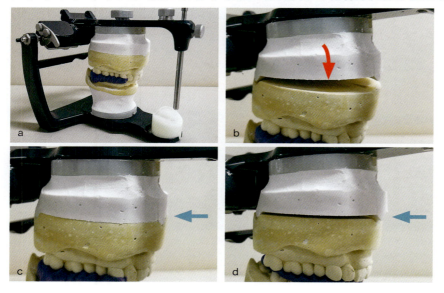

図8-4 a〜d　スプリットキャスト法による中心咬合採得の精確度（繰り返し精度）の評価．a：上顎模型の基底面を水平に仕上げ，楔状の溝を形成する．フェイスボウを用いて咬合器に付着し，1つ目の咬合採得材で下顎模型を装着する．b：下顎模型が装着できたら上顎模型を咬合器から外す．2つ目の咬合採得材を介して，下顎模型に対して上顎模型の位置を固定し上弓をゆっくり閉じる．c：模型の基底面にまったく隙間なく上弓を閉じることができれば，2つの咬合採得における下顎頭位は一致していると考えられる．d：少しでも隙間が残るようであれば，2つの咬合採得における下顎頭位はズレていると考えられる（協力：長山富治先生〔東京科学大学生体補綴歯科学分野〕）．

## 重度tooth wear患者に対するカテゴリー分類（カテゴリー2）

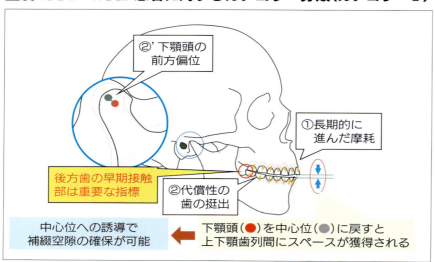

図8-5　Turnerらは重度tooth wear症例を3つのカテゴリーに分類した．Tooth wearがゆっくり進むと，代償性の歯の挺出により咬合高径が維持されるが，中心咬合位と咬頭嵌合位が大きくズレている患者では，下顎頭を中心位に誘導すると補綴空隙が確保できる場合がある．咬合高径を維持したまま中心位に誘導することで，スペースを確保できるケースはカテゴリー2に分類される．この時，"後方歯の咬合接触（早期接触）部が咬合崩壊前から変化していない"とすれば，新たな咬合位設定の基準となりうる．

えは，"（見た目上の）早期接触部は咬合崩壊前から変化していない"という前提に基づいていると考えられるが，実際には挺出や摩耗あるいは傾斜移動している可能性もある．

### 8-2-4）"安定した咬合"とは何なのか？

咬合挙上後に確立する咬頭嵌合位での咬合接触には，安定性が求められる．これは，「安定した下顎頭が咬合を安定させる」と同時に「安定した咬合が下顎頭を安定させる」という考えからである[8-18]．一方で，"遊び"のない咬頭嵌合位（ポイントセントリック）を付与したとしても，長期

"咬合の安定"と"下顎頭の安定"は，相補的な関係である！

## 前歯部の挙上における咬筋および内側翼突筋の長さの変化

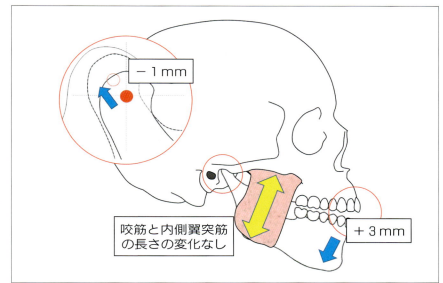

図8-6 Spearは,「前歯部を挙上しても, 下顎頭の移動が許容されれば, 咬筋, 内側翼突筋の長さは変化しない」と述べているが, 筋電図の備えがないチェアサイドで, 筋肉の長さが生理学的に変化していないかを確認することはできない（参考文献8-1より引用・改変）.

的には下顎頭や咬合位のズレを生じる可能性が示唆されている[8-19, 20].

Carlssonは治療後の咬合付与について, 下顎最後退接触位から水平的に0.5～1.0mmのズレを許容するロングセントリック（フリーダムインセントリック〔Term 8〔83ページ〕参照〕）の採用を推奨している[8-21]. 筆者らは, 1mmを超える前後的自由域（フリーダム）を設定せざるを得なかった症例も経験したが（図8-7）, 臨床実感として少なくとも0.5mm程度の咬合位の"遊び"は大きいとは感じない.

また, 筆者らは骨格的な問題のない有歯顎者に対して最初に設定する咬頭嵌合位はポイントセントリックとし, 前方誘導は犬歯誘導ないし小臼歯までのグループファンクションとしている. しかし, リコールを繰り返すなかで自然に前後的自由域が生じている症例もあるため, はじめからロングセントリックを採用するのも長期的には差がないのではないかと感じている. ただし, ポイントセントリックには"パラファンクションに対して許容範囲が狭い", ロングセントリックには"下顎運動, 下顎頭の不安定を招く可能性がある"というリスクがある（表8-2）.

さらに, ポイントセントリックで咬頭嵌合位を確立した後, 長期的な時間を経て結果的に得られる前後的自由域の範囲は治療当初に予測することはできないため, 先手を打って前後的自由域を付与するとすればその幅の決定は悩ましい. なお, 睡眠時ブラキシズムに対しては, たとえロングセントリックを選択したとしてもナイトガードの装着が推奨されると考えている.

咬合様式に加えて, 咬合調整に際しては咬合紙の厚みに対する配慮も

咬合再構成の際にポイントセントリックを付与した症例でも, 経時的に前後的自由域が出現する場合もある！

ロングセントリックの付与の有無によらず, 咬合再構成後の睡眠時ブラキシズムに対しては, ナイトガードの装着が推奨される！

## 咬合挙上後にロングセントリック(フリーダムインセントリック)を採用した症例

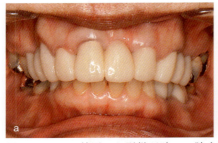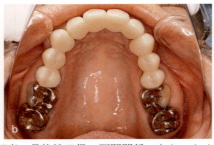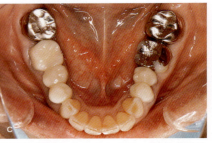

図8-7a〜c 前医より引継ぎ時の口腔内写真．骨格性Ⅱ級の顎間関係であり，とくに下顎は狭窄しているものの，矯正歯科治療に同意が得られなかった．引継ぎ時，ポイントセントリックとして経過をみていたものの，食事中の上下顎臼歯同士の接触音の自覚を訴えた．咬頭嵌合位の設定位置が不適切である可能性を疑い，中心位に誘導し，咬合再構成を図った．その結果，接触音は消失したものの，約2週間ごとの経過観察のたびに下顎位が前方に移動し，引継ぎ当初の咬合位でタッピング運動が安定するようになった．そこで元の咬合位で再びポイントセントリックとすると，接触音が再燃したため，中心咬合位からタッピングポイントまでのロングセントリックを付与したところ，接触音ならびに咬合状態の変化が消失した．

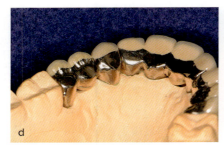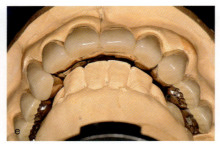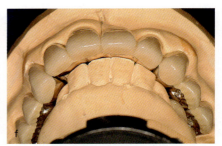

図8-7d〜f 最終補綴装置．プロビジョナルレストレーションに付与したロングセントリックを踏襲した形態を付与した．

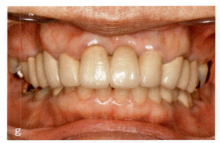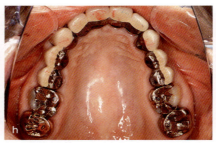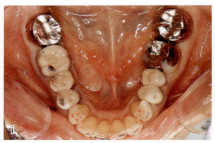

図8-7g〜i 最終補綴装置装着時．結果的に，前後的に1mm強の前後的自由域を付与し，咬合様式は右側をグループファンクション，左側を犬歯誘導とした(担当歯科技工士：高橋孝平氏〔東京医科歯科大学[現・東京科学大学]病院歯科技工部〔当時〕〕).

表8-2 咬合再構成において咬頭嵌合位で付与する咬合状態の比較

|  | 概要 | 注意点 |
| --- | --- | --- |
| ポイントセントリック | ・理想的な咬頭嵌合位のみで上下顎歯列が最大嵌合し，水平的なズレを許容しない咬合状態 | ・パラファンクションに対して許容範囲が狭い<br>・長期的には徐々にズレを生じてくる可能性がある |
| ロングセントリック | ・理想的な咬頭嵌合位から，咬合高径の変化をともなわない下顎の前後的(水平)移動(ズレ)が可能な咬合状態 | ・下顎運動，下顎頭の不安定を招く可能性がある<br>・付与する前後的自由域の広さの決定基準がない |

## メタルフォイルを用いた引き抜き試験

|a|b|
|c|d|

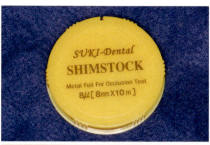
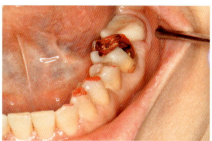
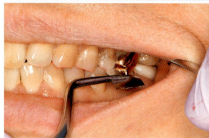
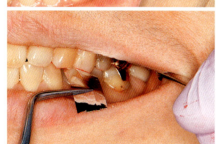

図8-8a〜d 厚み8μmのメタルフォイル（オクルーザルフィルムシムストック，Frontier Dental，フィード）(a)．約35μmの一般的な咬合紙で，引き抜き試験を行っても $\overline{3〜6}$ まで同じ咬合接触状態と評価できた(b)．メタルフォイルを用いて引き抜き試験を行うと，$\overline{6}$ では引き抜けないが(c)，$\overline{3}$，$\overline{4}$，$\overline{5}$ では引き抜けるため(d)，$\overline{6}$ アンレーの咬合がわずかに高いことがわかる．

> **Important**
> 一般的な咬合紙の厚みは歯根膜の被圧変位量よりも大きいため，より厳密な咬合調整にはメタルフォイルの使用が推奨される！

必要となる．メーカーにより差があるものの，一般的な咬合紙には30〜40μmの厚みがある．これに対して，歯根膜の被圧偏位量は20μm程度と考えられており，一段的な咬合紙では歯に為害性のある過大な咬合接触を検知しきれない可能性がある．筆者らは，とくに厳密性を求められる症例においては，厚み8μmの咬合診断用メタルフォイルを用いて引き抜き試験を行うことで最終的な咬合強さの確認を行っている（図8-8）．

### 8-2-5）"咬合高径を挙げる"="咬合挙上"なのか？

とくに，多数歯欠損の患者に対して新義歯を製作する際，旧義歯装着時の咬合高径を踏襲せず，咬合挙上を試みる場合がある．多くの症例は，咬合高径の増加にともない，残存歯の歯冠高径の変更が必要である．

一方で，図8-9の症例では，義歯の垂直的な厚みを増加するだけで義歯装着時の咬合高径が増加できる．このようないわゆる"すれ違い咬合"の患者では，咬合高径の"減少"ではなく"喪失"と捉えるべきと考える．咬合高径を喪失した患者に対して，義歯新製時に適切な咬合高径を付与した場合，旧義歯装着時よりも咬合高径が増加する場合が多い．これは"咬合挙上"ではなく"適切な咬合高径の再設定"であり，本書で解説してきたような複雑なステップを踏むことなく，大胆に治療を進めることができる．当然，大幅な咬合位の変更をともなう場合には，最終義歯製作前に治療用義歯で咬合位の妥当性を評価する場合もある．

> **Important**
> いわゆる"すれ違い咬合"では，旧義歯装着時よりも咬合高径を増大する手技は，"咬合挙上"ではなく"咬合高径の再設定"と捉えられる！

プロローグの1（12ページ〜）で述べたとおり，咬合挙上には"減少し

咬合挙上　その意思決定と臨床手技

## 旧義歯装着時の咬合高径の減少に対して咬合高径の増加を図った症例

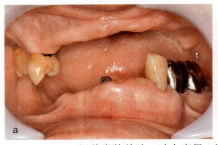 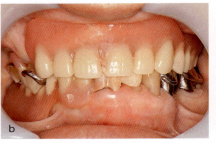 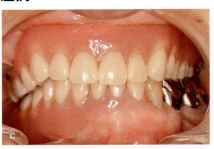

図8-9 a〜c　旧義歯装着時の咬合高径の減少に対して，咬合高径の増加を図った症例．a：義歯非装着時の口腔内写真．残存歯同士の咬合接触をすべて喪失したいわゆる"すれ違い咬合"を呈している．b：旧義歯装着時の口腔内写真．補綴空隙の不足によって義歯破折を繰り返していた．c：新義歯を製作するにあたり，適切な咬合高径を再設定した．

た咬合高径の是正"と"問題のない咬合高径に対する戦略的な挙上（狭義の咬合挙上）"が含まれるが，筆者らは，"咬合挙上"と"咬合高径の再設定"の境界は，「残存歯による臼歯部咬合支持の有無にある」と考えており，咬合支持域の残存状況で咬合状態を分類したアイヒナー分類（図8-10）のB4（前歯部のみの接触が残っている状態）を境界としている．B4に相当する患者では，義歯装着時の咬合高径を変化させた場合，前歯部の咬合接触が失われるため前歯部の歯冠形態の修正が必要となるが，多くの場合，すれ違い咬合に準じた簡便な方法で咬合高径を再設定したうえで，新たな咬合高径に合わせて歯冠修復を行うことが可能である（図8-11）．

アイヒナー分類のB4以降の症例は"咬合高径の喪失"と捉えることで，咬合挙上よりも簡単な方法で咬合高径を再設定できる！

### 8-2-6）どの方法を選択するかで挙上後の咬合位が変化するのか？

本書で紹介した3つの代表的な咬合挙上法の適応症例は，表4-1（74ページ）に示したとおりである．仮に同一患者に対し，3つの方法で咬合挙上を行った場合，結果として得られる新たな咬頭嵌合位に差はあるだろうか．

川畑[8-22]が報告した約0.3mm程度の"下顎頭位のゆとり"や，Carlssonの主張する0.5〜1mm程度の"前後的自由域"[8-21]，Celenzaら[8-19]が観察した治療後の下顎頭位のズレなどを加味すると，顎関節や筋肉に明らかな異常がない患者の多くは，ある程度の"ゆとり"のなかに，"中心位と顆頭安定位"，"中心咬合位と筋肉位"の双方が収まっていると考えられる．

とくに，中心位と顆頭安定位が一致する場合，中心咬合位と筋肉位もおのずと一致するため，3つのどの方法を取ったとしても結果が同じで然るべきである．注意すべきは，"選択する方法によって結果が変わってしまう患者"である．Beckerら[8-23]は，治療の際に基準とする下顎位について，少数歯に対する治療時には咬頭嵌合位を基準とし，"支台歯形

本書で解説した3つの方法のいずれを用いても，最終的な下顎位に差が生じない患者と，差を生じる患者がいる！

## アイヒナー分類

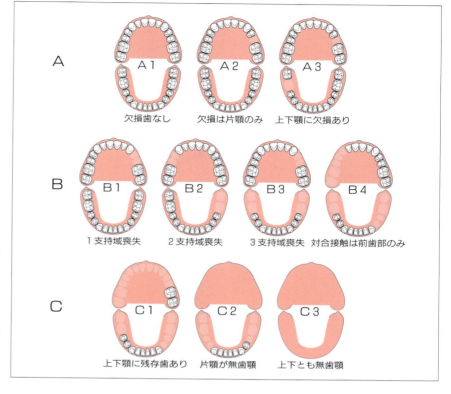

図8-10 アイヒナー分類．歯列を左右の大臼歯部，小臼歯部の4つの"支持域"と前歯部接触域の計5か所に区分し，支持域ごとに上下顎の咬合接触の有無を評価する．A：4つの支持域すべてに最低1か所の咬合接触が残っている状態．B：残存歯同士の対合接触が最低1か所残っているが，支持域の1か所以上が喪失している状態．B4は，咬合支持がなく咬合位はすでに喪失しているため，実質的にC群に近い．C：残存歯同士の対合接触がすべて喪失した状態．

## 臼歯部咬合支持をほぼ喪失した患者に対して，咬合高径の増加を図った症例

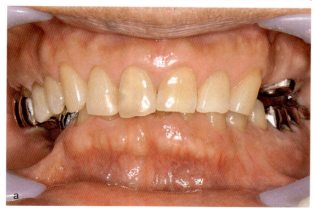
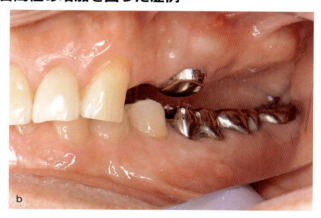

図8-11a, b 初診時の口腔内写真．

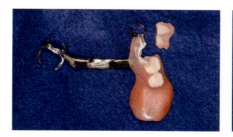
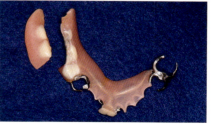

図8-11c, d 補綴空隙が不足し，義歯破折を繰り返していた．

咬合挙上　その意思決定と臨床手技

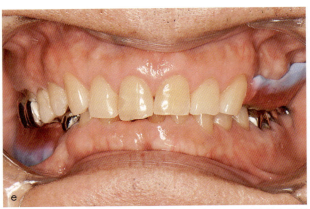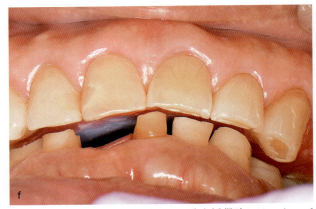

図8-11e,f　咬合採得時に咬合高径を再考し，旧義歯と比較して前歯部で2mm程度の挙上を図った．咬合採得時には，タッピング運動を基準として咬合位の決定を行った．

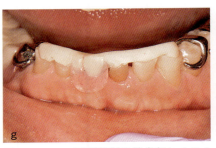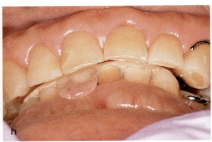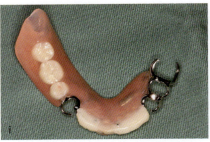

図8-11g〜i　下顎義歯は前歯部にオクルーザルスプリント部を有するスプリント義歯として完成させ，1か月程度経過観察を行った．

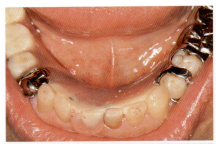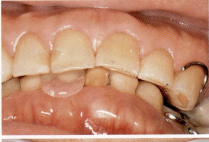

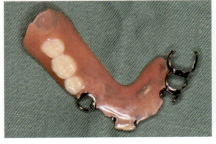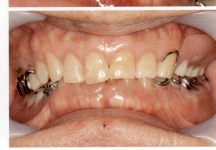

図8-11j〜m　経過観察中に問題を認めなかったため前歯部のスプリント部分を除去し，コンポジットレジンによる下顎前歯部の歯冠形態修正を行った．

成後，2〜3歯の臼歯のみが咬合接触する状態"あるいは"望ましい咬合高径で臼歯部の咬合接触が一切ないとき"には原則として中心位を基準とした治療を推奨している．しかし，リウマチや先天性疾患などで顎関節に器質的な問題を抱えている場合，中心位を基準とした方法は適用できない（**6章2-3**〔143ページ〜〕参照）．

Dawson[8-24]の提唱する"適応中心位"やTangerudら[8-25]の"治療的咬合"

3つの咬合挙上法のいずれを選択するかにあたっては，禁忌症を避けることが重要である！

は，概念的ではあるが一般的に"正しい"とされる特定の方法にとらわれた治療に対する警鐘と受け止めることができる．術前の咬頭嵌合位が不適切な患者に対する咬頭嵌合位を基準とした方法の選択や，中心位への誘導が困難な患者に対する中心位を基準とした方法の選択が，良好な結果をともなわないのは自明だろう．

**8章参考文献**

8-1. Lytle RB. Vertical relation of occlusion by the patient's neuromuscular perception. J Prosthet Dent 1964；14(1)：12-21.

8-2. Tryde G, McMillan DR, Stoltze K, Morimoto T, Spanner O, Brill N. Factors influencing the determination of the occlusal vertical dimension by means of a screw jack. J Oral Rehabil 1974；1(3)：233-244.

8-3. McGee GF. Use of facial measurements in determining vertical dimension. J Am Dent Assoc 1947；35(5)：342-350.

8-4. Clark G, Simmons M. Occlusal dysesthesia and temporomandibular disorders：is there a link? Alpha Omegan 2003；96(2)：33-39.

8-5. Brodine AH, Hartshorn MA. Recognition and management of somatoform disorders. J Prosthet Dent 2004；91(3)：268-273.

8-6. 馬場一美，小野康寛，西山暁．顎機能障害の診断と発症原因を考慮に入れた治療．パラファンクションと顎機能障害の発症．補綴誌 2009；1(1)：7-12.

8-7. Huggare J, Pirttiniemi P, Serlo W. Head posture and dentofacial morphology in subjects treated for scoliosis. Proc Finn Dent Soc 1991；87(1)：151-158.

8-8. Milani RS, de Periere DD, Micallef JP. Relationship between dental occlusion and visual focusing. Cranio 1998；16(2)：109-118.

8-9. Yagi T, Morimoto T, Hidaka O, Iwata K, Masuda Y, Kobayashi M, Takada K. Adjustment of the occlusal vertical dimension in the bite-raised guinea pig. J Dent Res 2003；82(2)：127-130.

8-10. Ueda H, Yamada T, Ohrui T, Ebihara S, Kuraishi M, Kobayashi Y, Tamura M, Shimizu A, He M, Sasaki H. Correction of the maxillary occlusal plane relieves persistent headache and shoulder stiffness. Tohoku J Exp Med 2005；205(4)：319-325.

8-11. Fujii Y. Orthodontic Treatment to Improve Hip Joint Mobility and Balance. Journal of Dentist 2015；3(1)：29-32.

8-12. Wakabayashi N, Wada J. Structural factors affecting prosthodontic decision making in Japan. Japanese Dental Science Review 2015；51(4)：96-104.

8-13. Turner KA, Missirlian DM. Restoration of the extremely worn dentition. J Prosthet Dent 1984；52(4)：467-474.

8-14. Abduo J. Safety of increasing vertical dimension of occlusion：a systematic review. Quintessence Int 2012；43(5)：369-380.

8-15. Calamita M, Coachman C, Sesma N, Kois J. Occlusal vertical dimension：treatment planning decisions and management considerations. Int J Esthet Dent 2019；14(2)：166-181.

8-16. Spear, FM. Approaches to vertical dimension. Adv Esthet Interdisciplinary Dent 2006；2(3)：2-14.

8-17. Kois JC, Phillips KM. Occlusal vertical dimension：alteration concerns. Compend Contin Educ Dent 1997；18(12)：1169-1174, 1176-1177.

8-18. 藍 稔．真実を求めて．とくに咬頭嵌合位に関して．補綴誌 2018；10(3)：190-195.

8-19. Celenza FV. The centric position：replacement and character. J Prosthet Dent 1973；30(4 Pt 2)：591-598.

8-20. McHorris WH. Centric relation：Defined. J Gnathology 1986；5(1)：5-21.

8-21. 前川賢治．咬合に関するドグマ―治療的咬合(Therapeutic Occlusion)を現時点ではどのようにとらえるか―．補綴誌 2011；3(4)：322-328.

8-22. 川畑博昭．矢状面における各種顆頭位の研究，特に顆頭安定位について．補綴誌 1971；15(2)：403-426.

8-23. Becker CM, Kaiser DA, Schwalm C. Mandibular centricity：centric relation. J Prosthet Dent 2000；83(2)：158-160.

8-24. Dawson PE. New definition for relating occlusion to varying conditions of the temporomandibular joint. J Prosthet Dent 199；74(6)：619-627.

8-25. Tangerud T, Carlsson GE. Jaw registration and occlusal morphology. In：Karlsson S, Nilner K, Dahl BL, editors. A textbook of fixed prosthodontics. The Scandinavian approach. Stockholm：Gothia, 2000；209-230.

# おわりに

　本書は"咬合挙上"をそのタイトルに据え，これをテーマとして執筆，編纂されたものである．しかし，その作業を終え，今あらためて本書を眺めてみると，結果的に本書は咬合再構成全般に必要な知識，臨床手技も網羅的に理解できるものになったと自負している．

　一方で，扱いきれなかった（あるいは，著者らの無知により触れられなかった）テクニックや治療哲学も多数ある．さらに，本書は努めてエビデンスベースドな立場から咬合挙上を解説しようと試みたが，その過程でコンセンサスの得られていないドグマ（それぞれの治療哲学のなかで信じられている教義）の多さを痛感することにもなった．

　さて，本書の「推薦の言葉」は，光栄なことに，石原寿郎先生のご指導を受けられ，長年にわたり咬合や顎機能異常に関する研究・臨床を展開されてきた藍　稔先生より頂戴することができた．著者らはその執筆依頼を行うべく，2024年10月某日，藍先生のご自宅を訪問した．その際，藍先生からは石原教室の目指した咬合治療，留学先のコペンハーゲン大学，手つかずのまま放置してしまった研究課題に対する未練など，今も変わらぬ情熱をもって，約2時間にわたり，たいへん興味深いお話を聞かせていただいた．現在，多くの歯科医師に支持されている咬合再構成における数多の治療哲学の多くは，1950～1980年代に藍先生を含む多くの著名な国内外の先人たちが花開かせたものである．藍先生のお話を通じて，われわれは，これらを取り巻く無数の情報（いわゆるエビデンス）に溺れないことに必死になるあまり，本質的な部分（それはおそらく，多くの治療哲学に共通する部分）をおろそかにしてしまう危険性があることに気付かされた．

　本書では，咬合挙上を行う際の水平的な下顎位の決定に用いる基準を，「中心位」，「（収束した）タッピングポイント」，「（術前の）咬頭嵌合位」の3つに分け，これらを並列して解説した．このことにより図らずも，その"本質的な部分"に多少なりとも触れることができているように感じた．本書を手に取っていただいた方々のなかに，これと同じように感じられる方がおられれば幸甚である．

　本書は「咬合」をテーマとした書籍であるものの，著者らは本書の中（62ページ）でも触れた，Jeffrey P. Okesonの「The clinician who only evaluates the occlusion is likely missing as much as the clinician who never evaluates the occlusion.（咬合しか評価しない臨床医は，まったく咬合を評価しない臨床医と同程度に真実を見逃してしまうだろう）」という言葉を，つねに心に留めて治療にあたることが重要だと考えている．本書執筆にあたり，知識の部分に重点を置くあまり，「治療の具体的な進め方が不明のままである」，あるいは「理想的な治療方針しか許容できない」といったことのないよう，咬合以外への注意点についても可及的に言及したつもりである．

　咬合挙上を要する咬合再構成の必要性に迫られている患者を目の前にしたとき，本書がその治療計画立案や治療を進めていくうえでの道標として少しでも先生方の一助となれば，これに勝る喜びはない．

　巻頭でも本書にかかわっていただいた方々への御礼を述べたが，最後にあらためて，「推薦の言葉」を賜った藍　稔先生，ならびに校正作業にあたり忙しい時間を割いて親身にご協力いただいた，東京科学大学生体補綴歯科学分野の小山進祐先生，毛利有紀先生，幸阪尚保先生，高田杏奈先生に心より御礼申し上げたい．

2025年1月
東京科学大学生体補綴歯科学分野
**和田淳一郎，若林則幸**

# 索引

> **【索引対象】**
> この索引は，本文，図表，Term，TRIVIAに現われた，主な事項を見出し語としている．「刊行にあたって」，「おわりに」，「参考文献」は除いている．
> **【配列】**
> ・和文で始まる項目を最初に配置し，見出し語の読みの五十音順で字順配列している．欧文で始まる項目は和文の後に配置し，アルファベット順に字順配列している．その後に，日本人名を五十音順で字順配列し，最後にそれ日本人以外の人名をアルファベット順に字順配列している．
> ・見出し語の後の数字は，本書の頁を示している．
> ・資料名(文献名および書籍名)はイタリック体で『』でくくり，示している．
> ・副見出し語および副々見出し語のうち，主見出し語および副見出し語を含む語は，その位置を──(2倍ダーシ)で示している．
> **【参照】**
> ・参照の指示は，「☞」(「を見よ」参照)および「⇒」(「も見よ」参照)を用いている．

## あ
アイヒナー分類　176, 177
悪習癖　36
圧下　67, 78, 79, 83, 85
アナライジングロッド　164, 165
アブフラクション　78
アペックス　26, 27, 59, 76
安静空隙　34, 37, 40, 64, 78, 87, 88
　　減少　36
　　利用　87
安静空隙量　45, 76, 79, 87, 88
　　平均──　78
アンチモンソン　156
アンテリアガイダンス　67, 76, 106, 116, 133
　　──の角度　76, 77
　　──を担う部位　106, 116
　　⇒前方誘導，前方誘導部，前方誘導路
アンテリアジグ　58, 59, 111
　　⇒Luciaのアンテリアジグ
アンテリアデプログラミングデバイス
　　☞デプログラマー

## い
異常収縮　58
痛み　48, 93, 127
　　顎関節　13, 34, 74, 78
　　筋症状　37
　　筋肉　74, 78
　　粘膜床下　34
異物感
　　可撤性装置　80, 115, 121
　　スプリント義歯　66, 119, 120, 124
イヤーボウ　147
インサイザルエッジポジション　35, 89, 90, 101, 126, 162
インサイザルピン　☞切歯指導ピン
インフォームドコンセント　102
　　咬合高径の変更　63
　　主観的低位咬合　168

## う
オクルーザルスプリント
　　装着　121
　　使用　170
　　全身症状　168
　　治療開始前　169

運動療法　48, 49
う蝕リスク　101, 134, 135

## え
S(エス)音　35, 38, 86
エックス線写真　33, 71, 101, 156
　　評価　40
エビデンス　14, 18, 19, 74, 75, 78, 109
　　顎関節症　48
F(エフ)音　35, 86
M(エム)音　35, 36, 38, 39, 86
円板後方靭帯　58

## お
嘔吐反射　34
オーバートリートメント　158
オーラルリハビリテーション　18
オクルーザルスプリント　97, 128, 148, 154, 178
　　印象採得　120, 123
　　下顎頭の偏位量　117, 118
　　顎関節症　117, 118
　　カスタムインサイザルテーブル　146
　　可撤性暫間装置　74
　　挙上方法　65, 66, 68, 70
　　経過観察　95〜97, 116
　　咬合再構成　12
　　咬合採得　120, 123
　　咬合調整　121, 122, 124, 125
　　咬頭嵌合位　145, 146
　　固定性暫間装置　131
　　使用　170
　　使用法　121, 124
　　診断用義歯　131
　　診断用スプリント　114〜118

睡眠時ブラキシズム　145
スプリント義歯　66
　　製作　120, 124
　　洗浄　124
　　装着　121, 170
　　装着側　119, 120, 123
　　タッピングポイント　121
　　治療成績　118
　　発語障害　65
　　不快感　65
　　フラットテーブル形態　169, 170
　　プロビジョナルレストレーション　131, 133
　　目的　114
　　Abduo　65, 66, 169
　　Dahl　65, 66
　　Spear　87
　　Turnerら　78, 83, 169
オトガイ誘導法　☞片手誘導法
面長　34

## か
加圧テスト　55
外眼角　76, 147
開口　122, 130
　　──時　18, 71, 90, 122, 144
　　大──時　115, 127, 130
開咬　☞前歯部開咬
開口位　☞最大開口位
開口訓練　48, 49, 74
開口困難　37
開口障害　13, 49
開口制限　48
開口相　160
開口量　16, 17, 30, 90, 110, 111, 122, 125
外耳道　42, 147
外傷　62, 71, 156
　　歯の──性の症状　37
咬合性外傷　63, 141
外側翼突筋　52, 53, 55, 56

181

緊張　52, 56, 114
下頭　52, 53, 119
上頭　58
快適性　45, 50, 168
開閉口路　60, 62, 130　⇒習慣性開閉口路
過蓋咬合　95, 159
下顎
　形　18
　三次元的な運動　16
下顎安静位
　安静空隙　37
　M(エム)発音位　39, 86
　下顎位　22, 34, 113
　筋活動量　34, 85
　筋肉位　30, 31, 112
　経皮電気神経刺激法　88
　自然頭位　121
　タッピングポイント　116
　治療的咬合　144, 152
　頭位　113
　歯列接触癖　36
　定義　34
　評価　33～36, 39, 93, 95, 101
　ポッセルトの図形　27
　Spear　85
下顎位
　安定　36, 113
　位置　22
　移動　174
　M(エム)発音位　39, 86
　下顎安静位　34, 37, 113
　用語　18, 22, 113
　顆頭安定位　76
　記録　147
　議論　18
　筋肉位　30
　決定　50, 68, 69
　咬頭嵌合位　70
　ゴシックアーチ描記法　27
　修正　88, 140
　診断　111
　垂直移動　16
　水平的　16, 17, 68, 114～116, 136, 140
　靱帯位　27
　終末位　23
　習慣性　30
　是正　95
　タッピングポイント　110, 114
　中心位　27, 66, 76
　中心咬合位　26, 28, 51, 76
　適応中心位　50, 71
　適切　134
　発音時の──に基づく評価　33, 38, 39
　評価　35, 93, 102, 127
　不安定　68, 116
　不適切　91
　分類　50

偏位　147
変更　140
偏心運動　26
保持　135
模索　118
理想咬合　75
ロングセントリック　83
retruded contact position　27
下顎運動　16
　安定性　122
　アンテリアジグ　59
　快適性　50, 71
　顆頭安定位　30
　規制　143
　咬頭嵌合位　22
　矢状面　77
　制限　133, 153
　全運動軸　77
　タッピングポイント　122, 125
　適応中心位　50, 71
　ナソロジー　24
　妨害　153
　モンソン球面説　163
　ロングセントリック　173, 174
　Dawson　50, 71
下顎運動描記装置　24
下顎角　90, 148
　評価　42, 43
下顎最後退位　22, 27, 58, 76
　非生理的な──　75, 76
下顎最後退接触位　22, 27, 60, 76, 116
下顎矢状面限界運動　76
下顎切歯点　16, 27, 58, 59, 116
下顎側方運動　25
下顎頭
　安定　28, 68, 75, 120, 143, 172
　位置　17, 22, 23, 25, 28, 51, 58, 60, 67, 70, 75, 76, 97, 113, 142, 144
　移動　57, 84, 85, 111, 173
　移動量　60
　運動範囲　113
　回転運動　74, 76, 113
　回転軸　76
　回転中心　67, 68, 75, 77, 120
　開閉軸　147
　加圧　55
　──と歯列弓の位置関係　18
　片手誘導法　53
　顆頭安定位　28～30, 114, 121, 140, 142, 146
　関節結節　76
　緊張　24
　筋肉位　30
　牽引　56
　健常者　25
　咬合調整　121
　後上方　13, 49, 121, 125
　咬頭嵌合位　22, 23, 60

後方歯牙接触位　60
後方偏位　116
骨折　71
最後位　28
最後退位　76
最中央　119
習慣性開閉口運動　140
ズレ　55, 142, 173
整復　30, 57, 58
前下方　55, 76, 121, 125
前方偏位　81, 82, 172
早期接触　60, 143
タッピング運動　112, 114
ターミナルヒンジアキシス　76
中心　55, 164
中心位　23～26, 28, 29, 51～53, 55～58, 60, 70, 74, 81, 84, 94, 110～113, 158, 172
中心咬合位　26, 28, 51, 94, 110
適応中心位　118, 119
内極側　71
ナソロジー　24, 25
不安定　142, 173, 174
復位　125
偏位　56, 75, 82, 113, 115, 118, 141
偏位量　117, 118, 141
変形　18, 75
ポジショニング　125
モンソン球面説　164
歪み　18
リーフゲージ　58
Abduo　67, 68, 70
tooth wear　81, 172
下顎頭位
　安定　30
　一致　172
　下顎安静位　36
　下顎位　18, 50
　顆頭安定位　28, 30, 113, 140, 142
　顆頭位　22
　咬合位　50
　咬合再構成後　179
　咬頭嵌合位　29, 61, 142
　習慣性開閉口運動　140
　タッピング運動　114
　中心位　25, 29, 61, 68, 83, 114
　適応中心位　71
　ズレ　50, 172, 176
　誘導　171
　ゆとり　176
　用語　21, 22
下顎運動描記装置　24
下顎面　34, 39, 88,
下顎面高　13, 38, 40, 42, 104
可逆的
　経過観察　97
　固定　132
　治療法　118

評価　68
　　方法　87, 115, 170
　　⇒不可逆的
過緊張　25, 74
　　外側翼突筋　52, 56, 114
顎関節　129, 147
　　悪影響　84, 142
　　安定化　121
　　異常　95, 117〜119, 136, 159, 176
　　痛み　34, 74, 78
　　運動　71
　　ガイダンス　116
　　下顎安静位　36
　　顎関節部　110, 127
　　　　異常所見　48, 102
　　　　加圧　18
　　　　形態異常　144
　　　　不快感　127
　　　　不快症状　135
　　　　浮腫　52
　　顆頭安定位　30
　　器質的な問題　178
　　機能異常　12, 13
　　構造　48
　　　　──的な変形　50, 118
　　咬頭嵌合位　70, 71
　　三次性障害　161
　　障害　61, 75, 117〜119, 158
　　早期接触　62
　　症状　34, 50
　　咀嚼サイクル　159
　　中心位　74
　　ナソロジー　24
　　タッピング運動　110, 111
　　不調　63, 124, 141, 143
　　問題所見　113
　　有害事象　97
顎関節症　48〜50, 74, 118　⇒筋原性顎関節症, 変形性顎関節症
顎関節症状　13, 49, 50, 118, 125, 160
顎関節障害　62, 117, 157, 158
顎機能　28, 68
顎機能障害　117, 153
　　咬合平面不正の関連　156
覚醒時　60
顎二腹筋　44, 88
顎変形　140, 143
顎変形症　148
過食症　13
カスタムインサイザルテーブル　146
肩こり　168
片手誘導法　52〜54, 120, 123, 141, 145, 146
可撤性装置　80, 103　⇒オクルーザルスプリント, 可撤性暫間装置, スプリント義歯
可撤性暫間装置
　　厚み　120

　　維持力　120
　　印象採得　120, 123
　　可逆的　115
　　確定診断　78, 79
　　患者の順応　169
　　挙上方法　65, 66
　　挙上量　68, 144, 169
　　経過観察　95
　　限界　95
　　咬合位の安定　74
　　咬合採得　120, 123
　　咬頭嵌合位　74, 144
　　失敗　115
　　診断用の──　70, 119〜121, 123, 124
　　　　使用法　121
　　　　装着　121
　　　　製作法　119
　　成功率　115
　　製作手順　123
　　装着側　119, 123
　　タッピングポイント　74, 119
　　中心位　74
　　調整量　120
　　トライアル　115
　　トラブル　64, 65
　　不快感　65
　　フラットテーブル　74, 120, 124
　　有効性　68
　　Abduo　64, 65, 121
　　Dahlアプライアンス　67
　　Turnerら　78, 83
顆頭　24, 29〜31, 77, 141, 147
顆頭安定位　28〜30, 113
　　位置　29
　　大石忠雄　25
　　下顎頭　125
　　筋肉位　30
　　咬頭嵌合位　140〜142, 146, 158
　　タッピングポイント　70, 113, 114, 121, 122
　　中心位　76
顆頭位　22
顆頭球　58, 131, 164
顆頭最後位　28, 76
顆頭点　76, 77, 140, 147
　　平均的──　76, 77, 140, 147
感覚　33, 36, 141, 168
　　患者　36, 168, 171
　　──の感覚(快適性)に基づく評価　45
　　⇒手指感覚
感覚異常　168, 169
　　⇒咬合感覚異常
感覚障害　117, 157
感覚入力　159
　　歯根膜──　57
関節円板
　　顆頭安定位　29
　　最薄部　29

　　前方転位　13, 50, 118, 135
　　中心位　24, 29
　　適応中心位　119
　　転位　48, 55, 75, 119
　　非復位性　13
　　偏位　84
　　リーフゲージによる下顎の誘導　58
　　両手誘導法　52, 55
関節窩　24, 29
　　下顎頭-関節窩の関係性　119
　　──上面　58
　　──前壁　29
　　──内　23〜25, 28, 29, 49, 74, 113, 142
　　──の最中央　119
　　──の前上方　58
関節結節　23, 25, 29, 71, 76, 119
　　──後壁斜面　29
カントゥア　89, 91, 126, 153
カンペル平面　113, 147
　　仮想咬合平面　92
　　筋肉位　30, 31
　　傾斜度　163
　　咬合平面　161〜163
　　前方基準点　90
　　タッピングポイント　121, 122
　　フェイスボウトランスファー　102, 147, 162
顔貌計測　33, 40, 43, 87, 88, 101
　　⇒Willis法
顔貌評価　78, 79, 93
顔面高　88, 104, 144, 152

き ────────────
擬似咀嚼運動　159
機能回復　49, 50, 88
逆流性食道炎　78, 93, 127, 128
臼歯部咬合支持　13, 49, 79, 100, 101, 117, 177
臼歯部離開　104, 116, 131
胸鎖乳突筋　48
挙上量　95, 97, 100
　　安全性　170
　　下顎安静位　36
　　過大　88
　　仮決定　71, 74, 89, 94, 103, 144
　　許容　64
　　決定　71
　　検査・診断　127
　　検討　44, 45
　　咬頭嵌合位　140, 144〜147
　　再考　89
　　最終的　128, 129
　　最小限　59, 64, 79, 83, 120
　　暫間的　68
　　診断　80
　　診断用義歯　128, 129
　　垂直的　68
　　タッピングポイント　122
　　妥当性の確認　114, 115
　　妥当性の評価　169

診断用義歯　80
補綴空隙　155
Abduo　64, 68
Spear　126
⇒咬合挙上量，適正咬合挙上量
筋活動　60, 66
　筋活動量　35, 74, 84～86, 88, 95
　⇒神経筋活動
筋記憶　56, 59, 159
　──の解除　141
筋原性顎関節症　118
筋症状　37
筋電図　35, 87, 88, 171, 173
筋肉
　──の長さ　65, 85, 171, 173
　──への悪影響　84
筋肉位　27, 30～32
　下顎位　76, 113
　可撤性暫間装置　121
　咬合位　158
　咬頭嵌合位　30, 74, 140, 158, 161, 179
　タッピングポイント　70, 74, 114, 179
　中心咬合位と──　176
　定義　30, 31
　用語　22
　Brill　112
筋疲労　34, 78

く
グラインディング　34, 143, 144, 146
グラインディングタイプ　☞grindingタイプ
グループファンクション　64, 66, 67, 75, 83, 159, 173, 174
クレンチング　34, 78, 85, 86, 117

け
経過観察
　う蝕　134
　オクルーザルスプリント　116, 117, 170
　下顎位　147, 174
　可逆的　97
　可撤性暫間装置　95, 121
　可撤性暫間装置　95
　──中のレジンの摩耗量　95
　──期間　95, 97
　犬歯誘導　104
　咬合調整　121
　咬頭嵌合位　103
　固定性暫間装置　104
　固定性装置　95
　暫間義歯　104, 160
　暫間装置　19, 77
　歯根破折　133
　診断用義歯　124, 128, 129
　診断用スプリント　116, 124
　スプリント義歯　128, 178
　タッピングポイント　121, 130

中心咬合位と咬頭嵌合位のズレ　98
歯ぎしり音　100
不可逆的　97
ブラキシズム　100
プロビジョナルレストレーション　148
摩耗　99
　Abduo　64, 65
　Spear　84, 86
　Turnerら　79, 80
形態学的評価　40
経皮電気神経刺激法　87, 88
研究用模型　44, 59, 70, 94, 103
健常者　25, 34, 37, 117
倦怠感　37
限界運動　27, 76　⇒後方限界運動, 前方限界運動
限界運動路　16, 27
　下顎切歯点の──　16, 27
　⇒後方限界運動路

こ
口角炎　34
口裂　40, 41, 104
剛体　18, 19, 68, 77
咬頬　34, 124
咬筋　48, 58, 84, 85, 88, 128, 171, 173
咬合位
　遊び　173
　下顎位　21, 22, 36, 50, 51
　可撤性暫間装置　76, 103, 104, 120, 123
　機能異常　13
　筋肉位　30, 31, 112, 113
　決定　102, 123, 178
　咬合採得　145
　咬頭嵌合位　22, 115, 133, 140, 158
　固定性暫間装置　97
　習慣性開閉口路　145
　診断用義歯　123, 130
　水平的　101, 102, 120, 140
　スプリント義歯　123
　ズレ　173
　是正　50, 76, 102
　早期接触　61, 143
　喪失　177
　タッピング運動　174
　タッピングポイント　110, 113, 130
　妥当性　175
　中心位　25, 75
　中心咬合位　28, 114
　トライアル　115
　バイトワックス　145
　プロビジョナルレストレーション　76, 130, 133
　変化　44, 117, 130, 157, 158, 176
　変更　175

目標　123, 130
ロングセントリック　83
Abduo　115
Brill　22
Celenza　25
retruded contact position　27, 76
咬合感覚異常　168, 169
咬合器
　アルコン型　131
　⇒調節性咬合器
咬合挙上　11, 12, 14, 44
　悪影響　74, 83
　後戻り　65
　安全　68, 70, 80, 84, 89, 139
　　──性　64
　インプラント治療　65
　影響　84
　外傷　71
　回避　82
　下顎最後退位　76
　顎関節　48, 118
　過大　36
　可撤性暫間装置　65
　患者の協力　169
　患者の理解　169
　基準　40, 74
　狭義　16, 63
　挙上方法　64～66
　挙上量　36, 64, 95, 103
　許容　36, 78
　筋活動量　85
　経過観察　65, 95
　形態修正　153
　限界　167, 169
　検討　33, 47, 62
　広義　16, 63
　──後の歯の圧下　79, 83
　──後の歯の動揺　79, 83
　──後の歯の摩耗　79, 83
　──時の下顎頭の垂直移動　84
　──における水平的な顎位の設定基準　136
　──の必要性の評価　91
　──法の概要　68～71
　──前のチェック項目　48
咬合高径　12, 175, 176
咬合再構成　102, 118
咬合調整　62
咬合付与　64～66
咬合平面の修正　151～165
咬頭嵌合位　63, 71, 139～149
　禁忌症　140, 141
　検討　33, 62
　咬頭干渉　158
　骨格性Ⅱ級　95
　最小限の──　92, 148
　習慣性開閉口路　71
　主観的低位咬合　168
　術後経過　140
　術後の問題　78

# 索引

術式　63
セファログラム　42
全身症状　168
先天的な奇形　71
早期接触　62, 158
咀嚼筋　48
タッピングポイント　109～135
妥当性　115
断念　81
注意点　167～179
中心位　67, 68, 73～106, 143
治療計画　168
低位咬合　152
適応　64, 65
適応症例　176
適応範囲　74
評価　68
不適切　36
ブロードリック法　164
偏位　75
補綴空隙　43, 154
リウマチ　71
リスク　94
理由　137
臨床実感　167, 169
臨床手技　48
ロングセントリック　173, 174
Abduo　64～68
Dahl　66
decision tree　136
FMA　43
high angle　43
Spear　83～88, 90～92, 122
tooth wear　78, 81
Turnerら　77～83
　⇒咬合挙上量
咬合挙上量　68, 103, 127, 140, 148
　⇒挙上量
咬合高径
　安静空隙　37
　安定性　84
　意見の対立　15
　維持　16, 78, 87, 155, 172
　エックス線写真　40
　回復　68
　下顎安静位　34
　過小　34
　過大　14, 34, 38, 96, 102, 175
　患者の感覚　45, 168
　顔貌計測　40
　旧義歯装着時の――　175, 176
　挙上後の――　43
　筋肉　65
　経皮電気神経刺激法　88
　決定　40, 83, 87, 153
　咬合挙上　175, 176
　減少　12, 13, 15, 16, 33～35, 39, 44, 63, 68, 77, 78, 81～83, 88, 93～95, 99, 117, 128, 140, 168, 169, 175, 176

　評価法　35
　再構築　83
　最終的な――　133, 135
　再設定　175, 176
　主観的低位咬合　168
　診断用ワックスアップ　44
　是正　16, 63, 176
　選択　88
　戦略的な挙上　176
　増加　88, 175～177
　早期接触　94, 95
　喪失　175
　増大　40, 63, 66
　妥当性　33
　低下　13, 104, 125
　適応　87
　適切な――　34, 37, 88, 89
　望ましい――　178
　発音　38～40, 86
　評価　33, 35, 38～41, 43, 78, 86, 87, 93, 101, 102, 127, 168
　　初診時　45
　　評価法　36, 38～40, 78, 87
　変化　40, 98, 174, 176
　変更　14, 16, 25, 27, 43, 48, 50, 63, 74～76, 83, 84, 87, 88, 100, 131, 146, 147, 153, 155
　リラクゼーション　65
　臨床的知見　87
comfortable zone　168
Spearによる――へのアプローチ　83～89
Turnerら　78
Willis法　40, 41, 128
咬合再構成　18, 50, 62, 99, 102, 103, 116, 140, 152, 155～158
顆頭安定位　122
基準　81, 171
咬合挙上　118
タッピングポイント　122, 126
デンタルチェア　120
術式　164
診断用ワックスアップ　44
咬頭嵌合位　71, 147, 174
スプリント　124
中心位　76, 102, 142
ナソロジー　24
ロングセントリック　174
P.M.S.テクニック　164
咬合採得
　中心咬合位　27
　姿勢　30
　頭位　30
　目標　27
　デプログラマー　58
　デプログラミング　58
　リーフゲージ　57, 58
　アンテリアジグ　59
　Spear　90
　咬頭嵌合位　93, 94, 145

　中心位　93, 94, 172
　スプリットキャスト法　172
　終末位　102
　可撤性暫間装置　120, 123
　タッピングポイント　120, 123, 126
　タッピング運動　178
　フランクフルト平面　120
　下顎の回転中心　120
　頭位　122
　decision tree　136
　材料　145
　バイトワックス　145
　下顎頭位　172
咬合採得材　57, 58, 120
　厚み　120, 146
　切歯点　120
　可撤性暫間装置　120
　介在　120
　位置　120
　挙上量　120
　咬頭嵌合位　144
　フェイスボウトランスファー　147
　スプリットキャスト法　172
咬合紙　57, 59, 122, 128, 143, 173, 175
咬合支持
　アイヒナー分類　177
　回復　49, 100, 157, 158
　臼歯部
　　有無　176
　　減少　117
　　喪失　13, 78, 80, 101, 177
　臼歯部――の減少　79
　臼歯部――の残存　79
　臼歯部――の喪失　13, 49, 79
　減少　117
　保持　99
　⇒臼歯部咬合支持
咬合支持域　117, 176
咬合床　40, 71, 163
咬合接触状態　28, 106, 140, 175
咬合治療　18, 24, 48～50, 62, 75, 152
咬合不安定　78
咬合付与　64, 66, 67, 70, 75, 98, 173
咬合面間距離　78
咬合様式　24, 64, 66, 67, 74, 75, 104, 159, 173, 174
咬合力　18, 34, 43, 57, 93, 99, 122, 128, 135
咬合彎曲　164, 165
恒常性　84
咬舌　34, 124
行動変容療法　48, 49, 74
咬頭嵌合位　22
　安定　62, 76
　下顎安静位　34, 37
　顆頭安定位　29, 30, 113
　仮設定　103

基準　74, 140〜145, 147, 148, 169, 170, 176, 179
筋肉位　30, 112, 114, 140
グループファンクション　67
後下方　113
咬合　23, 128, 146
咬合位　22, 83, 97
咬合挙上の3つの基準　74
咬合挙上法　68〜71, 74, 139
咬合再構成　174
咬合採得　93, 94
咬合接触　172
咬合平面の乱れ　161
　──とタッピングポイントの一致　74, 110, 112, 136, 140〜142
　後方　113
　後方誘導部　116
ゴシックアーチ描記法　27
再構築　135
習慣性開閉口路　61, 143, 146
終点　83
終末位　23, 140, 141
　術前の──　50, 62, 63, 81, 116, 136, 141, 160, 161, 179
信頼性　110
水平な位置　159
ズレ　76
正常咬合者　23, 30, 110, 112, 113, 116, 140, 142
設定　113〜115, 133, 142, 160, 173, 174
前下方　113
早期接触　60, 61, 158
喪失　101
タッピング運動　111
タッピングポイント　74, 97, 110, 112〜114, 116
中心咬合位　26, 28, 112
中心位　25, 26, 68, 74
中心咬合位と──の一致　62, 64, 66, 82, 83, 95, 97, 98, 99, 171
中心咬合位と──のズレ　50, 51, 60, 62, 79, 81〜83, 93, 97, 98, 141, 142, 172
治療的咬合　144
ナロソジー　24
不安定　71, 142
復位　113
不適切　70, 114, 115, 143, 160, 179
ブロードリック法　165
閉口　96
偏位　127
偏心運動　26
ポイントセントリック　172, 173
ミューチュアリープロテクテッドオクルージョン　67
誘導　146
用語　22

リセット　62
理想的　174
ロングセントリック　83, 97
Abduo　64〜66
decision tree　136
咬頭干渉　70, 117, 157, 158, 161
咬頭傾斜　60
後方限界運動　77
後方限界運動路　27
後方歯牙接触位　27, 51, 98
後方偏位　116
後方誘導部　116, 143, 146
後方誘導路　119
咬耗　67, 68, 78, 113, 159, 160
ゴシックアーチ　27, 30, 146
　描記　16, 17, 27, 59
　──の頂点　27
　アペックス　26, 27, 59, 76
ゴシックアーチ描記板　23, 30, 110, 111, 113
ゴシックアーチ描記法　26, 27
個性正常咬合　27, 163　⇒正常咬合
骨格性Ⅱ級　93, 95, 174
固定性暫間装置
　移行　170
　確認　78
　挙上方法　64, 65
　挙上量　68
　経過観察　79, 80, 95, 97, 100
　装着　122
　置換　95, 100, 131, 152
　中心咬合位と咬頭嵌合位の一致　99
　トライアル　114, 115
　トラブル　64, 65
　Abduo　64, 65, 68, 115
　Turnerら　78
コンプライアンス　67, 121, 136, 139

さ
再現性
　エックス線写真　35, 40
　片手誘導法　54
　顔貌計測　40
　筋肉位　30
　咬頭嵌合位　70
　タッピングポイント　125
　中心位　23, 25, 58, 97, 171
　デプログラマー　56
　発音　35
　神経筋活動　35
最後方位　25, 27
最小発音空隙　35, 38, 78, 93
最大開口位　22, 27
三次性障害　117, 156, 157, 161
酸蝕　13, 78, 102
暫間装置　71　⇒可撤性暫間装置, 固定性暫間装置
Ⅲ級咬合　35

し
シークエンシャル咬合　67

『歯科補綴学専門用語集』
　第5版　☞『JGPT-5』
　第6版　☞『JGPT-6』
歯冠高径　12, 94
　確保　79
　増加　89, 91, 126
　不足　81, 92, 133
　変更　175
歯冠長延長術　14, 67, 79, 82, 83, 89, 92, 148, 149
試験語　39
耳珠　76, 147, 162
歯周炎　62, 124, 140
視診　38, 48, 122, 125
矢状面　25, 27, 77, 121, 163　⇒下顎矢状面限界運動
システマティックレビュー　63, 64, 70, 80, 87, 113, 118
姿勢　30〜32, 34
自然経過　49
自然頭位　27, 32, 121, 122, 125
歯槽骨　37, 44, 82, 92, 117, 157
　挺出　44, 92
支台歯　12, 14, 79, 81, 97, 105, 155, 156
支台歯形成　79, 83, 102, 131, 177
自由域　57, 83
　⇒前後的自由域
習慣性開閉口運動　77, 110, 111, 140, 141, 148
習慣性開閉口路　17, 98, 116
　咬頭嵌合位　22, 23, 71, 140〜145
　早期接触　60〜62, 143
　⇒開閉口路
就寝時　60
終末位　22, 23, 52, 61, 101, 102, 113, 140〜142
終末蝶番運動　☞ターミナルヒンジムーブメント
終末蝶番軸　☞ターミナルヒンジアキシス
主観的
　主観的な不満　134
　早期接触　141
　偏位　143
　低位咬合　168, 169
　TMD　48
順次誘導咬合　☞シークエンシャル咬合
上顎切歯　89, 91, 126
　──の露出度　88, 90, 126
上顎切歯切縁　53
　──の位置　☞インサイザルエッジポジション
　──の延長　153
手指感覚　55
床下粘膜　34, 36
衝突音　34
初期対応　48, 49
触診　48

歯列弓　18
歯列接触癖　36, 74
神経筋活動　35, 36
人工歯　44, 104, 134, 158
診断用義歯
　　挙上量　129
　　経過観察　129
　　咬合調整　121, 124
　　咬合面　120
　　固定性暫間装置　131
　　使用法　124
　　製作法　119
　　設計　132
　　設計線　128
　　装着　128, 129
　　　　――後の咬合位　130
　　装着側　119, 123
　　タッピングポイント　70, 121, 122, 131, 135
　　置換　131
　　フラットテーブル　120, 124
　　プロビジョナルレストレーション　131
診断用スプリント
　　維持力　124
　　オクルーザルスプリント　114
　　経過観察　116
　　咬合調整　121, 124, 125
　　咬合面　120
　　咬頭嵌合位　71
　　固定性暫間装置　131
　　使用法　124
　　製作　124
　　製作法　119
　　装着側　119, 123
　　タッピングポイント　70, 121, 122, 131, 135
　　置換　131
　　フラットテーブル　120, 121, 124
　　プロビジョナルレストレーション　131
　　有歯顎者　131
診断用模型　35
診断用ワックスアップ　103, 106
　　オクルーザルスプリント　95
　　可撤性暫間装置　95
　　咬合高径の評価　36, 44
　　咬合平面　152
　　咬頭干渉　158
　　早期接触　158
　　早期接触　44, 94, 95
　　中心位　74
　　Spearの推奨する咬合挙上法　122, 126, 152
審美性　96, 105, 131, 158
　　顔貌計測　88
　　咬合平面の修正　153
　　固定性暫間装置　97, 152
　　歯冠長延長術　82
　　――の改善　153

前歯部の形態　153
評価　35
Spear　88, 89
tooth wear　67
審美治療　35
審美的　66, 75
　　――な予測　65
　　――理由　16, 63
　　――要求　161
審美不良　12〜14, 140
審美面　43, 104

## す

垂直移動　26
　　下顎頭の――　84
垂直的
　　義歯の――な厚み　175
　　――スペース　94
　　――な位置　153
　　――な開閉口運動　71
　　――な下顎位　16
　　――な挙上量　68
　　――な咬合関係　153
　　――な咬頭嵌合位　74
　　――なズレ　17
　　――に異なる運動域　17
　　――に幅のある下顎位　51
　　咀嚼サイクル　159
垂直被蓋　43, 89, 95
水平移動　16, 175
水平的　63, 68, 71, 135, 141, 173
　　下顎位の――な変更　140
　　咬合挙上　68
　　咬頭嵌合位　68, 71, 74, 140〜142
　　――な運動域　17
　　――な下顎位　16, 17, 68, 69, 114, 115, 136
　　――な顎間関係　111
　　――な咬合位　101, 102, 120, 140
　　――な咬合関係　153
　　――な咬頭嵌合位　74
　　――なシフト　141
　　――なズレ　174
　　咀嚼サイクル　159
　　中心位　74
　　ポイントセントリック　175
　　ロングセントリック　175
水平面　16, 17, 25, 27
水平被蓋　88, 89, 95
睡眠時ブラキシズム　62, 97, 102, 105, 143, 145, 173
頭痛　78, 168
スチュアート咬合器　☞Stuart咬合器
スプリントキャスト法　97, 171, 172
スプリント　⇒オクルーザルスプリント, 診断用スプリント, スプリント義歯
スプリント療法　49, 118
スプリント義歯　154, 178
　　確定診断　78
　　可撤性暫間装置　74
　　患者の順応　169

挙上量　80, 114
　　診断用の――　128
　　装着側　119
　　定義　66
　　発語障害　66
　　評価　68
スピーの彎曲　☞Speeの彎曲
すれ違い咬合　26, 140, 156, 175, 176

## せ

生活の質　☞QOL
正常咬合　29〜31, 76
　　個性正常咬合　27, 163
正常咬合者　23, 62, 110, 112, 113, 116, 121, 140, 142
生体　147
　　許容　18
　　柔軟性　18, 77, 140
　　歪み　19
生物心理社会的モデル　48
生理的運動　27, 29
切歯指導ピン　44, 146
セファログラム　35, 40, 42, 43
セメント-エナメル境　☞CEJ
全運動軸　25, 76, 77, 113
前歯歯冠長　35, 36
前歯部開咬　43, 89
前後左右的移動　16
前後的自由域　67, 83, 173, 176, 174　⇒自由域
全身症状　168
全調節性咬合器　24
剪断応力　155, 156, 161
先天的な奇形　71
全部床義歯　24, 35, 38, 40, 75, 163, 164
前方運動　23, 25
前方滑走運動　67, 116, 128, 144, 152, 158, 165
前方基準点　90, 102, 147, 162, 163
前方限界運動　77
前方偏位　81, 82, 172
前方誘導　67, 116, 133, 134, 152, 159, 160, 173
前方誘導部　106, 115, 131, 133, 146
前方誘導路　76, 104, 105

## そ

増悪因子　62, 128
早期接触　60
　　有無　60〜62, 141
　　オクルーザルスプリント　70
　　温存　94, 95
　　外傷　61
　　顎関節障害　62
　　干渉　61
　　関連　114
　　基準　62, 81, 102, 143
　　咬合再構成　81
　　咬合調整　49, 62

咬合平面　158, 161
咬頭嵌合位　74, 111, 140
後方歯　171, 172
後方誘導　116
削合　91, 103
指標　172
習慣性開閉口路　60〜62
主観的な——　141
除去　98, 158
信頼性　171
正中のズレ　115
増悪因子　62
タッピング運動　63, 111, 114, 141, 143
タッピングポイント　70
中心位　52, 61, 62, 68, 74, 75, 102, 103, 143
中心咬合位　61, 63, 68, 70, 81, 90, 93, 94, 140〜142
定義　60
ナイトガード　98
二次性障害　117, 157
見た目上の——　172
ロングセントリック　83
McHorris　52, 60
Okeson　62
側頭筋　48, 58, 88
側方滑走運動　26, 67
咀嚼筋
　悪影響　142
　異常　50, 102
　異常所見　48
　改善　118
　筋肉位　30, 31
　咬合平面　161
　咬頭嵌合位　74
　障害　158
　歯列接触癖　36
　中心位　74
　不調　63, 124, 143
　Brill　30
　異常　31, 74, 159, 160
咀嚼筋群
　協調活動　30, 110
咀嚼筋障害　117
咀嚼サイクル　158〜161

### た
耐摩耗性　97, 99
ターミナルヒンジアキシス　23, 24, 58, 76, 77, 113
ターミナルヒンジムーブメント　23, 27, 76
タッピング運動
　安定　69〜71, 74, 75, 98, 109, 110, 112〜114, 120, 122〜124, 129〜131, 136, 140, 141, 143, 144, 146, 158, 159, 174
　異常接触　62
　開口量　30, 111
　回復期間　122

基準　95, 110, 114, 178
　既存の——　116
　経路　23, 110
　咬合平面　161
　咬頭嵌合位　22
　姿勢　32
　自然頭位　121
　終末位　142
　信頼　110, 116
　接触位置　22
　早期接触　63, 141, 142
　タッピングポイント　74, 110
　中心位　74
　定義　110, 111
　デプログラミング　62, 63, 141, 142
　頭部の動き　122
　頻度　30
　不安定　102, 112, 114, 116, 120, 123, 128
　不快症状　113
　方向　121
　decision tree　136
タッピングポイント　69
　安定　74, 104, 110, 121
　安定化　120
　下顎位　114
　基準　69, 70, 74, 109, 110, 123〜126
　既存の——　116
　記録　59, 111, 113, 121, 122, 125
　筋肉位　30, 112〜114
　咬合圧　31, 121
　咬合再構成　122, 126
　咬合採得　120, 123, 126
　咬合調整　121
　咬頭嵌合位　22, 110〜114, 116
　咬頭嵌合位と——の一致　74, 110, 112, 136, 140〜142
　後方　113
　後方誘導部　116
　ゴシックアーチ　30, 111
　姿勢　31
　収束　62, 63, 69〜71, 98, 109, 110, 112〜116, 122, 124〜126, 129〜131, 133, 135, 139, 141, 143, 144, 148
　収束範囲　121
　術前の——　81
　信頼性　115
　正常咬合者　110, 112, 116, 140
　正中　128
　接触位置　22
　前方誘導部　116
　——と咬頭嵌合位の差　63
　——を基準とした咬合挙上
　　術式　123〜126
　　症例　127〜135
　中心咬合位　110, 112

中心咬合位と——の一致　110
　中心咬合位と——のズレ　97
　定義　110
　幅　110
　判断基準　125
　描記範囲　112
　目標　128
　ロングセントリック　174
　choppingタイプ　160
　decision tree　136
たわみ　12

### ち
中心位　23〜26
　アペックス　59
　下顎位　66
　下顎最後退位　76
　下顎頭　110, 114
　下顎頭位　22, 114, 171
　片手誘導法　53
　顆頭安定位　28〜30, 176
　基準　68〜70, 73〜75, 89, 93, 102, 109, 110, 116, 142〜144, 169, 171, 178, 179
　グローバルスタンダード　75
　咬合器　88, 90, 103, 126
　咬合挙上　73, 74, 77
　咬合高径　84
　咬合再構成　102, 142
　咬合採得　90, 93, 94, 102
　ゴシックアーチ　27
　最後退位　75
　スカンジナビア　75
　すれ違い咬合　26
　早期接触　60〜62
　タッピング運動　110
　——と咬頭嵌合位のズレ　50, 51
　——と中心咬合位のズレ　50, 51
　——に誘導　51〜54, 58, 68, 70, 74, 81, 102, 143, 146, 158, 171, 172, 174
　　方法　53
　——への誘導　50, 52, 57, 58, 74, 79, 81, 90, 97, 109, 110, 116, 127, 143, 148, 171, 172, 179
　中心咬合位　26, 28
　定義　23〜25, 51, 66, 74, 113
　デプログラミング　56〜58
　ナソロジー　24
　変遷　28
　昔の——の定義　24
　無歯顎　26
　用語　22
　リーフゲージ　57, 58
　両手誘導法　52〜55
　　加圧テスト　55
　ロングセントリック　83
　Celenza　25, 76
　Dawson　50, 55, 71
　decision tree　136

# 索引

『GPT-2023』 24
『GPT-9』 23, 75
『JGPT-6』 23, 25
McHorris 52, 58
tooth wear 81, 89, 93
中心咬合位 26〜28
　アペックス 27, 76
　空隙 94
　咬合位 22, 28, 114, 158
　咬合器 94
　咬頭嵌合位 63, 110, 112, 158, 161
　ゴシックアーチ 27
　終末位 52
　出発点 83
　正常咬合者 110
　早期接触 61, 63, 68, 70, 81, 93, 94, 140〜142
　タッピングポイント 110, 112
　中心位 74
　──と筋肉位の一致 176
　──と咬頭嵌合位
　　前後的自由域 67, 83
　──と咬頭嵌合位の一致 62, 64, 66, 82, 83, 95, 97〜99, 171
　──と咬頭嵌合位の距離 68
　──と咬頭嵌合位のズレ 50, 51, 60, 62, 79, 81〜83, 93, 97, 98, 141, 142, 172
　──とタッピングポイントの一致 110
　──とタッピングポイントのズレ 97
　定義 26, 28
　偏心運動 26
　変遷 28
　補綴空隙 79, 93
　ロングセントリック 83
　decision tree 136
　Gysi 26, 27, 76
聴覚障害 34
調節性咬合器 93, 94, 131, 146
　全── 24
　半── 131
調節彎曲 164
蝶番様運動 24, 26, 76, 113
チョッピングタイプ ☞choppingタイプ
治療的咬合 75, 144, 152, 178
治療用義歯 66, 68, 123, 177

## て

低位咬合 49, 140, 152, 168, 169
挺出
　臼歯 66, 101
　最後臼歯 81
　歯槽部 13, 44
　代償性の歯の── 80〜82, 87, 172
　前歯 83
　二次性障害 117, 157
　歯 78, 79, 81, 82, 85, 91, 117, 157, 172
Dahlのコンセプト 66, 67
Spear 85, 91
tooth wear 81
適応中心位 22, 50, 71, 118, 119, 144, 178
デプログラマー 52, 53, 55, 56, 58, 171
デプログラミングデバイス ☞デプログラマー
デプログラミング
　オクルーザルスプリント 87
　片手誘導法 146
　簡易的 54, 142, 146
　咬頭嵌合位 141
　早期接触 62
　タッピング運動 62, 63, 141
　タッピングポイント 141
　定義 56
　道具 56
　リーフゲージ 58
　両手誘導法 54
　Kois 171
　Spear 87
デンチャースペース 13, 155

## と

瞳孔 40, 41, 104
動揺 37, 79, 83, 143
ドーソン法 ☞両手誘導法

## な

内側翼突筋 57, 58, 84, 85, 119, 171, 173
ナイトガード 62, 97, 98, 100, 105, 136, 145, 176
ナソロジー 24, 25, 67, 164
ナソロジー学派 27, 58, 76, 83
　初期の── 58, 113
涙粒型 159
ナラティブレビュー 33
軟組織 40, 144, 152

## に

Ⅱ級咬合 35

## の

ノギス 40, 41

## は

ハイアングル ☞high angle
バイトゲージ 40, 41
バイトワックス 71, 120, 145, 146
歯ぎしり 157
　歯ぎしり音 93, 100, 127
パターンジェネレーター 159
発音 33, 35, 36, 38, 39, 84, 86, 104, 153 ⇒最小発音空隙
発語障害 65, 66, 115, 121
パラファンクション 36, 78, 117, 142, 143, 157, 173, 174
パラフィンワックス 128
パントグラフ ☞下顎運動描記装置

## ひ

被圧偏位量 176
被蓋関係 43, 88, 95, 148
鼻下点 40, 41, 101, 104
引き抜き試験 175
鼻唇溝 34
ヒンジボウ 147

## ふ

フェイスボウ 147, 165
フェイスボウトランスファー 58, 60, 90, 93, 102, 131, 146, 147, 162〜164
不快症状
　加圧テスト 55
　咬合高径 34
　主観的低位咬合 168
　タッピング運動 113
　タッピングポイント 114
　治療後 135
　両手誘導法 54
　Abduo 64
　Dawson 55
　Spear 88
不可逆的 97, 115
　──な処置 48, 49, 62, 170
復位 58, 113, 118, 125
　非──性の前方転位 13
復位性円板前方転位 127
浮腫 52
フラットテーブル 67, 74, 120, 124, 169
フランクフルト平面
　エックス線写真 40, 42
　下顎安静位 113, 121
　顆頭安定位 125
　筋肉位 30〜32
　咬合採得 30, 120
　咬合平面の傾斜度 163
　咬頭嵌合位 145
　水平 30〜32, 113, 145
　タッピングポイント 122
　フェイスボウトランスファー 147
　平行 125, 145
　FMA 40, 83, 90, 163
フリーダム ☞前後的自由域
フリーダムインセントリック ☞ロングセントリック
フルスマイル 89, 126
フルバランストオクルージョン 24, 75
ブロードリック法 164
プロビジョナルデンチャー 68
プロビジョナルレストレーション 106, 148
　最終確認 68
　経過観察 80, 97, 104
　中心位 74
　タッピングポイント 74
　咬頭嵌合位 74
　最終補綴装置 105

189

トライアル　114
置換　131, 133, 152
製作　131
装着　131
歯冠修復　134
補綴処置　134
ロングセントリック　174
⇒固定性暫間装置

へ ─────────
平均安静空隙量　78　⇒安静空隙，安静空隙量
平均的顆頭点　76, 77, 146
平均値咬合器　120, 148
米国歯科研究学会　48, 49, 118
『米国歯科補綴学専門用語集』
　☞『GPT-2023』，『GPT-5』，『GPT-9』
偏位
　下顎　48, 71, 142
　下顎歯列　133
　下顎正中　127
　下顎頭　56, 75, 76, 81, 82, 113, 115, 117, 141, 145, 147
　顆頭　31
　関節円板　58
　咬合圧　31
　咬合位　71
　咬頭嵌合位　70
　最後臼歯　81
　習慣性開閉口路　143, 144
　歯列　141
　タッピング運動　141
　バイトワックス　145
　Spear　84
　Willis法　40
　⇒前方偏位，後方偏位，被圧偏位量，偏位量
偏位量　117, 118, 141, 142
辺縁隆線　158
便宜抜髄　67, 79, 83
変形性顎関節症　50
偏心運動　27
　過蓋咬合　159
　経過観察　104
　咬頭干渉　158
　診断用義歯　128
　調節彎曲　165
　プロビジョナルレストレーション　131
　ミューチュアリープロテクテッドオクルージョン　67
　用語　26

ほ ─────────
ポイントセントリック　75, 83, 172～174
ボールクラスプ　120
保存療法　48, 50
ポッセルトの図形　16, 17, 26, 27, 116
補綴空隙　12, 13, 101, 148, 155
　減少　12

確保　14, 33, 43～45, 79, 81～83, 89, 91, 93, 95, 103, 148, 153, 154, 172
不足　12～15, 140, 154, 155, 158, 161, 176, 177
──確保の観点からの評価　44
FMA　43

ま ─────────
摩耗　159, 172
　過度　80, 82
　臼歯部──　79, 82
　経過　79
　継続的な──　78
　原因　79
　咬合位の変化　44
　咬合面　13, 70, 104
　酸蝕　13
　人工歯の──量　44
　生理的な歯の──　78
　前歯部の──　78, 79
　速度　87, 99
　蓄積　79
　長期的な──　79, 81, 82
　──が進んだ歯　82, 128
　用語　78
　リスク　105
　レジンの──量　95
　Dahl　67
　FMA　83
　Turnerら　77～83
　⇒耐摩耗性
摩耗歯　67
摩耗速度　99
摩耗量　44, 95

み ─────────
耳鳴り　34
ミューチュアリープロテクテッドオクルージョン　64, 66, 67, 75

む ─────────
無歯顎　26, 40, 44
無歯顎者　38, 40, 75, 87
無歯顎補綴　24

も ─────────
モンソン球面説　162～164

ゆ ─────────
有歯顎者　24, 27, 35, 38, 75, 110, 113, 131, 162～164, 173
誘導
　誘導部　116, 120, 121, 146
　誘導路　119
　⇒後方誘導，前方誘導

り ─────────
リーフゲージ　53, 56～59, 93, 102, 143
リウマチ　71, 143, 178
理学療法　118
リセット　62, 63
理想咬合　75, 144, 152
両唇音　38, 39, 86
両側性平衡咬合　66

両手誘導法　50, 50～55, 93
リラクゼーション　35, 65

る ─────────
ルシアのアンテリアジグ　☞Luciaのアンテリアジグ

れ ─────────
レビュー論文　33

ろ ─────────
老人様顔貌　34
ロングセントリック　67, 75, 82, 83, 97, 98, 136, 173, 174

わ ─────────
ワイドセントリック　83
ワイヤークラスプ　120
ワックスアップ　89, 90, 92, 126, 146, 164　⇒診断用ワックスアップ

## abc順

a ─────────
AADR　☞米国歯科研究学会
abfraction　☞アブフラクション
abrasion　☞摩耗
adapted centric posture　☞適応中心位
American Association for Dental Research　☞米国歯科研究学会
attrition　☞咬耗

b ─────────
biopsychosocial model　☞生物心理社会的モデル

c ─────────
California Gnathological Society　24
CEJ　87, 88
cemento-enamel junction　☞CEJ
central pattern generator　☞パターンジェネレーター
centric occlusion　☞中心咬合位
centric relation　☞中心位
CO　☞中心咬合位
comfortable zone　45, 64, 168
choppingタイプ　159～161
CPG　☞パターンジェネレーター
CR　☞中心位

d ─────────
Dahlアプライアンス　67
Dahlのコンセプト　67
decision tree　136
dental wear　☞tooth wear
Digital Smile Design　154

e ─────────
erosion　☞酸蝕

f ─────────
FMA　42, 43, 83, 90, 163
Frankfort mandibular angle　☞FMA

g ─────────
『GPT-1』　24
『GPT-2023』　23, 30, 75
　下顎安静位　34
　中心位　25, 26, 28
　中心咬合位　26, 28

『GPT-9』
　下顎安静位　34
　中心位　23〜25, 29, 75
grindingタイプ　159, 160

**h**
high angle　43
hinge locator　24, 76, 113

**i**
ICP　☞咬頭嵌合位
intercuspal position　☞咬頭嵌合位
IP　☞咬頭嵌合位

**j**
『JGPT-5』　26
　中心咬合位　28
『JGPT-6』　30
　下顎安静位　34
　タッピング運動　110, 111
　中心位　23, 25, 29
　中心咬合位　26, 28
　フェイスボウトランスファー　147
　モンソン球面説　163

**k**
key tooth　133
kinematic axis　☞全運動軸

**l**
LFH　40, 42, 43
low angle　43
lower facial height　☞LFH
Luciaのアンテリアジグ　53, 56
　⇒アンテリアジグ

**m**
magnetic resonance imaging　☞MRI
maximal intercuspal position　☞咬頭嵌合位
MIP　☞咬頭嵌合位
MPO　☞ミューチュアリープロテクテッドオクルージョン
MRI　50
muscular contact position　☞筋肉位

**n**
NCCLs　78
non-carious cervical lesions　☞NCCL

**p**
P.M.S.テクニック　164
premature contact　☞早期接触

**q**
QOL　45
quality of life　☞QOL

**r**
RCP　☞後方歯牙接触位, 下顎最後退接触位
retruded contact position　☞RCP

**s**
self-limiting　48
Smile Designコンセプト　154
Speeの彎曲　163
stabilized condylar position　☞顆頭安定位
Stuart咬合器　24

**t**
TCH　☞歯列接触癖
tear-drop shape　☞涙粒型
temporomandibular disorders　☞顎関節症
『The Glossary of Prosthodontic Terms』　☞『GPT-2023』,『GPT-9』
『The history of The Glossary of Prosthodontic Terms』　23
therapeutic occlusion　☞治療的咬合
TMD　☞顎関節症
tooth contacting habit　☞歯列接触癖
tooth wear
　過度の――　67
　逆流性食道炎　128
　原因　78
　咬合挙上　78
　広範囲にわたる――　78
　重症度　35
　重度――　67, 70, 77, 78, 81, 88, 89, 93, 127
　修復物の脱離　93
　全顎的な――　93
　増悪因子　128
　象牙質露出　93, 128
　治療　89〜106
　用語　78
　Spear　89
　Turnerら　77〜83
　　分類　78〜83, 128, 172

**u**
unstrained　24
unstrained position　29

**w**
Willis法　40, 41, 43, 104, 128
Wilsonの彎曲　163
worn dentition　78

## 人名

**あ**
藍　稔　28, 156

**い**
石原寿郎　25, 27
五十嵐順正　153, 164

**お**
大石忠雄　25, 27〜30, 76, 113
　――が提唱した顆頭安定位　28

**こ**
河野正司　25, 60, 76, 77, 113
　――が提唱した全運動軸　77

**ほ**
保母須弥也　25, 67

## 人名abc順

**A**
Abduo, Jaafar　33, 63〜66, 68, 80, 87, 95, 115, 121, 140, 169
　――による咬合挙上の安全性に関する4つのポイント　64

**B**
Brill, Niels　27, 76, 110, 112
　筋肉位　30

**C**
Carlsson, Gunnar E.　75, 144, 152, 173, 176
Celenza, Frank V.　25, 176

**D**
Dahl, Bjørn L.　66
　⇒Dahlアプライアンス, Dahlのコンセプト
Dawson, Peter E.
　咬合平面の修正　153
　咬頭嵌合位　62
　適応中心位　22, 50, 71, 118, 119, 179
　両手誘導法　55
DiPietro, Girard J.　43, 163

**G**
Gysi, Alfred　26, 27, 76, 147

**H**
Hanau, Rudolph L.　23, 29
Helkimo, Martti　30

**K**
Kois, John C.　154, 171

**M**
Mann, Arvin W.　164
McCollum, Beverly B.　24
McHorris, William H.　52, 58, 60

**O**
Okeson, Jeffrey P.　62, 159

**P**
Pankey, Lindsey D.　164
Posselt, Ulf　16, 17, 27, 76

**S**
Schuyler, Clyde H.　67, 83, 164
Silverman, Meyer M.　38
Slavicek, Rudolf　67
Spear, Frank M.　68, 83, 122, 152, 154, 171, 173
　咬合挙上法　90
　咬合高径へのアプローチ　83〜89
　咬合平面の修正　154
Stallard, Harvey　24, 67

**T**
Turner, Kenneth A.　68, 95, 148, 169
　修復法　77〜83
　分類　79, 83, 84, 93, 171, 172

**W**
Willis, Francis M.　⇒Willis法

## 著者

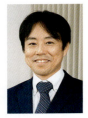

### 和田淳一郎
（わだ・じゅんいちろう／Junichiro Wada）

【略歴】
2006年　東京医科歯科大学歯学部卒業
2011年　東京医科歯科大学大学院修了（部分床義歯補綴学）
2013年　東京医科歯科大学歯学部 助教
2022年〜2023年　トゥルク大学（フィンランド）客員研究員
2023年　東京医科歯科大学歯学部 講師
2024年　東京科学大学講師 講師

【主な所属・役職】
日本歯科専門医機構認定補綴歯科専門医
日本補綴歯科学会指導医

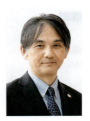

### 若林則幸
（わかばやし・のりゆき／Noriyuki Wakabayashi）

【略歴】
1988年　東京医科歯科大学歯学部卒業
1992年　東京医科歯科大学大学院修了（歯科補綴学）
1994年　東京医科歯科大学歯学部 助手
1997年〜1998年　フロリダ大学（米国）客員教授
2006年　岩手医科大学歯学部 助教授
2009年　東京医科歯科大学歯学部 准教授
2013年　東京医科歯科大学歯学部 教授
2017年　東京医科歯科大学 歯学部附属病院長
2020年　東京医科歯科大学 理事・副学長（教育担当）
2024年　東京科学大学 理事・副学長（教育担当），同歯学部 教授

【主な所属・役職】
日本歯科専門医機構認定補綴歯科専門医
日本補綴歯科学会指導医

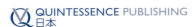

## 咬合挙上
その意思決定と臨床手技

2025年3月10日　第1版第1刷発行

著　者　和田淳一郎／若林則幸

発行人　北峯康充

発行所　クインテッセンス出版株式会社
　　　　東京都文京区本郷3丁目2番6号　〒113-0033
　　　　クイントハウスビル　電話(03)5842-2270(代表)
　　　　　　　　　　　　　　　　　(03)5842-2272(営業部)
　　　　　　　　　　　　　　　　　(03)5842-2275(編集部)
　　　　web page address　https://www.quint-j.co.jp

印刷・製本　サン美術印刷株式会社

Printed in Japan　　　　　　　　　　禁無断転載・複写
ISBN978-4-7812-1112-1　C3047　　落丁本・乱丁本はお取り替えします
　　　　　　　　　　　　　　　　定価はカバーに表示してあります